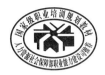

职业技能等级认定培训教材

保健调理师

（基础知识）

保健调理师职业技能等级认定培训教材编审委员会　组织编写

中国劳动社会保障出版社

图书在版编目（CIP）数据

保健调理师：基础知识 / 保健调理师职业技能等级认定培训教材编审委员会组织编写 . -- 北京 : 中国劳动社会保障出版社，2023

职业技能等级认定培训教材

ISBN 978-7-5167-6220-2

Ⅰ. ①保… Ⅱ. ①保… Ⅲ. ①中医学 - 保健 - 职业技能 - 鉴定 - 教材 Ⅳ. ①R212

中国国家版本馆 CIP 数据核字（2023）第 252367 号

中国劳动社会保障出版社出版发行

（北京市惠新东街 1 号 邮政编码：100029）

*

保定市中画美凯印刷有限公司印刷装订 新华书店经销

787 毫米 ×1092 毫米 16 开本 20.25 印张 349 千字

2023 年 12 月第 1 版 2023 年 12 月第 1 次印刷

定价：**57.00** 元

营销中心电话：400-606-6496

出版社网址：http://www.class.com.cn

保健调理师职业技能等级认定
培训教材编审委员会

总主编　韦莉萍　李义凯

本书编审人员

主　编　薛卫国
副主编　范志勇　李应志　张芹欣
编　委　赵丽荣　王　菁　许曼曼　徐联洋　张　磊　钟伟兴
主　审　吴　山

前　言

为加快建立劳动者终身职业技能培训制度，全面推行职业技能等级制度，推进技能人才评价制度改革，进一步规范培训管理，提高培训质量，我们组织有关专家编写了保健调理师职业技能等级认定培训教材（以下简称等级教材）。

保健调理师等级教材在内容上突出职业能力优先的编写原则，结构上按照职业功能模块分级别编写。该等级教材共包括《保健调理师（基础知识）》《保健调理师（刮痧）》《保健调理师（拔罐）》《保健调理师（艾灸）》《保健调理师（砭术）》5本。《保健调理师（基础知识）》是各级别保健调理师均需掌握的基础知识，其他各级别教材内容分别包括各级别保健调理师应掌握的理论知识和操作技能。

本书是职业技能等级认定推荐教材，也是职业技能等级认定题库开发的重要依据，适用于职业技能等级认定培训和中短期职业技能培训。

本书在编写过程中得到广州南医营养与健康研究院、广东南大职业培训学院、广州新伟健康职业技能培训学校、中国医药教育协会健康与职业能力评价中心等单位的大力支持与协助，钟伟兴作为本系列教材秘书在编写过程中做了大量协调和审阅工作，在此一并表示衷心感谢。

保健调理师职业技能等级认定培训教材

编审委员会

目　录 CONTENTS

职业模块 ①
保健调理师职业认知
及职业道德

本职业模块分保健调理师职业认知、保健调理师职业道德、保健调理师人文知识及保健调理服务程序四部分。通过本模块学习，学习者将对保健调理师职业有清楚的认识，对职业等级及鉴定方式、考核要求有一定了解，并熟悉职业道德和职业守则，学习职业礼仪和沟通技术，为保健调理师工作做好铺垫。

培训课程 1　保健调理师职业认知

一、职业概况

保健调理师是指运用中医经络腧穴理论知识，使用刮具、罐具、灸具、砭具等器具和相关介质，在顾客体表特定部位或穴位施行刮痧、拔罐、艾灸、砭术等保健调理操作的人员。

本职业要求身体健康，听觉、视觉正常，手指、手臂灵活，动作协调，语言表达清晰、准确，有观察、分析、理解和应变能力。

二、职业分级及技能鉴定方式

1. 职业分级

本职业共设五个等级，分别为：五级／初级工、四级／中级工、三级／高级工、二级／技师、一级／高级技师。

2. 鉴定方式

本职业鉴定方式分为理论知识考试、技能考核以及综合评审。

理论知识考试以笔试、机考等方式为主，主要考核从业人员从事本职业应掌握的基本要求和相关知识要求；技能考核主要采用现场操作、模拟操作等方式进行，主要考核从业人员从事本职业应具备的技能水平；二级／技师、一级／高级技师还须进行综合评审，综合评审采取审阅申报材料、答辩等方式进行全面评议和审查。

理论知识考试、技能考核和综合评审均实行百分制，成绩皆达 60 分（含）以上者为合格。

培训课程 2　保健调理师职业道德

一、职业道德基本知识

1. 道德的概念

道德是指人类社会生活中所特有的，由一定社会经济关系所决定的，以善恶为评价标准的，依靠社会舆论、传统习惯和内心信念来维持的，调整人与人之间、人与社会之间关系的行为准则和行为规范的总和。道德是人类社会的特有现象，人生活在社会中，不可避免地要与他人发生关系。发生关系，就需要调整。道德在调整人们行为时，依靠的是社会舆论、传统习惯和内心信念，评价的标准是善恶。

2. 职业道德的概念

职业道德是从事一定职业的人员在职业活动中应该遵循的行为准则和行为规范，主要包括从业人员之间及从业人员与服务对象的关系。

职业道德具有其基本特征，即稳定性与连续性、多样性与适用性、专业性与有限性。职业道德是在长期反复的特有职业的社会实践中逐渐形成的，多已成为约定俗成的社会共识，故有相对稳定性与连续性。职业道德是某一职业特有的，有多少种职业就有多少种职业道德；职业道德更适用于某一职业，对其他职业并不一定适用，故有多样性与适用性。职业道德没有确定形式，通常依靠文化、观念、习惯、信念等，通过员工的自律而实现；职业道德通常承载着企业文化和凝聚力，故有专业性与有限性。

良好的职业道德是每一位优秀保健调理师的行为规范，是企业对保健调理师的基本要求，也是每一位保健调理师担负起自己工作责任所必备的素质。

二、保健调理师职业守则

1. 爱国爱党，忠于人民

爱国主义是中华民族精神的核心，是中华民族团结奋斗、自强不息的精神纽带。热爱祖国是立身之本、成才之基。对每一个中国人来说，爱国是本分，也是职责，是心之所系、情之所归。忠于党、忠于祖国、忠于人民、忠于社会主义是道德的最高准则，是每个公民都应当承担的道德责任。

弘扬爱国主义精神，需要增强对中华民族优秀传统文化的认同感和自豪感。作为保健调理师，要将爱国主义精神切实落实到建设健康中国的伟大事业中，认识到刮痧、艾灸、拔罐、砭术等保健调理技能是中医药理论指导下的养生方法，中医药理论及实践充分体现了中国传统文化的思维方式，认识到保健调理师工作是为人民服务，为人民群众提供中医健康咨询评估、干预调理、随访管理是建设健康中国的有机组成部分。

2. 遵纪守法，依规循章

遵纪守法是指保健调理师要遵守纪律和法律，尤其要遵守职业纪律和与职业活动相关的法律法规。遵纪守法、依规循章是每个公民应尽的义务，也是保健调理师必须具备的基本职业素质，是职业活动正常进行的基本保证。

每一位保健调理从业人员要学法、知法、守法、用法，严格遵循行业规章制度，严格遵守《中华人民共和国劳动法》《公共场所卫生管理条例》《中华人民共和国治安管理处罚法》《中华人民共和国中医药法》等法律法规。工作中要树立法律和风险防范意识，学会自我保护。要坚决抵制色情服务，不做超出职业范围的治疗，避免不必要的法律纠纷。

保健调理师要遵守职业纪律，不利用工作之便牟取私利，不私自收取客人费用，不向宾客索要小费及物品；要保护宾客合法权益，不得以任何形式伤害宾客，不泄露宾客隐私。

3. 精益求精，追求卓越

精益求精，追求卓越，是做好每项职业工作的要求，也是保健调理师的职业守则。精益求精是专业的工作态度，是敬业、专注、创新的工匠精神；追求卓越是专业的工作目标，是将自身的优势、能力以及所能使用的资源发挥到极致的一种状态。精益求精是追求卓越的基础，追求卓越是精益求精的动力。

精益求精首先体现在保健调理理论知识及技术操作上。追求技术层面的"最优"，就要求从业人员具有强烈的学习愿望和高超的钻研业务的能力，在岗操作做到符合国家职业标准、安全标准和卫生标准。精益求精不仅表现在技术层面，也表现在服务方面。保健调理师在服务中应尽善尽美，追求服务方面的"最优"，即服务零差错。保健调理师要具备专业的技能、健康的心理、热情的服务态度以及良好的团队协作能力。另外，"最优"的表现也离不开客观条件，如配套的服务设施、调理环境及相关人员的工作质量保证等。

4. 立德爱人，热情服务

立德即树立德业，如果说"立德"是针对自身而言，那么"爱人"则是针对他人而言。立德爱人即在生活中确立自己的德行，并且推己及人乃至推人及物地爱他人和事物。热情服务就是用自己的热情去服务于他人。立德爱人，热情服务是对保健调理师的基本工作要求，作为保健调理师，只有树立全心全意为人类健康事业服务的良好职业道德，才能视宾客为自己的亲人，想宾客之所想，急宾客之所急，把宾客的痛苦当作自己的痛苦，千方百计解决宾客的不适与痛苦，全心全意地为宾客服务。

5. 精术敬业，勤奋爱岗

精术是指把特定领域的专业做深做精，成为该方面的专家。敬业是一个道德的范畴，是一个人对自己所从事的工作负责的态度，是一个人对自己工作的基本尊敬。勤奋爱岗是主人翁意识和为人民服务意识在从业人员职业道德观念上的体现。精术敬业，勤奋爱岗意味着工作勤奋努力、精益求精、尽职尽责，是对包括保健调理师在内的所有从业人员的基本要求。它是指从业人员应掌握保健调理技能并精益求精，同时热爱自己的工作岗位，崇敬自己的职业，兢兢业业、尽职尽责地完成本职工作。保健调理师只有认识到中医保健、中医养生是我国优秀的养生文化，是健康中国大力弘扬和推广的事业，才能更加坚定地热爱自己的工作；只有培养自己的职业兴趣，才能在工作中找到乐趣，工作才更有动力；只有在工作岗位上不断学习，才能做到技术精湛，做出成绩，才能把为人类健康服务的宗旨落到实处。

6. 举止端庄，诚实守信

举止端庄即言行举止端正大方、优雅；诚实守信，顾名思义即诚实、诚恳，讲信用、讲信誉，信守承诺，忠实于自己承担的义务，诚实守信是一个道德范畴，是中华民族的传统美德，是每一个现代公民应有的职业品质。举止端庄，诚实守信是对从事服务业人员的基本要求，也是对保健调理师修养方面的基本要求。保健调理师不仅要注意自己的衣着打扮，更要注意自己的言行举止，使用文明服务用语，礼貌待客，保持良好的形象，掌握与宾客的沟通技巧以及其他的服务要求等。还应注意，不利用工作之便贪污受贿或谋取私利，不能私自收取宾客的费用，不向宾客索要小费，不暗示、不接受宾客赠送物品，不议论宾客和同事的私事。保健调理师在提供服务的过程中，不得以任何形式伤害宾客，保护宾客合法权益；不探听宾客隐私，不泄露宾客隐私。

培训课程 3 保健调理师人文知识

一、职业礼仪

职业礼仪是指各行业的从业人员，在工作需要的人际交往中应遵守的交往艺术，是从业人员必须遵循的尊敬他人的行为规范，主要包括仪容仪表、行为举止、言语等方面的礼仪。

1. 仪容仪表

仪容仪表不但可以体现个人的文化修养，也可以反映其审美趣味。作为一名合格的保健调理师，要注重自己的整体仪表。

（1）头发

应当自觉地做好头发的日常护理，勤洗勤理，使之干净整洁，做到无异味、无异物、梳理整齐。从礼仪和审美的角度看，个人头发的长短受到若干因素的制约，因此，不能一味地讲究自由、个性而不讲规范。在工作中，男性保健调理师头发不宜过长，刘海不超过眉毛，侧部的头发不盖住耳朵，后部的头发不超过领子的上部，头发不宜过厚，鬓角不宜过长。女性保健调理师要求刘海不超过眉毛，后面的头发不过肩，以齐耳垂下沿为好，发长过肩者须用发网束于脑后或者戴工作帽。选择发型除了要适当兼顾个人偏好之外，最重要的是要考虑到个人条件和所处场合，保健调理师在工作场合，发型则应当传统、庄重、保守一些。

（2）五官

眼睛是人际交往中被他人注视最多的地方。为了给宾客留下美好的形象，保健调理师在修饰面容时应特别注意对眼部的修饰，如果眼睛患有传染病，应及时治疗，情况严重则应及时医治。如果感到自己的眉形刻板或不雅观，可进行必要的修饰。

要做到牙齿洁白，口内无异味。要达到这个要求，必须做好以下四点：第一，每天定时刷牙；第二，经常用漱口液、牙线、洗牙等方式保护牙齿；第三，在上班之前忌食气味刺鼻的食物，如酒、葱、蒜、韭菜、腐乳等，也应禁止吸烟；第四，要避免异响，口腔及其他相关部位发出的声音，如咳嗽、打哈欠等都是不雅之声，统称为异响，在工作岗位上都是不应该出现的。

鼻子的修饰，首先是指保持鼻腔清洁；其次，在工作中，要注意检查鼻毛是否长出鼻孔，若出现这种情况，应及时进行修剪。

（3）手部

保健调理师在工作中使用手的机会很多，如果有一双洁净灵活的手，必定会给宾客留下良好的印象，还会提高宾客的信任度，因此要注重手的清洗和保护。要及时修剪指甲，指甲的长度以不超过手指指尖为宜。因为指甲过长，不仅容易滋生细菌，而且会影响工作，更不美观。指甲可进行适当的修饰，但不得涂彩色指甲油。手比身体其他部位更能体现人们的年龄和职业特征。要保持手部皮肤光滑细嫩、洁白秀美，关键就是要做到勤洗手、勤涂霜、勤防护、勤按摩，经常对手部皮肤进行护理和保养。

（4）足腿部

俗话说："远看头，近看脚，不远不近看中腰。"足腿部在近距离时常为他人所注视，所以不可忽视。保健调理师在正式场合不允许光着脚穿鞋子，在工作场合更不能穿拖鞋，工作时应穿规定的工作鞋，并且要求做到清洁、舒适、方便、美观。应保持足部的卫生，鞋子、袜子要勤洗勤换，不要穿残破有异味的袜子，必要时应随身带好备用袜子，以应不时之需。不能在他人面前脱下鞋子、袜子。

（5）衣着

保健调理师应着装得体，衣着大小长短适宜，穿着舒适、方便，整洁，无污迹，腰带齐整，衣扣扣齐，内衣不外露。由于保健调理行业的特殊性，其工作服也有特殊性，职业服装必须达到"三统一"，即式样统一、面料统一和颜色统一。职业服装要充分体现行业的职业特点，做到严肃、庄重、美观、大方、合体。鞋子要求穿着舒适，软底，为坡跟或平跟，能防滑，干净整洁，颜色以黑白色为主，能与整体装束协调。应避免穿着过分暴露、紧身、艳丽的服饰。

保健调理师在工作时禁止佩戴首饰，如手镯、手链、脚链等，因为饰物会给按摩服务工作带来不便，给宾客带来不信任感。为了工作的方便，保健调理师可以佩戴手表。

2. 行为举止

行为举止是心灵的外衣，一个人的举止得体与否直接反映出他的内在素养，举止规范与否直接影响着他人的印象和评价。端庄、文雅、大方的举止能给人们留下温和、善良、仁爱的形象。举止礼仪主要包括站姿、蹲姿、坐姿、行姿、手姿。

（1）站姿

站姿，又称站相，指的是人在站立时所呈现出的姿态，是人的最基本姿势，同时也是其他一切姿势的基础。保健调理师的站姿应显示出其礼貌、稳重、端庄、挺拔和有教养的风采。

站立时应挺胸，收颌，目视前方，双手自然下垂或相握于腹前，双脚脚跟并拢而脚尖稍分开，头、颈、腰成一条直线。站立时，可以将重心置于某一脚上，即一条腿伸直，另一条腿略为前伸或弯曲。还有一种方法，即双脚脚跟并拢，脚尖分开，张开的脚尖之间大致相距 10 cm，分开的角度约为 45°，呈现为"V"字形。应避免在站立时头歪、肩斜、臂曲、胸凹、腹凸、背弓、臀撅、膝屈或双手插在口袋里，懒洋洋地倚靠在墙上或椅子上。避免双腿叉开过大或双腿交叉。手脚不宜随意乱动，如玩弄衣服，咬手指甲，用脚尖乱点乱划，双脚踢来踢去，蹦蹦跳跳，用脚去钩东西、蹭痒痒，脱下鞋子把脚"解放"出来或是半脱不脱，脚后跟踩在鞋帮上，脚一半在鞋里另一半在鞋外等。

（2）蹲姿

蹲姿多用于拾捡物品、帮助别人，例如保健调理师在宾客面前需要捡拾地上某物时或为宾客奉茶时。蹲的基本方法有两种：其一是单膝点地式，即下蹲后一条腿弯曲，另一条腿膝盖点地；其二是双腿高低式，即下蹲后双腿一高一低，互为倚靠。蹲的方位应在宾客一侧，下蹲时应避免弯腰、俯首、撅臀。

（3）坐姿

坐姿，即人在就座之后所呈现出的姿势。坐姿一般要兼顾角度、深浅、伸展三个方面的问题。角度，即坐定后上身与大腿、大腿与小腿形成的角度，这两个角度均有大小之分，坐姿因此而大有不同。深浅，即坐下时臀部与座位接触面积的多少，以此而论，坐有深坐、浅坐之别。保健调理师在与宾客交谈时，一般为浅坐；如需操作，一般为深坐。伸展，即保健调理师在入座时要充分考虑到手的伸展度，以便于工作时的手法操作。

保健调理师如果与宾客一起入座，落座时一定要讲究先后顺序，应请宾客首先落座；同时就座则适用于平辈或亲友同事之间。不论是从正面、侧面还是背面走向座位，通常都讲究从左侧进入或离开自己的座位，简称为"左进左出"。在就座的整个过程中，不管是移动座位还是落座，都不应发出嘈杂的声音，要做到不慌不忙、悄无声息。同样，调整坐姿也尽量不发出声响。

（4）行姿

行姿也称走姿，是指人在行走的过程中所形成的姿势。保健调理师在工作岗位上的行姿应该是步伐轻快、不拖沓，不将手插入裤袋或背着手走路，以显示出保健调理师的端庄、文静、优雅、健美和朝气。保健调理师在行走时应脚尖向着正前方，脚跟先落地，挺胸收腹，两眼平视，双肩放平微向后展，两臂自然摆动或手持物在胸前，步履轻捷，让宾客感受到一种健康向上的活力。节奏快慢适当，体现出一种矫健、轻快、从容不迫的动态美。如需疾走时，应注意保持上身平稳，步履快而有序，肌肉放松而自然舒展，使宾客感到保健调理师工作忙而不乱，感到安全而产生一种由衷的信赖感。应避免行走方向不定、瞻前顾后、速度多变或八字步态。

（5）手姿

手姿，是两手及两手臂所做的动作。保健调理师主要需要掌握和运用的手势有垂放、持物、鼓掌、夸奖、指示。垂放的做法有两种：一是双手自然下垂且掌心向内，或相握于腹前；二是双手伸直下垂，掌心向内，分别贴放于大腿两侧，多用于站立时。持物即用手拿东西，既可用一只手，也可用双手，但最关键的是拿东西时动作应自然，五指并拢，用力均匀，不应竖起无名指与小指。夸奖的手姿主要用以表扬他人，做法是伸出右手，竖起拇指，指尖向上，指腹面向被称道者。指示是用以引导宾客或他人、指示方向的手姿，做法是以右手或左手抬至一定高度，五指并拢，掌心向上，以其肘部为轴，朝一定方向伸出手臂。

3. 常用礼节

保健调理师在工作和生活中，与宾客、同事之间，经常相互行礼，如握手礼、点头礼等。这些礼节动作，做好了会给人以友好、愉快的感觉，使用不当反而是严重失礼的表现。

（1）握手礼

握手的标准方式是行至距握手对象约 1 m 处，双腿立正，上身略向前倾，伸出右手，拇指张开，其余四指并拢与对方相握。握手时应用力适度，上下稍许晃动三四次，随后松开手，恢复原状。握手时应神态专注，面带笑意，目视对方双眼，并且口道问候，表现热情、友好、自然。切忌三心二意，敷衍了事，漫不经心，傲慢冷淡，迟迟不握他人早已伸出的手或是一边握手一边东张西望，甚至忙于跟其他人打招呼。

向他人行握手礼时，应起身站立。握手时彼此之间的最佳距离为 1 m 左右，因此，双方均应主动向对方靠拢。如果双方距离过近或过远，会显得一方有意讨好或冷落另一方。如果双方握手时距离过近，则手臂难以伸直，也不甚雅观。最好是双方将要握的手各向侧下方伸出，手臂伸直相握后形成一个直角。

不要用左手与他人握手，不要争先恐后，而应依次进行。不要戴着手套握手，也不要戴着墨镜与他人握手，但患有眼疾或眼部有缺陷者例外。不要在握手时将另一只手插在衣袋里，也不要在握手时另一只手依旧拿着香烟、报刊、公文包、行李等物品而不肯放下。

（2）点头礼

点头礼，又叫颔首礼，标准方式是头部向下轻轻一点，同时面带笑容，不宜点头不止，点头的幅度不宜过大。它所适用的情况主要有路遇熟人；在会场、剧院、歌厅、舞厅等不宜与人交谈之处；在同一场合碰上已多次见面者；遇上多人而无法一一问候之时。行点头礼时不宜戴帽子。保健调理师在工作场所遇到宾客、领导或同事等都应点头示意，以体现自己的友好。

（3）名片递送礼仪

名片是一种经过设计、能表示自己身份、便于交往和执行任务的卡片，是当代社会人际交往中一种经济实用的介绍性媒介。现在，很多保健调理师为了稳定自己的宾客群，通常会使用到名片或是向宾客索取名片。

递名片给他人时，应郑重其事，起身站立，走上前去，用双手（其中一方递名片时）或者右手（双方互递名片时）握住名片，正面朝上交给对方。勿以左手递交名片，不要将名片背面面向对方或是颠倒着面向对方，不要将名片举得高于胸部，不要以手指夹着名片递交。将名片递给他人时，口头应有所表示，例如，可以说"××，这是我的名片，请多指教""多多关照""今后保持联系""我们认识一下吧"，或是先做一下自我介绍。

接受他人的名片时，应立即放下手中的事情，双手接过名片，并点头致谢。接过名片后，应该当着对方的面用半分钟左右的时间将其认真读一遍。如果需要当场将自己的名片递过去，一般要在收好对方名片后再进行，最好不要同时进行。

索要他人名片时，也不宜直言相告，而应采用以下三种方法之一：主动递上本人名片，此所谓"将欲取之，必先予之"；询问对方："今后如何向您请教？"此法适用于向尊长索取名片；询问对方："以后怎样与您联系？"

（4）称赞与感谢

称赞与感谢都有一定的技巧，如使用不恰当，不但可能会显得虚伪，而且还可能会词不达意，招致误解。例如，赞美宾客："您今天穿的这件衣服，比前天穿的那件衣服好看多了"，就是用词不当的典型例子，有可能被理解为指责对方前天穿的那件衣服太差劲，不会穿衣服。

赞美别人应有感而发，诚挚中肯。因为它与拍马屁和阿谀奉承有本质的区别。所以，赞美别人的第一要则就是要实事求是，避免虚情假意，乱给别人戴高帽。比如，夸奖一位不到 40 岁的女士"显得真年轻"，还说得过去；要用它来恭维一位气色不佳的 80 岁老太太，就显得过于做作了。离开真诚二字，赞美将毫无意义。又如，面对一位美丽的姑娘，才能夸她"漂亮"，面对相貌平平的姑娘，称道她"气质好"方为得体。

赞美他人的第二要则是因人而异。男士喜欢别人称道他幽默风趣、很有风度，女士则渴望别人注意自己年轻、漂亮，老年人乐于别人欣赏自己知识丰富、身体保养得好，孩子们喜欢别人表扬自己聪明、懂事。适当地道出他人内心之中渴望获得的赞赏，是最受欢迎的。赞美别人要说得自然而然、不着痕迹，不要过于生硬，更不能千篇一律。

在工作中，需要保健调理师认认真真地对他人说一声"谢谢"的机会非常多。受到他人夸奖的时候，应当说"谢谢"，这既是礼貌，也是一种自信。旁人称道自己的衣服很漂亮、言语很得体时，说声"谢谢"最是得体。反之，要是答以"瞎说""不怎么地""哪里、哪里""谁说的""少来这一套"等，就显得无礼了。得到宾客的理解与支持时，别忘真诚地说一声"谢谢"。得到领导、同事、朋友明里暗里的关照后，一定要当面说一声"谢谢"。表示感谢，最重要的是要真心实意。为使被感谢者体验到这一点，务必要做到认真、诚恳、大方。话要说清楚，要直截了当，不能把一个"谢"字都讲得含糊不清。表情要加以配合，要正视对方双目，面带微笑。表示感谢时，若要感谢的是一个人，自然要予以突出感谢；若要感谢的是多人，可直接说"谢谢大家"，也可逐一言谢。

二、沟通技巧

良好的人际关系不仅能够得到宾客的认可，还有利于创造和谐的沟通氛围，彼此接纳，建立信任，保证服务的顺利开展，这就要求保健调理师不断提高语言表达能力及沟通技巧。

1. 语言沟通技巧

（1）开场技巧

第一次接触客户时，一般多用打招呼、寒暄、自我介绍和问候等语言形式，让客户能够顺利接纳自己。

（2）表述技巧

在用语言进行交谈时，对语言的要求是文明、礼貌、准确。语言是交谈的载体，交谈者应当高度重视、精心斟酌。

1）语言要文明。作为有文化、有知识、有教养的现代人，在交谈中，一定要使用文明优雅的语言。粗话、脏话、黑话、荤话、怪话、气话不能在交谈中使用。

2）语言要礼貌。在交谈中多使用礼貌用语，是得到他人好感与体谅的最简单易行的做法。在工作中，应恰当运用礼貌用语。如"您好"是表示问候的礼貌用语，遇到相识者与不相识者，不论是深入交谈，还是打个招呼，都应主动向对方先问一声"您好"，如果对方先问候了自己，也要以此来回应。"请"是表示请求的礼貌用语，在要求他人做某件事情时，多用上一个"请"字，就可以得到对方的照应。"谢谢"是致谢的礼貌用语，获得理解、得到帮助、承蒙关照、接受服务、受到礼遇时，都应当立即向对方道一声"谢谢"，这样既是真诚地感激对方，又是对对方的一种积极肯定。"对不起"是道歉的礼貌用语，当打扰、妨碍、影响了别人，或给他人造成不便，甚至给对方造成某种程度的损失、伤害时，务必要及时向对方说一声"对不起"，这样不仅可以使大事化小、小事化了，而且有助于修复双方的关系。"再见"是一句道别的礼貌用语，在交谈结束、与人作别之际，道上一句"再见"，可以表达惜别之意与恭敬之心。谈话的口气一定要亲切谦和，不要摆架子，要派头，以上压下，以大欺小，官气十足，倚老卖老，盛气凌人，随便教训和指责别人。

3）语言要准确。准确的语言才能表达谈话者确切的意思。一是发音要标准，不能读错字、念错字，免得让人见笑或误会。二是吐字要清晰，让人听得一清二楚，不能含含糊糊。三是音量要适中、有起伏，音量过大会令人反感，过小则含混不清，语速也要适当，在讲话时，对其应加以控制，保持匀速，快慢适中，在交谈中，若语速过快、过慢或忽快忽慢，都会影响交流效果。四是表达的内容要简单明了，用词通俗易懂，把握谈话内容的深度，必要时运用图画、模型等辅助表达，尽量避免使用生僻的术语，可适当重复重点内容和不易被理解的概念。五是要用宾客熟悉、易懂的语言，如使用当地方言和习惯用语，但是在使用方言或土语交流时，应注意如果宾客不是当地乡亲，则最好不用，因为宾客有可能听不懂。在多方交谈中，即便只有一个人听不懂，也不要采用方言、土语交谈，以免使其产生被排挤、冷落之感。最后，要通过询问、观察，给对方提问和思考的机会，及时取得反馈，并根据对方的反应调整说话方式。

（3）倾听技巧

有效地听取对方讲话是人际沟通的基本技能之一。倾听是交流的基础，只有首先了解对方的基本情况、存在的问题、对某些问题的想法及产生的根源，才能有效地进行判断和处理。对方讲话时，应始终保持一种鼓励和重视的态度，包括耐心和集中精力听对方讲话；交流中不要轻易打断对方，不在对方讲话时做其他事情；对方讲话内容离题时给予适当的引导；倾听中适当用虚词如"嗯""是的""明白"等，也可以通过微笑、点头等来表达对谈话的反应；注意辨别和理解对方的真实情感和思想；不轻易对对方的话做出结论；不急于表达自己的观点等。

（4）提问技巧

提问是人际沟通中获取信息、加深了解的重要手段。可以根据咨询中获取的信息，针对不同需要选用不同的提问方式，尽量避免使用复合式提问。

（5）反馈技巧

反馈技巧是指对谈话对象表达出来的情感或言行作出恰当的反应，这是建立良好人际关系的重要一环，可使谈话进一步深入，也可使对方得到激励和指导。

2. 非语言沟通技巧

（1）表情

保健调理师与宾客交流时要看着对方的面部，观察其反应。自然微笑能够使沟通在一个轻松的氛围中展开，消除由于陌生、紧张带来的障碍。

（2）眼神

眼睛是心灵之窗，内心的思想常不自觉地通过眼神流露出来。目光的接触，常表示对对方的尊重，但通常对视时间不宜超过 10 s，否则可能会引起不必要的误解。

（3）姿态

保健调理师要表现出大方、得体的姿态。交谈中身体略微倾向于对方，可表现出热情和兴趣。交谈时应注意与宾客之间保持礼貌距离即可，不宜太靠近（相距 30 cm 左右），也不宜过远。在检查和操作时，一般要位于宾客的右侧。

（4）动作

动作主要在进行辅助解释和传授某种技能时使用，无关的动作尽量少做。作为保健调理师要尽量克服一些习惯动作，如甩头、抖腿、手指敲打等。在操作过程中，动作要轻柔。检查时应注意顺序是先健侧再患侧。

培训课程 4　保健调理服务程序

服务程序是指活动的先后顺序，是服务行为的重要组成要素，也是衡量管理水平的重要标准之一。服务程序通常被认为是狭义上的服务流程，它表明一项服务活动"先做什么，后做什么"，如时间、地点、设施、人力的配置等，都需要使用科学的方法。服务程序的任务就是运用一定的科学方法来确定这些具体的程序。

保健调理服务程序是人们在实践中总结出来的接待宾客的程序、方法和规范。保健调理服务程序通常包括准备、迎宾、评估、调理、调理后服务五大部分。保健调理服务程序都要严格按次序一项接一项、一环扣一环地进行，不可随心所欲、杂乱无章，它们相辅相成，任何一个环节出了问题都会影响到整体工作。同时，服务程序又具有一定的灵活性，在具体执行中常常因人、因事而异。服务项目不同，各个环节的服务程序和安排保健调理的具体步骤也不相同。但保健调理行业的服务特点与服务方式又有很多共性。

一、准备工作

1. 在标准位置佩戴胸卡，胸卡上标明保健调理师姓名（照片）、号码等。
2. 做好个人卫生，穿工作服，戴口罩、剪指甲、按照规范洗手。
3. 女性可以化淡妆，不得佩戴首饰，如戒指、项链等。男性不可以留长发。
4. 调整好精神状态，准备精力充沛地为宾客服务。
5. 准备好签单用的费用单和笔。

二、迎宾服务与评估

宾客入室后，保健调理师要笑脸相迎，站在宾客面前，首先要表示欢迎，接着询问宾客要求，主要包括以下程序。

1. 接待礼仪

先做自我介绍，可先礼貌询问宾客，如果是新宾客，可委婉地问："您好，我是某某保健调理师，请问今天我能为您做点什么？""您有哪里不舒服？""请问您今天打算做什么样的调理？""请问今天您需要什么样的服务？"

2. 检测与评估

结合专业知识，了解宾客身体状况，如有什么地方不舒服、是否有失眠、饮食情况如何、是否去医院做过检查和治疗，还需了解必要的病史，比如是否患有高血压、糖尿病、骨质疏松等，做必要的检查，对宾客的身体情况进行评估，并根据评估结果建议宾客选择合适的理疗项目。应用浅显易懂的语言介绍保健调理项目的操作原理、特点、调理效果以及操作时间，用语不能过于专业，应让宾客信服地接受推荐。

3. 实事求是介绍项目

讲解服务项目的效果时要客观，语气要肯定，不能含含糊糊、模棱两可，要如实说明，不能夸大其词。

4. 提醒宾客

为了获得较佳效果，保健调理师要提醒宾客做调理并非一次就能见效，而应说明保健调理是一种长期需求，让宾客了解仅一个多小时的调理无法调理好经年累月所导致的身体问题，需要一段时间的调理才能达到良好效果，引导宾客走出只重效果不重过程、希望一次或短期内见效的误区。

5. 随机应变

介绍时要留意宾客神情，若宾客感兴趣并愿意继续听下去时可详细介绍，否则最好立即停止或转移话题。

6. 诚信

介绍时要如实报价，详细说明收费标准。介绍完毕后示意宾客到指定的操作床前。

三、调理服务

1. 保健调理师按照规范要求洗手，准备物品。

2. 保健调理师指导宾客摆正体位，根据评估情况及宾客要求，开始进行操作。在操作过程中，对年纪大或有疾患的宾客，一定要仔细询问身体健康状况。根据具体情况运用恰当的方法解除宾客的不适。

3. 在操作过程中，应注意适时与宾客交流，还应给予宾客一定的日常保健建议，如运动方法、饮食选择等，向宾客说明改变生活方式、重视中医养生和健康管理的必要性。应关心宾客冷暖，注意询问是否需要休息，并用诚恳亲切的语言询问宾客是否需要延长操作时间。对于宾客的非礼轻佻语言和行为应予以拒绝和警告，如宾客不听劝告应及时向上级报告。

4. 拔罐操作结束后，要注意宾客的感受，用毛巾盖住操作部位，避免宾客着凉；如果宾客一侧肢体做完刮痧或者艾灸，也要盖上一侧肢体再做另外一侧肢体的理疗。保健调理师要认真听取宾客反映的在操作过程中存在的问题，并耐心给予解答。

四、调理后服务

1. 为了表示对宾客的敬重并有助于日后更好地提高自己的技艺，操作结束后，保健调理师还应主动、诚恳地征询宾客意见和建议，并对宾客的支持表示诚挚的感谢。

2. 通常各类项目的价格相对固定，公司按统一标准收取费用。在某些店面，也有直接让宾客签单的做法。保健调理师要掌握好让宾客轻松愉快的签单时机，例如，在宾客做完调理后倒上一杯热茶，让宾客在最舒服、最轻松、心情比较好时签单。保健调理师以优良的服务给宾客留下深刻的印象，临别可以一句热情洋溢的"承蒙关照""欢迎下次光顾"等作为赠言，为下次服务创造机会。

3. 操作室整理。宾客离开后保健调理师应主动整理操作床及地面的卫生，填写费用单，准备下次操作用品，费用结算单应及时上交。

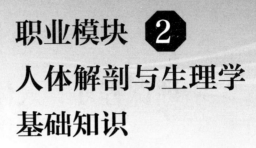

职业模块 ②

人体解剖与生理学

基础知识

本职业模块依据系统解剖学知识进行编排，在各系统解剖学知识中融入相关生理学基础知识。保健调理师通过学习正常人体解剖学与生理学的基础知识，对人体结构及功能可形成一定的了解，熟悉与刮痧、拔罐、艾灸、砭术等体表操作相关的体表骨性标志及肌肉、血管等结构的位置，为腧穴定位、保健调理打下解剖学、生理学基础。

培训课程 1　人体的基本组成和解剖学常用术语

一、人体的基本组成

1. 机体水平划分

人体是不可分割的有机整体，可以从细胞、组织、器官、系统等不同水平进行划分。人体结构和功能的基本单位是细胞，细胞之间有细胞间质，形态和功能相似的细胞与细胞间质共同构成组织。人体组织分为上皮组织、结缔组织、肌肉组织和神经组织，几种组织相互结合，成为具有一定形态结构和功能的器官，即心、肝、脾、肺、肾等。结构和功能上密切相关的多个器官联合起来共同执行某种生理活动，即构成系统。人体分为运动系统、呼吸系统、消化系统、泌尿系统、生殖系统、脉管系统（心血管系统和淋巴系统）、感觉系统、神经系统、内分泌系统、免疫系统。各系统在神经系统的支配和调节下，共同完成复杂的生命活动。

2. 人体分区

一般来讲，人体从外形可分为头部、颈部、胸部、腹部、盆部与会阴、上肢和下肢。每个局部可分成若干个小部分，也可合称为一个大部分，如头部分为面部和颅部，左、右上肢都分为肩、臂、肘、前臂和手部，左、右下肢都分为臀、股、膝、小腿、踝和足部，又将胸部、腹部、盆部与会阴合称为躯干部，将脊柱及其后方和侧方的软组织区域称为脊柱区，脊柱区再分为项部、背部、腰部和骶尾部。

3. 身体各腔

人体躯干的胸壁及腹壁分别围成胸腔和腹腔，二者借膈肌分隔。胸腔由胸壁与膈围成，向上经胸廓上口通颈部，向下以膈肌与腹腔分隔。胸腔的中部为纵隔，有心脏、出入心脏的大血管、食管、气管和神经、淋巴管等，两侧部容纳左、右肺和胸膜腔。腹腔由腹壁围绕而成，上方借膈与胸腔分开，下方借骨盆上口与盆腔相连。腹腔内有消化系统的大部分脏器和泌尿系统的部分脏器，还有脾、肾上腺和血管、神经、淋巴管等。骨盆与肌肉围成盆腔，借骨盆上口与腹腔相通连，部分消化、泌尿脏器和生殖系统脏器位于盆腔内。

一般将消化、呼吸、泌尿和生殖 4 个系统称为内脏。研究内脏各器官形态结构和位置的学科称为内脏学。某些与内脏密切相关的结构，如胸膜、腹膜和会阴等，也归于内脏学范畴。

二、人体解剖学的常用术语

为了便于叙述人体各器官的形态结构与位置，需要有统一的标准和规范化的术语。这些标准和术语是人为规定的，也是国际公认的学习解剖学必须遵循的基本原则。

1. 人体标准解剖学姿势

人体标准解剖学姿势：身体直立，两眼向前平视，双下肢靠拢，足尖向前，双上肢自然下垂于躯干的两侧，掌心向前。

人体直立平视前，上肢侧垂掌朝前；

足尖向前下肢拢，位置关系依此辨。

描述任何人体结构时，均应以此姿势为标准，即使被观察的客体、标本或模型是仰卧位、俯卧位或倒置，抑或只是观察身体的一个局部，仍要按人体标准解剖学姿势进行描述。

2. 常用方位术语

按照人体标准解剖学姿势，规定了如下表示方位的名词术语。

（1）上和下

上和下是描述器官或结构距颅顶或足底的相对远近关系的术语。近颅者为上，近足者为下，如鼻尖位于口唇的上方，下巴位于两者的下方。

（2）前和后

前和后是描述器官或结构距身体前、后面相对远近关系的术语。近身体胸腹者为前，也称腹侧；近身体背腰者为后，也称背侧。

（3）内侧和外侧

内侧和外侧是描述器官或结构距人体正中矢状面相对远近关系的术语。近正中矢状面者为内侧，远离正中矢状面者为外侧。如眼位于鼻的外侧，位于耳的内侧。在前臂，尺骨在内侧，桡骨在外侧，故前臂内侧又称尺侧，前臂外侧又称桡侧；在小腿，胫骨在内侧，腓骨在外侧，故小腿内侧又称胫侧，小腿外侧又称腓侧。

（4）内和外

内和外是描述空腔器官相互位置关系的术语，近内腔者为内，远离内腔者为外。内和外与内侧和外侧有着明显的区别。

（5）浅和深

浅和深是描述与皮肤表面相对距离关系的术语，近皮肤者为浅，远离皮肤而距人体内部中心近者为深。

（6）近侧和远侧

近侧和远侧是描述四肢各结构方位的术语。距肢体根部较近者为近侧，距肢体根部较远者为远侧。

3. 人体的轴与面

轴与面是描述人体器官形态，尤其是叙述关节运动时常用的术语。人体可设计互相垂直的 3 个轴，即垂直轴、矢状轴和冠状轴；依据上述 3 个轴，还可设计出人体互相垂直的 3 个面，即水平面、矢状面与冠状面。人体的轴与面如图 2-1 所示。

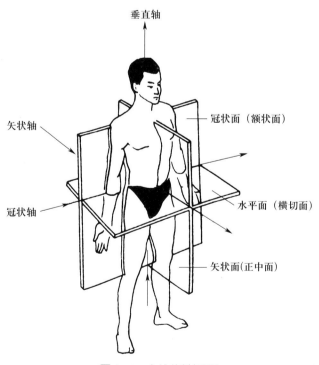

图 2-1　人体的轴与面

轴

假想人体三种轴：贯穿前后矢状轴；

左右方向冠状轴，从上到下垂直轴。

面

解剖人体三断面：矢状纵切分左右；

冠状纵切有前后，水平横断分上下。

（1）轴

1）垂直轴：上下方向，与身体长轴平行，与水平面相垂直的轴。

2）矢状轴：前后方向，与垂直轴呈直角交叉的轴。

3）冠状轴：左右方向，与水平面平行，与垂直轴和矢状轴相垂直的轴。

（2）切面

1）矢状面：指前后方向，将人体纵切成左、右两部分的切面，其经过人体前、后正中线，将人体分成左右对称两半的切面，称为正中矢状面。

2）冠状面：指左右方向，将人体纵切成前后两部分的切面，该切面与前额相平行，故又称额状面，该切面与水平面及矢状面互相垂直。

3）水平面：是指从水平方向，将人体横切成上下两部分的切面，故又称横切面。

在描述关节运动时必须明确其轴。在描述器官切面时，常以器官自身的长轴为标准，与其长轴平行的切面为纵切面，与其长轴垂直的切面为横切面，而不用冠状面、矢状面和水平面来描述。

培训课程 2　人体各系统的组成和生理功能

学习单元 1　运动系统基础知识

运动系统是保健调理的主要对象之一。姿势维持及运动是人的基本要求，保健调理师应熟悉人体骨骼、关节、肌肉，"知其体相，识其部位"，对人体形态、各关节组成、肌肉解剖及功能形成初步认识。更为重要的是，熟悉体表骨性标志、肌性标志、皮肤标志，有助于内脏系统解剖位置及体表投影的学习，有助于腧穴定位的学习。

一、运动系统基础知识

运动系统由骨、骨连结和骨骼肌 3 部分组成，其主要功能为运动、支持和保护。

人体全身各骨通过骨连结构成骨骼，支持体重，保护内脏，维持体姿，并为骨骼肌提供了广阔的附着点。骨还是重要的造血器官，并储存体内的钙、磷等矿物质。关节是有较大活动性的骨连结。附着于骨骼上的肌肉称为骨骼肌，骨骼肌是运动系统的动力装置，跨过一个或多个关节。骨骼和骨骼肌共同赋予人体基本外形。在运动中，骨起杠杆作用，关节是运动枢纽，骨骼肌是动力器官。在神经系统的支配下，骨骼肌收缩牵拉其所附着的骨，以关节为枢纽，产生杠杆运动。骨和骨连结是运动的被动部分，骨骼肌是运动的主动部分。

骨是以骨组织为主体构成的器官，在结缔组织或软骨基础上发育（骨化）形成。骨具有一定的形态，每块骨都由骨质、骨髓和骨膜构成，并有神经、血管分布。骨质是骨的主要组成部分，分为骨密质和骨松质。骨密质在外层，骨松质在骨的内部。骨松质由骨小梁交织而成。骨表面有较厚的致密结缔组织膜即骨膜包被。骨膜内有丰富的血管及神经，骨膜对骨的营养、再生和感觉有重要作用。骨内部的骨髓腔及骨小梁间隙分布有骨髓。

成人一般有 206 块骨，按部位可分为颅骨（29 块，包括属于感觉器的 6 块听小骨）、躯干骨（51 块）、上肢骨（64 块）和下肢骨（62 块），前两者合称为中轴骨。人体骨骼如图 2-2 所示。

骨与骨之间借纤维结缔组织、软骨或骨相连，形成骨连结。按骨连结的不同方式，可分为直接连结和间接连结两大类。直接连结较牢固，不活动或少许活动，这种连结又可分为纤维连结、软骨连结和骨性结合三类。间接连结又称为关节或滑膜关节，为相对骨面间互相分离，充以滑液的腔隙，仅借其周围的结缔组织相连，因而一般具有较大的活动性。

关节的基本结构包括关节面、关节囊和关节腔，如图 2-3 所示。

关节面是两骨相互接触或相对的光滑面，其表面覆盖有一层关节软骨，可减少运动时的摩擦，减缓运动时的震动和冲击。通常两个关节面一个略凸，叫关节头，另一个略凹，叫关节窝。关节囊由纤维结缔组织构成，外层为纤维膜，内层为滑膜。纤维膜厚而坚韧，附着于关节面周围的骨面上；滑膜薄而光滑，有丰富的血管网，可分泌

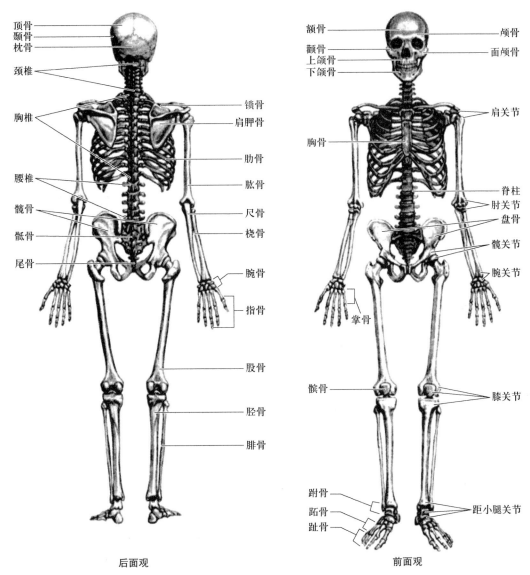

图 2-2　人体骨骼

滑液，营养关节软骨，并减少运动时关节软骨面的摩擦。关节腔是关节软骨和关节囊围成的狭窄间隙，正常时只含有少许滑液。

关节辅助结构包括韧带、关节盘、关节唇等。韧带为致密结缔组织，可加强关节的稳定性。有些关节内有关节盘，位于两关节面之间，周缘与关节囊愈合，使两骨关节面更为吻合，可增加关节运动范围，并缓解外力冲击及震荡。关节唇为附着于关节窝周缘的纤维软骨环，可加深关节窝，使关节更

图 2-3　关节结构示意图

23

加稳固。

骨骼肌是运动系统的动力部分，多数附着于骨骼，主要存在于躯干和四肢，受人的意识控制，又称为随意肌。骨骼肌在人体内分布广泛，一共有 600 多块，约占人体体重的 40%，每块骨骼肌都具有一定的位置、形态、结构和辅助装置，并有丰富的血管、淋巴管和神经分布，所以每块肌肉都可视为一个器官。保健调理对肌肉有很大的影响，例如，当肌肉处于紧张状态时，局部血液循环受阻，组织缺血，通过拔罐、刮痧、砭术等，可以增加血液灌流量和机体痛阈、耐痛阈，从而使肌肉得到放松，疲劳得到缓解。

骨骼肌的形态多种多样，可分为长肌、短肌、阔肌和轮匝肌。长肌多位于四肢，收缩时可引发大幅度运动；短肌多分布于躯干深层，收缩时多产生小幅度运动；阔肌多分布于胸、腹壁，收缩时除可产生运动，还可保护内脏；轮匝肌呈环形，位于孔、裂的周围，收缩时使孔、裂关闭。

每块骨骼肌包括肌腹和肌腱两部分，肌腹主要由肌纤维构成，柔软而有收缩力，肌腱主要由胶原纤维束构成，位于肌腹的两端。肌肉通过肌腱附着于骨，能将肌腹产生的收缩力传递至骨。肌收缩时，通常一骨的位置相对固定，另一骨围绕两者间的关节发生相对移动。肌在固定骨上的附着点为肌的起点，在移动骨上的附着点为肌的止点。一般接近身体正中线或肢体近侧的附着点是起点，反之是止点。

肌的辅助装置包括筋膜、腱鞘和滑膜囊等。

筋膜由结缔组织构成，分浅筋膜和深筋膜。浅筋膜又称皮下筋膜或皮下组织，由疏松结缔组织构成，内含皮下脂肪、浅静脉、皮神经、浅淋巴结和淋巴管。深筋膜由致密结缔组织构成，包被体壁、四肢肌肉和血管、神经，遍布全身且相互连续。深筋膜包被每块骨骼肌，并深入肌肉之间，形成骨骼肌的筋膜鞘和筋膜间隙。四肢肌群之间的深筋膜可与肢体中央的长骨骨膜相连，形成肌间隔分隔肌群，以利于肌群间的相对运动。深筋膜还包绕神经、血管，形成神经血管束的筋膜鞘。

腕、踝部肌腱周围包被的鞘管称为腱鞘（见图 2-4），起约束肌腱、减少肌腱运动时与骨面摩擦的作用。腱鞘分为纤维层和滑膜层。纤维层为腱鞘外层，由增厚的深筋膜和骨膜共同构成，附着于骨面，呈管状，容纳肌腱并将其固定于骨；滑膜层为腱鞘内层，分脏、壁两层，脏层（内层）紧贴肌腱表面，壁层（外层）紧贴纤维层内面，肌腱运动时滑膜层的两层之间发生相对滑移。

在神经系统控制下，肌肉收缩使骨围绕关节发生运动。关节运动形式和范围取决于关节面的形态、关节轴的数量等众多因素。一般按照人体的 3 个轴、3 个面对关节运动进行描述。屈和伸是关节围绕冠状轴进行的运动，运动时两骨相互靠拢，角度减

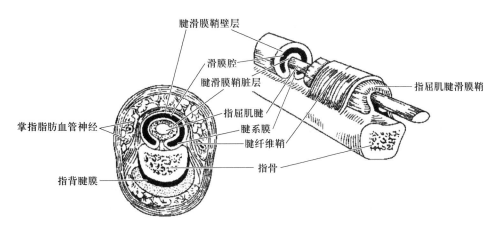

图 2-4　腱鞘示意图

小，称为屈；反之角度增大，称为伸。屈伸运动发生在矢状面。内收和外展是关节围绕矢状轴进行的运动，运动时骨向正中矢状面靠拢者，称为内收；反之离开正中矢状面者，称为外展。内收外展运动发生在冠状面。旋转是关节围绕垂直轴进行的运动，是骨绕本身纵轴的转动，骨的前面转向内侧者，称为旋内；骨的前面转向外侧者，称为旋外；前臂旋转，手掌向内侧转、手背转向前方，又称旋前；手背转向后方，手掌恢复向前，又称旋后。以关节窝为中心，关节头原位转动，骨的远端做圆周运动，全骨描绘出一个圆锥形的轨迹，称为环转运动，是关节在 2 轴或 3 轴上的运动，是关节屈、展、伸、收依次发生的连续运动。

二、骨

1. 中轴骨

中轴骨包括颅骨和躯干骨。

> 脑颅八块颅前起，额筛蝶枕各有一；
>
> 顶骨颞骨各两块，构成颅盖和颅底；
>
> 面颅总共一十五，构成颜面骨根基；
>
> 形单影只下颌舌，独来独往一张犁；
>
> 其余都要成双对，泪颧腭甲上颌鼻。

（1）颅骨（见图 2-5 和图 2-6）

颅骨有 23 块（中耳的 3 对听小骨未计入）。除下颌骨和舌骨外，彼此借缝或软骨牢固连接形成颅，保护并支持脑和感觉器，并构成消化和呼吸系统的起始部。以眶上缘、外耳门上缘和枕外隆凸的连线为界，颅分为后上部的脑颅与前下部的面颅。

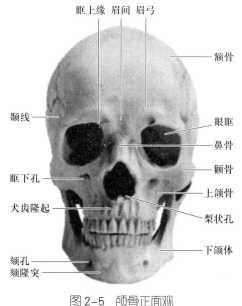

图 2-5 颅骨正面观

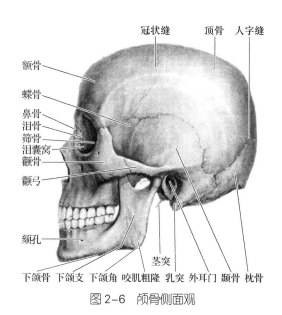

图 2-6 颅骨侧面观

1）脑颅骨。脑颅骨包括额骨（1块）、筛骨（1块）、蝶骨（1块）、枕骨（1块）、颞骨（2块）和顶骨（2块），参与构成颅腔。颅腔的顶为穹隆形的颅盖，由额骨、顶骨和枕骨构成，两侧还有蝶骨、颞骨。

额骨组成颅盖的前部，两侧的隆起为额结节，额骨内的含气空腔即额窦。眶上缘上方的弓形隆起即眉弓。在眶上缘内1/3和外2/3交界处，有眶上孔或眶上切迹。

顶骨位于颅盖部中线的两侧，前为额骨，后为枕骨。

枕骨位于颅盖的后下部，外面正中的后下方隆起即枕外隆凸。前下部在颅底有枕骨大孔。枕骨大孔两侧有椭圆形隆起称为枕髁，与寰椎相关节。

颞骨位于颅的两侧，颞骨外耳门后方的突起即乳突，颞骨外耳门前方的凹陷为下颌窝。下颌窝前方的骨性突起为关节结节。

颅底内面承托脑，由前向后呈阶梯状排列着三个陷窝，分别称为颅前窝、颅中窝、颅后窝。各窝内有许多孔、裂和管，是脑神经、动静脉出入颅的通道。颅前窝中央低凹处筛骨的筛板上有筛孔，有嗅神经通过。颅中窝的中间部是蝶骨的蝶鞍，蝶鞍上的凹陷为垂体窝。垂体窝的前外侧有视神经管、眶上裂，蝶骨体两侧从前内向后外，依次有圆孔、卵圆孔和棘孔。颅后窝中央是枕骨大孔，枕骨大孔前外缘有舌下神经管，外缘有颈静脉孔、内耳门。

2）面颅骨。面颅骨包括 15 块骨，成对的包括上颌骨、腭骨、颧骨、鼻骨、泪骨及下鼻甲，不成对的有犁骨、下颌骨和舌骨。面颅诸骨连结构成眼眶、鼻腔和口腔的骨性支架。

上颌骨位于面颅中央，骨内的含气空腔为上颌窦。其上部眶下缘处有眶下孔，其下缘游离，有容纳上颌牙根的牙槽。

下颌骨为最大的面颅骨，居上颌骨的下方。下颌骨是颅骨内活动度最大的骨。下颌骨前方为下颌体，两侧后方为下颌支，下颌体和下颌支交界处为下颌角。下颌支上方有两个突起，前方的突起为冠突，后方的突起为髁突。髁突上端膨大为下颌头，与颞骨的下颌窝相关节。下颌体上缘有容纳下颌牙根的牙槽。

舌骨呈马蹄铁形，位于下颌骨的下后方，中间部位为舌骨体，两侧有舌骨角。

（2）躯干骨

躯干骨包括 24 块椎骨、1 块骶骨、1 块尾骨、1 块胸骨和 12 对肋骨，分别参与构成脊柱、骨性胸廓和骨盆。

1）椎骨。幼年时椎骨为 32 ~ 33 块，分为颈椎 7 块、胸椎 12 块、腰椎 5 块、骶椎 5 块、尾椎 3 ~ 4 块。成年后 5 块骶椎融合成 1 块骶骨，3 ~ 4 块尾椎融合成 1 块尾骨。

椎骨由前方短圆柱形的椎体和后方板状的椎弓根组成。椎体与椎弓板围成椎孔。椎体是椎骨负重的主要部分，表面有较薄的骨密质，内部充满骨松质。椎体上、下面粗糙，借椎间盘与邻近椎骨相接。椎弓为弓形骨板，其紧连椎体的缩窄部分称椎弓根，根的上、下缘分别称椎上切迹、椎下切迹。相邻椎骨的上、下切迹共同围成椎间孔，有脊神经和血管通过。椎弓根向后内扩展变宽，称椎弓板。两侧椎弓板于中线会合。

由椎骨发出 7 个突起：①棘突 1 个，由椎弓后面正中伸向后方或后下方的突起，尖端可在体表扪到；②横突 2 个，伸向两侧，横突和棘突都是肌和韧带的附着处；③关节突 4 个，在椎弓根与椎弓板结合处分别向上伸出上关节突 2 个，向下伸出下关节突 2 个，相邻椎骨的关节突构成关节突关节。

颈椎：共 7 个。颈椎椎体较小，椎孔较大，椎孔呈三角形（见图 2-7）。第 3 ~ 7 颈椎椎体上面侧缘向上突起称为钩突。下位椎体钩突与上位椎体下面两侧唇缘相接，形成钩椎关节。横突上有横突孔，内有椎动脉（穿 1 ~ 6 横突孔）和椎静脉通过。上、下关节突的关节面基本上呈水平位。第 2 颈椎棘突较大，第 3 ~ 5 颈椎棘突较短，第 6、7 颈椎棘突较长，第 2 ~ 6 颈椎棘突末端分叉。

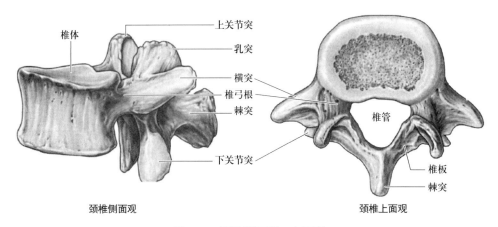

颈椎侧面观　　　　　　　　　　　颈椎上面观

图 2-7　颈椎侧面观、上面观

　　第 1 颈椎又名寰椎，呈环状，无椎体、棘突和关节突，由前弓、后弓及侧块组成。前弓较短，后面正中有齿突凹，与枢椎的齿突相关节。侧块连接前后两弓，上面各有一椭圆形关节面，与枕髁相关节；下面有圆形关节面，与枢椎上关节面相关节。后弓较长，上面可见横行的椎动脉沟，有椎动脉通过。

　　第 2 颈椎又名枢椎，椎体向上伸出齿突，与寰椎齿突凹相关节。

　　第 7 颈椎又名隆椎，棘突长，末端不分叉，活体易触及，常作为计数椎骨序数的标志。

　　胸椎：共 12 个。椎体自上向下逐渐增大，上部胸椎椎体近似颈椎，下部胸椎椎体近似腰椎。在椎体后外侧的上缘和下缘处，有半圆形浅凹，称上肋凹、下肋凹，与肋骨的肋头相关节。在横突末端前面，有横突肋凹与肋骨肋结节相关节。胸椎关节突的关节面呈冠状位，上关节突关节面朝向后，下关节突关节面则朝向前。胸椎棘突较长，伸向后下方，各相邻棘突呈叠瓦状排列。胸椎上面观和侧面观如图 2-8 和图 2-9 所示。

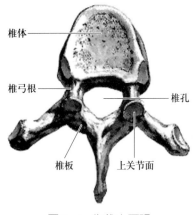

图 2-8　胸椎上面观

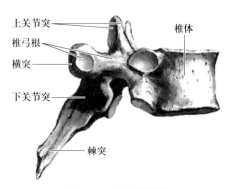

图 2-9　胸椎侧面观

腰椎：共 5 个。椎体大而肥厚，椎孔呈卵圆形或三角形，如图 2-10 所示。上、下关节突关节面基本上呈矢状位。上关节突后缘的卵圆形隆起称乳突。棘突宽短呈板状，水平伸向后方，各棘突间隙较宽。

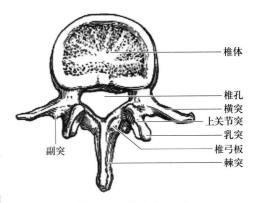

图 2-10　腰椎上面观

2）骶骨。骶骨由 5 块骶椎融合而成，呈三角形，底向上，尖朝下，如图 2-11 所示。骶骨中央纵贯全长的管道称为骶管。骶骨外侧部上宽下窄，上份有耳状面与髂骨的耳状面构成骶髂关节。盆面（前面）凹陷而平滑，上缘中份向前隆凸，称为岬。两侧有 4 对骶前孔与骶管相通。骶骨背面粗糙隆凸，正中线处有棘突融合形成的骶正中嵴，外侧有 4 对骶后孔与骶管相通。骶前、后孔分别有骶神经前、后支通过。在骶正中嵴下方，骶管向下开口形成骶管裂孔。骶管裂孔两侧有向下突出的骶角。常以骶角为标志，来确定骶管裂孔的位置。

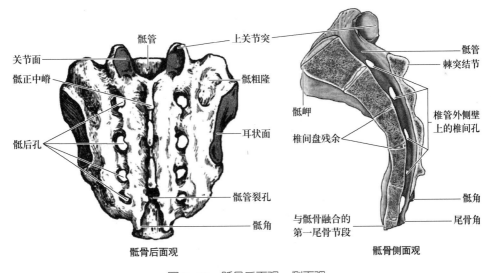

骶骨后面观　　　　骶骨侧面观

图 2-11　骶骨后面观、侧面观

3）胸骨。胸骨为长方形扁骨，位于胸前壁正中，前凸后凹，自上而下分为柄、体和剑突三部分，如图 2-12 所示。胸骨柄上宽下窄，上缘中份为颈静脉切迹，两侧有锁切迹与锁骨连接。柄外侧缘上份接第 1 肋软骨。胸骨柄与胸骨体连接处有突向前的横向隆起，称为胸骨角，可在体表扪及，向两侧平对第 2 肋，是计数肋的重要标志。胸骨角向后平对第 4 胸椎体下缘。胸骨体呈长方形，外侧缘与第 2 ~ 7 肋软骨相接。胸骨下端为剑突，扁而薄，形状变化较大。

4）肋。肋由肋骨与肋软骨组成，共 12 对。肋骨髁分为中部的体及前、后两端，如图 2-13 所示。肋骨前端接肋软骨，后端膨大为肋头，与胸椎椎体肋凹相关节。肋头稍外侧较细的部分称为肋颈，肋颈外侧稍隆起部分为肋结节，与胸椎横突肋凹相关节。肋体内面近下缘处的肋沟中，有肋间血管和神经走行。

2. 上肢骨

上肢骨包括上肢带骨和自由上肢骨。自由上肢骨借上肢带骨与躯干骨连接。上肢骨每侧 32 块，共 64 块。

（1）上肢带骨

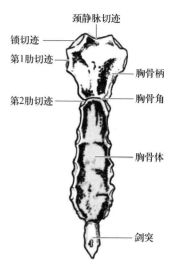

图 2-12 胸骨

1）锁骨。锁骨呈"~"形弯曲，横架于胸廓前上方，如图 2-14 所示。全长可在体表扪到。内侧端粗大，为胸骨端，有关节面与胸骨柄锁切迹相关节。外侧端扁平，为肩峰端，有小关节面与肩胛骨肩峰相关节。内侧 2/3 凸向前，呈三棱形，外侧 1/3 凸向后，呈扁平形。

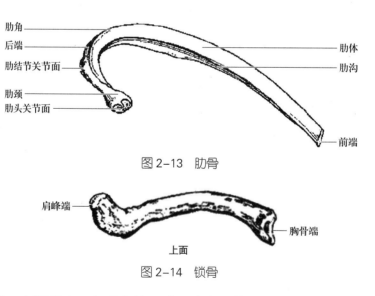

图 2-13 肋骨

图 2-14 锁骨

2）肩胛骨。肩胛骨为三角形扁骨，贴于胸廓后外面，介于第 2 至第 7 肋之间，如图 2-15、图 2-16 所示，可分二面、三缘和三个角。

腹侧面或肋面与胸廓相对，称为肩胛下窝。背侧面的横嵴称肩胛冈。肩胛冈上、下方的窝，分别称冈上窝和冈下窝。肩胛冈向外侧延伸的扁平突起，称为肩峰，与锁骨外侧端相接。

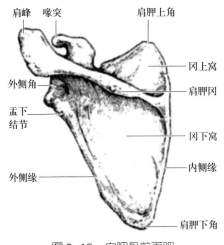

图 2-15　肩胛骨前面观

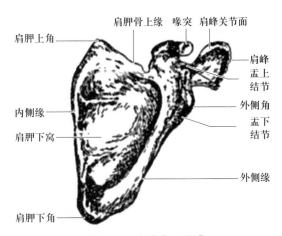

图 2-16　肩胛骨后面观

肩胛骨上缘短而薄，外侧端有肩胛切迹，更外侧有向前的指状突起称喙突。内侧缘薄而锐利，因邻近脊柱，又称脊柱缘。外侧缘肥厚邻近腋窝，称为腋缘。

肩胛上角为上缘与脊柱缘会合处，平对第 2 肋。肩胛冈内侧端平第 3 胸椎棘突。下角为脊柱缘与腋缘会合处，平对第 7 肋或第 7 肋间隙，为计数肋的标志。外侧角为腋缘与上缘会合处，较肥厚，朝外侧方的梨形浅窝，称为关节盂，与肱骨头相关节。盂上、下方各有一粗糙隆起，分别称盂上结节和盂下结节。

肩胛冈、肩峰、肩胛下角、内侧缘及喙突均可在体表扪到。

（2）自由上肢骨

自由上肢骨包括肱骨、桡骨、尺骨和手骨。

1）肱骨。肱骨位于臂部，分为肱骨体及上、下两端，如图 2-17 所示。

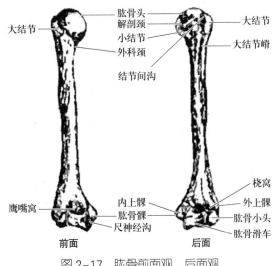

图 2-17　肱骨前面观、后面观

肱骨上端有朝向内上后方、呈半球形的肱骨头，与肩胛骨的关节盂相关节。肱骨头周围的环状浅沟称解剖颈。肱骨头外侧和前下方各有一个隆起，分别称为大结节和小结节，大、小结节向下分别延伸为大结节嵴和小结节嵴。两结节间的纵沟称结节间沟。上端与体交界处稍细，称为外科颈，是骨折易发部位。

肱骨体中部外侧面有粗糙的三角肌粗隆。后部可见自内上斜向外下的浅沟，称桡神经沟，桡神经和肱深动脉沿此沟经过。

肱骨下端较扁，外侧部前面有半球状的肱骨小头，与桡骨相关节；内侧部有滑车状的肱骨滑车，与尺骨形成关节。滑车前上方可见冠突窝；肱骨小头前上方为桡窝；滑车后上方为鹰嘴窝，伸肘时容纳尺骨鹰嘴。肱骨小头外上方和滑车内上方各有一突起，分别称外上髁和内上髁。内上髁后下方的浅沟称尺神经沟，尺神经由此经过。肱骨大结节和内、外上髁均可在体表扪及。

2）桡骨。桡骨居前臂外侧，分一体两端，如图2-18所示。

桡骨上端有稍微膨大的桡骨头，头上面有关节凹与肱骨小头相关节。头下方略细部分称为桡骨颈。颈的内下侧有突起的桡骨粗隆，是肱二头肌的抵止处。外侧面中点的粗糙面为旋前圆肌粗隆。桡骨体呈三棱柱状。下端前凹后凸，外侧向下突出部分称为桡骨茎突。下端内侧面有关节面，称为尺切迹，与尺骨头相关节。下端的下面有腕关节面，与腕骨相关节。体表可扪及桡骨茎突和桡骨头。

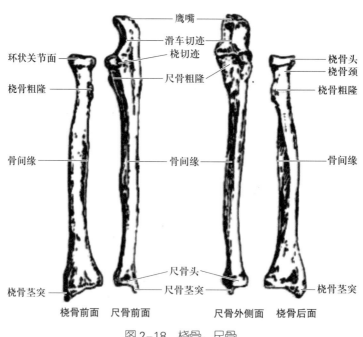

图2-18 桡骨、尺骨

3）尺骨。尺骨居前臂内侧，分一体两端，如图2-18所示。

尺骨上端粗大，前面有一半圆形深凹，称为滑车切迹，与肱骨滑车相关节。切迹后上方的突起为鹰嘴，前下方的突起为冠突。冠突外侧部的关节面称为桡切迹，与桡骨头相关节。冠突下方的粗糙隆起，称为尺骨粗隆。尺骨体呈三棱柱形。尺骨下端称为尺骨头，与桡骨尺切迹相关节。尺骨头后内侧向下突起，称尺骨茎突。生理情况下，尺骨茎突较桡骨茎突高约1 cm。鹰嘴、尺骨头和茎突均可在体表扪及。

4）手骨。手骨包括腕骨、掌骨和指骨，如图2-19所示。

腕骨

舟月三角豆，大小头状钩。

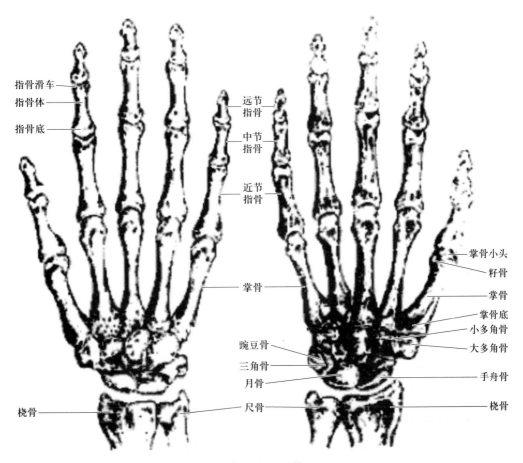

图2-19　手骨

①腕骨：属于短骨，共8块，排成近、远两列。近侧列由桡侧向尺侧分别为手舟骨、月骨、三角骨和豌豆骨；远侧列为大多角骨、小多角骨、头状骨和钩骨。

②掌骨：共5块。由桡侧向尺侧依次为第1～5掌骨。近端为底，接腕骨；远端

为头，接指骨；中间部为体。

③指骨：属长骨，共14块。拇指有2节，分为近节指骨和远节指骨；其余各指为3节，分别为近节指骨、中节指骨和远节指骨。每节指骨的近端为底，中间部为体，远端为滑车。远节指骨远端掌面粗糙，称远节指骨粗隆。

（3）下肢骨

下肢骨分为下肢带骨和自由下肢骨。自由下肢骨借下肢带骨与躯干骨连接。下肢骨每侧31块，两侧共62块。

1）下肢带骨。髋骨每侧各有1块，为不规则骨，上部扁阔，中部窄厚，有朝向下外的深窝，称髋臼，下部的大孔称闭孔。左右髋骨与骶、尾骨组成骨盆。髋骨由髂骨、耻骨和坐骨组成，三骨会合于髋臼。髋骨外面观和内面观如图2-20和图2-21所示。

髋骨

髂耻坐骨三合一，一面一孔一个嵴；

二窝二线二切迹，三节三支三个棘。

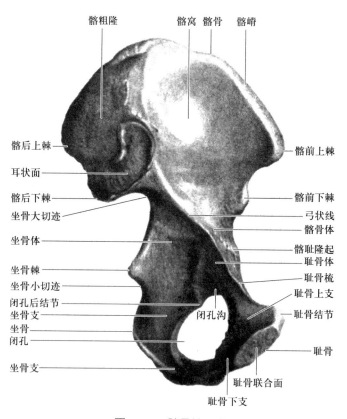

图2-20　髋骨外面观

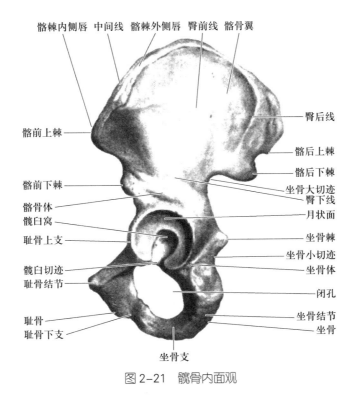

髂棘内侧唇　中间线　髂棘外侧唇　臀前线　髂骨翼

臀后线

髂后上棘

髂后下棘

坐骨大切迹

臀下线

月状面

坐骨棘

坐骨小切迹

坐骨体

闭孔

坐骨结节

坐骨

髂前上棘

髂前下棘

髂骨体

髋臼窝

耻骨上支

髋臼切迹

耻骨结节

耻骨

耻骨下支

坐骨支

图 2-21　髋骨内面观

注：一面，即耳状面；一孔，即闭孔；一个嵴，即髂嵴；二窝，即髂窝、髋臼；二线，即弓状线、耻骨梳；二切迹，即坐骨大切迹、坐骨小切迹；三节，即髂结节、耻骨结节、坐骨结节；三支，即坐骨支、耻骨上支、耻骨下支；三个棘，即髂前上棘、髂后上棘、坐骨棘。

髂骨构成髋骨上部，分为肥厚的髂骨体和扁阔的髂骨翼。髂骨体构成髋臼的上 2/5，翼上缘肥厚，形成弓形的髂嵴。两侧髂嵴最高点的连线约平第 4 腰椎棘突，是计数椎骨的标志。髂嵴前端为髂前上棘，后端为髂后上棘。髂前上棘后方 5 ~ 7 cm 处，髂嵴外唇向外突起，称髂结节。在髂前、后上棘的下方各有一薄锐突起，分别称髂前下棘和髂后下棘。髂后上棘为髂嵴的后端，此棘平对第 2 骶椎棘突。髂后下棘下方有深陷的坐骨大切迹。髂骨翼内面的浅窝称髂窝，为大骨盆的侧壁。髂窝后部有粗糙的耳状面，与骶骨耳状面相关节。耳状面后上方有髂粗隆，与骶骨借韧带相连。髂骨翼外面称臀面，有臀肌附着。

坐骨分坐骨体和坐骨支。坐骨体组成髋臼的后下 2/5，后缘有突起的坐骨棘，棘下方为坐骨小切迹。坐骨棘与髂后下棘之间为坐骨大切迹。坐骨体下后部向前、上、内延伸为较细的坐骨支，其末端与耻骨下支结合。坐骨体与坐骨支移行处的后部可见粗糙隆起，称坐骨结节，是坐位时体重的承受点，为坐骨最低部，可在体表扪及。

耻骨构成髋骨前下部，分耻骨体和上、下两支。耻骨体组成髋臼的前下 1/5。与髂骨体的结合处骨面粗糙隆起，称髂耻隆起，由此向内伸出耻骨上支，其末端急转向下，成为耻骨下支。耻骨上支上面的嵴称耻骨梳，向后移行于弓状线，向前终于耻骨结节。耻骨结节到中线的粗钝上缘为耻骨嵴，可在体表扪到。耻骨上、下支相互移行处内侧的椭圆形粗糙面，称耻骨联合面。两侧联合面借纤维软骨相接，构成耻骨联合。

2）自由下肢骨。自由下肢骨包括股骨、髌骨、胫骨、腓骨和足骨。

①股骨。位于大腿部，是人体最长的骨，其长度约为身高的 1/4，分一体两端，如图 2-22 所示。

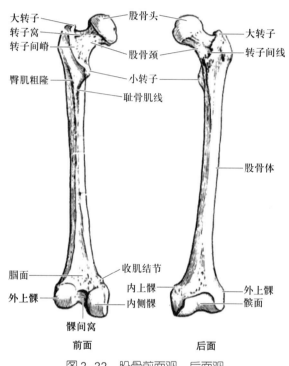

图 2-22　股骨前面观、后面观

股骨上端有朝向内上方的股骨头，与髋臼相关节。股骨头中央部有股骨头凹，为股骨头韧带的附着处。股骨头下外侧的狭细部分称为股骨颈。股骨颈与股骨体交界处有两个隆起，上外侧的方形隆起为大转子，下内侧的隆起为小转子，都有肌肉附着。在大、小转子之间，前面有转子间线，后面有转子间嵴。大转子是重要的体表标志，可在体表扪及。股骨颈与股骨体的夹角称颈干角，男性平均 132°，女性平均 127°。

股骨体略弓向前，上段呈圆柱形，中段呈三棱柱形，下段前后略扁。股骨体的后面有纵行的骨嵴，称为股骨粗线，向上延续为臀肌粗隆。

股骨下端有两个向后突出的膨大，为内侧髁和外侧髁。髁的前面、下面和后面都有关节面，分别与髌骨、胫骨关节面相关节。两髁之间的深窝称为髁间窝。内外侧髁侧面最突出处分别称为内上髁和外上髁。内上髁上方的小突起，称为收肌结节，为股内收肌腱附着处。它们均为在体表可扪及的骨性标志。

②髌骨：人体最大的籽骨，位于股骨下端前面，股四头肌腱内。上宽下尖，前面粗糙，后面为关节面，与股骨两髁前方的髌面相关节。髌骨可在膝前扪及。

③胫骨：位于小腿内侧，属粗大长骨，为小腿主要承重骨，如图 2-23 所示。胫骨分一体两端，上端的膨大向两侧突出，形成内侧髁和外侧髁。两髁上面各有关节面，与股骨两髁相关节。内、外侧髁关节面之间的粗糙小隆起，称髁间隆起。外侧髁后下方有腓关节面，与腓骨头相关节。胫骨上端前面的隆起为胫骨粗隆。内外侧髁和胫骨粗隆均可在体表扪到。胫骨体呈三棱柱形，其前缘和内侧面紧贴皮下。胫骨下端内侧面有伸向下方扁形突起，称为内踝；外侧面有腓切迹，与腓骨相连。下端的下面和内踝的外侧面均有关节面，与距骨相关节。

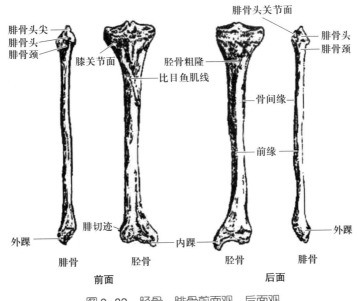

图 2-23　胫骨、腓骨前面观、后面观

④腓骨：位于小腿外侧部。腓骨细长，分一体两端，如图 2-23 所示。上端稍膨大，称腓骨头，内上面的腓骨头关节面与胫骨相关节。头下方缩窄部分，称腓骨颈。腓骨体内侧缘锐利，称骨间缘，有小腿骨间膜附着。下端膨大，形成外踝，其内侧有外踝关节面，与距骨相关节。腓骨头和外踝浅居皮下，可在体表扪及。

⑤足骨：包括跗骨、跖骨和趾骨，如图 2-24 所示。

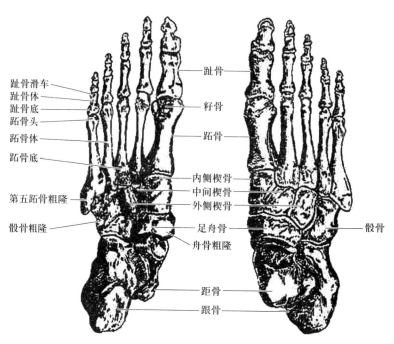

趾骨滑车
趾骨体
趾骨底
跖骨头
跖骨体
跖骨底

第五跖骨粗隆

骰骨粗隆

趾骨
籽骨
跖骨
内侧楔骨
中间楔骨
外侧楔骨
足舟骨
舟骨粗隆
骰骨
距骨
跟骨

图 2-24　足骨

跗骨

距下有跟前接舟，舟前三楔跟前骰。

跗骨：共 7 块，属短骨，分前、中、后三列。后列包括上方的距骨和下方的跟骨；中列为位于距骨前方的足舟骨；前列为内侧楔骨、中间楔骨、外侧楔骨及跟骨前方的骰骨。

跖骨：共 5 块，从内侧向外侧分别为第 1 ~ 5 跖骨，形状和排列大致与掌骨相当，但较掌骨粗大。每一跖骨近端为底，与跗骨相接，中间为体，远端称头，与近节趾骨底相接。第 5 跖骨底向后突出，称第 5 跖骨粗隆，在体表可扪及。

趾骨：共 14 块。拇趾为 2 节，其余各趾为 3 节。形态和命名与指骨相同。

三、骨连结

1. 中轴骨的连结

中轴骨的连结包括躯干骨的连结和颅骨的连结。

（1）躯干骨的连结

相邻椎骨间的连结形成脊柱，胸椎、肋和胸骨的连结形成胸廓。

1）椎骨间的连结。相邻椎骨之间借椎间盘、韧带和关节相连，可分为椎体间连结和椎弓间连结，如图 2-25 所示。

椎体之间借椎间盘及前、后纵韧带相连。

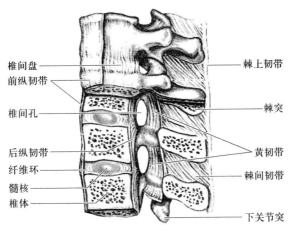

图 2-25　椎骨间连结

椎间盘是连结相邻两个椎体的纤维软骨盘（第 1 及第 2 颈椎之间除外）。椎间盘由两部分构成，中央部为髓核，周围部为纤维环。椎间盘既坚韧，又富弹性，可缓冲外力对脊柱的震动，也可增加脊柱的运动幅度。当纤维环破裂时，髓核容易向后外侧脱出，突入椎管或椎间孔，压迫相邻的脊髓或神经根引起牵涉性痛，临床称为椎间盘脱出症。

前纵韧带是椎体前面延伸的一束坚固的纤维束，宽而坚韧，上自枕骨大孔前缘，下达第 1 或第 2 骶椎椎体。其纵行的纤维牢固地附着于椎体和椎间盘，有防止脊柱过度后伸和椎间盘向前脱出的作用。

后纵韧带位于椎管内椎体的后面，窄而坚韧，起自枢椎并与覆盖枢椎椎体的覆膜相续，下达骶骨。后纵韧带与椎间盘纤维环及椎体上下缘紧密连结，有限制脊柱过度前屈的作用。

椎弓间的连结包括椎弓板、棘突、横突间的韧带连结和上、下关节突间的滑膜关节连结，还包括寰椎、枢椎与枕骨之间的连结。

棘上韧带是连结胸、腰、骶椎各棘突尖的纵行韧带，可限制脊柱过度前屈。

棘间韧带是连结于各棘突之间的韧带，后续棘上韧带或项韧带。

项韧带是项部正中呈矢状位的板状韧带，向上附于枕外隆凸，向下附着于第 7 颈椎棘突并续于棘上韧带。

黄韧带连结于相邻椎弓板，横突间韧带位于相邻横突之间。

相邻椎骨的上、下关节突形成关节突关节，由上位椎骨的下关节突和下位椎骨的上关节突构成。

在枕骨与第 1 颈椎（寰椎）之间有寰枕关节，由枕骨的枕髁与寰椎的上关节突构成。寰枢关节是第 1 颈椎（寰椎）与第 2 颈椎（枢椎）之间的关节，包括寰枢正中关节（由寰椎前弓后面的齿突凹、枢椎齿突及韧带构成）和寰枢外侧关节（由寰椎下关节面和枢椎上关节面构成）。

2）脊柱。脊柱由24块分离椎骨、1块骶骨和1块尾骨借椎间盘、韧带和关节紧密连结而成，位于躯干背面正中，构成人体的中轴，上承颅骨，中附肋骨，下连肢带骨，参与构成胸腔、腹腔和盆腔。从侧面看，脊柱有4个生理弯曲，即颈曲、胸曲、腰曲和骶曲。颈曲和腰曲凸向前，胸曲和骶曲凸向后。脊柱后面观、前面观、侧面观如图2-26所示。

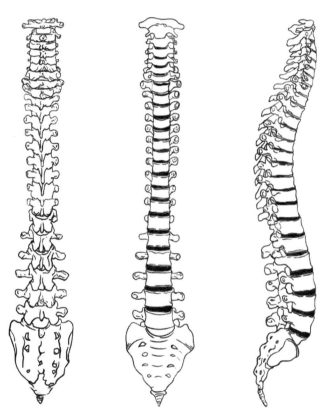

图2-26 脊柱后面观（左）、前面观（中）、侧面观（右）

3）胸廓：胸廓由12块胸椎、12对肋和1块胸骨借椎间盘、韧带和肋椎关节、胸肋关节连结而成。胸廓上窄下宽，前后扁平，可保护胸廓内重要脏器，同时胸廓运动可完成胸式呼吸，如图2-27所示。

肋椎关节起到连结肋骨与脊柱的作用，包括肋骨与相应椎骨之间的肋头关节（肋头与胸椎椎体肋凹构成）及肋横突关节（肋结节与胸椎横突肋凹构成）。这两个关节在功能上是联合关节，运动时肋骨沿肋头至肋结节的轴线旋转，使肋上升或下降，增加或缩小胸廓的前后径和横径，协助呼吸。

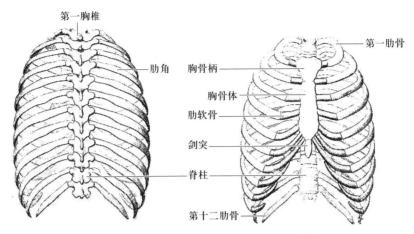

图 2-27　胸廓正面观（左）、后面观（右）

　　12 对肋的前端都有肋软骨。第 1 对肋软骨与胸骨柄之间为软骨结合。第 2 ～ 7 肋软骨与胸骨侧缘相应的肋切迹构成胸肋关节，属微动关节。第 8 ～ 10 对肋软骨的前端不直接与胸骨相连，而依次与上位肋软骨相连，形成一对肋弓。第 11 对肋和第 12 对肋的前端游离于腹壁肌肉之中，称为浮肋。

　　（2）颅骨的连结

　　颅骨的连结可分为纤维连结、软骨连结和滑膜关节三种。大多数颅骨之间为纤维连结，借薄层结缔组织膜构成缝，彼此之间结合较为牢固。舌骨借韧带和肌肉与颅底相连。下颌骨与颞骨之间有颞下颌关节。

　　冠状缝位于额骨与顶骨之间，矢状缝位于左右顶骨之间，人字缝位于顶骨与枕骨之间，蝶顶缝位于蝶骨与顶骨之间。冠状缝的两端为翼点，翼点位于颧弓上方约二横指处，额、顶、蝶、颞四骨在此相接，多呈"H"形。

　　颞下颌关节为滑膜关节，又称下颌关节，由下颌骨的下颌头与颞骨的下颌窝及关节结节构成。关节囊松弛，上方附着于下颌窝及关节结节周缘，下方附着于下颌头下方，外侧有韧带加强。关节腔内有纤维软骨构成的椭圆形的关节盘，周缘与关节囊相连，将关节腔分为上、下两部分。

　　2. 上肢骨的连结

　　上肢骨的连结分为上肢带连结和自由上肢骨连结。

　　（1）上肢带连结

　　上肢带连结包括胸锁关节和肩锁关节，如图 2-28 所示。肩胛骨与胸廓背外侧之间主要靠肌肉筋膜进行连结。

　　1）胸锁关节：由锁骨的胸骨端与胸骨的锁切迹及第一肋软骨的上面共同构成。关节囊坚韧并有韧带加强，关节内有纤维软骨构成的关节盘，将关节腔分为外上和内下两部分。

2）肩锁关节：由锁骨的肩峰端与肩峰的关节面构成，属于平面关节，是肩胛骨活动的支点。关节的上方有肩锁韧带加强，关节囊和锁骨下方有坚韧的喙锁韧带连于喙突。

肩胛骨肋面贴于胸廓后外侧面，肩峰内侧关节面与锁骨外侧端相连。依靠附着于肩胛骨的肌肉，肩胛骨可在胸廓背外侧发生多方向的滑移，此运动为肩胛胸壁关节、胸锁关节、肩锁关节的联合运动。

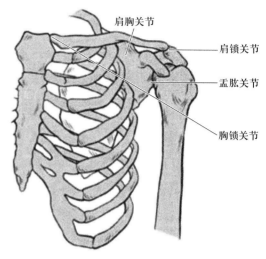

图 2-28　上肢带连结

（2）自由上肢骨连结

1）肩关节：由肱骨头与肩胛骨关节盂构成，也称盂肱关节、肩肱关节，如图 2-28 所示。肱骨头大，关节盂浅而小，虽关节盂周缘有纤维软骨构成的盂唇可加深关节窝，仍仅能容纳关节头的 1/4 ~ 1/3。肩关节的这种骨结构形状增加了运动幅度，但也降低了关节的稳固程度。因此，肩关节周围的韧带、肌肉对其稳固性起到了重要作用。

2）肘关节：由肱骨下端与尺骨、桡骨上端构成的复合关节，包括三个关节：肱尺关节、肱桡关节、桡尺近侧关节。肱尺关节由肱骨滑车与尺骨滑车切迹构成，肱桡关节由肱骨小头与桡骨头关节凹构成，桡尺近侧关节由桡骨头环状关节面与尺骨桡切迹构成。三个关节被包裹于同一个关节囊内，肘关节囊前、后壁薄而松弛，两侧壁厚而紧张，并有韧带加强。肘关节前面观、外侧面观如图 2-29 和图 2-30 所示。

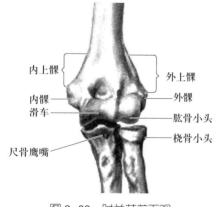

图 2-29　肘关节前面观

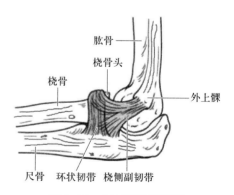

图 2-30　肘关节外侧面观

3）前臂骨间连结：桡骨和尺骨借桡尺近侧关节、桡尺远侧关节和前臂骨间膜相连，如图 2-31 所示。桡尺远侧关节由桡骨下端的尺切迹、尺骨头环状关节面和尺骨头下方的关节盘构成。关节盘位于尺骨茎突外侧缘与桡骨下端内侧缘之间，将桡尺远侧关节和桡腕关节隔开。前臂骨间膜为连结尺骨干、桡骨干的坚韧纤维膜。当前臂处中立位（旋后与旋前之间）时骨间膜处于紧张状态，前臂旋前时骨间膜最松弛。

4）手关节：包括桡腕关节、腕骨间关节、腕掌关节、掌骨间关节、掌指关节和指骨间关节，如图 2-32 所示。下面主要介绍桡腕关节、掌指关节和指骨间关节。

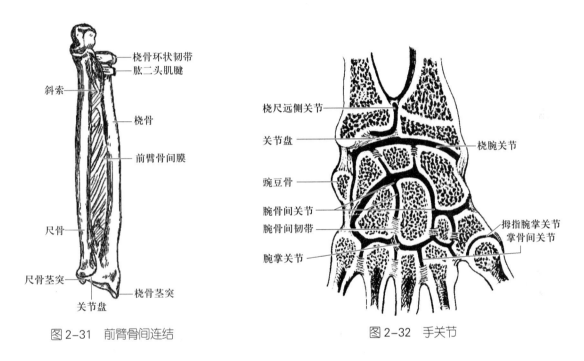

图 2-31　前臂骨间连结　　　　　　　　图 2-32　手关节

桡腕关节又称腕关节，由桡骨下端的腕关节面和尺骨头下方的关节盘组成关节窝，与手舟骨、月骨、三角骨近侧面组成的关节头共同构成。桡腕关节可做屈、伸、收、展和环转运动。

掌指关节由掌骨头与近节指骨底构成。指骨间关节由各指相邻的两节指骨的底与滑车构成。

3. 下肢骨连结

下肢骨的连结分为下肢带连结和自由下肢骨连结。

（1）下肢带连结

下肢带连结是指下肢带骨髋骨与腰椎、骶椎、尾椎之间的连结，主要指髋骨与脊柱间的韧带、骶髂关节、耻骨联合等。

1）骶髂关节：由骶骨和髂骨的耳状面构成。关节囊紧张，并有骶髂前、后韧带加强。骶髂关节具有相当强的稳固性，以适应支持体重的功能。

2）髋骨与脊柱间的韧带：连结髋骨与腰椎、骶尾椎之间的韧带，包括髂腰韧带、骶结节韧带、骶棘韧带。髂腰韧带是连结于第4、5腰椎横突与髂粗隆之间的韧带；骶结节韧带起自骶尾骨外侧缘，止于坐骨结节；骶棘韧带位于骶结节韧带前方，起自骶尾骨外侧缘，止于坐骨棘。骶棘韧带与坐骨大切迹围成坐骨大孔，骶棘韧带、骶结节韧带和坐骨小切迹围成坐骨小孔，有从盆腔到臀部和会阴的肌肉、血管和神经穿过。

3）耻骨联合：由两侧耻骨联合面借纤维软骨构成的耻骨间盘连结构成。在耻骨联合的上、下方分别有连结两侧耻骨的耻骨上韧带和耻骨弓状韧带。耻骨联合的活动甚微，但在分娩过程中，耻骨间盘中的裂隙增宽，以增大骨盆的径线。

耻骨联合属于两侧髋骨的骨连结。髋骨的髂骨、耻骨、坐骨共同围成闭孔，有固有韧带闭孔膜封闭闭孔，并为盆内外肌肉提供附着。膜的上部与闭孔沟围成闭膜管，有神经、血管通过。

4）骨盆：由左右髋骨和骶、尾骨借骶髂关节、耻骨联合以及韧带连结而成，如图2-33所示。骨盆主要功能是支持体重，保护盆腔脏器，还是女性娩出胎儿的产道。

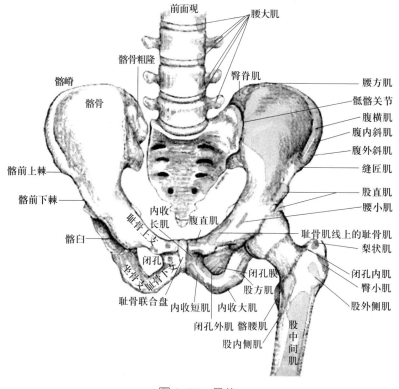

图2-33　骨盆

人体直立时，骨盆向前倾斜，两侧髂前上棘与两耻骨结节位于同一冠状面内，此时，尾骨尖与耻骨联合上缘位于同一水平面上。

（2）自由下肢骨连结

1）髋关节：由髋臼与股骨头构成，属多轴的球窝关节。髋臼的周缘附有纤维软骨构成的髋臼唇，能加深髋臼，并缩小其口径，从而紧抱股骨头，增加关节稳定性。髋关节的关节囊坚韧致密，关节囊周围有多条韧带加强，包括髂股韧带、股骨头韧带、耻股韧带、坐股韧带等。因此，髋关节具有较强的稳固性，以适应其承重和行走的功能。

2）膝关节：由股骨下端的股骨内外侧髁、胫骨上端胫骨内外侧髁和髌骨共同构成，是人体最大最复杂的关节。髌骨与股骨的髌面相接，股骨的内、外侧髁分别与胫骨的内、外侧髁相对。膝关节侧面观、前面观、后面观如图 2-34 和图 2-35 所示。

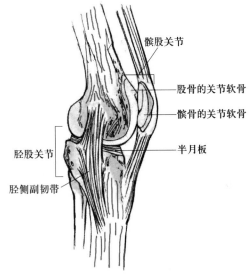

图 2-34　膝关节侧面观

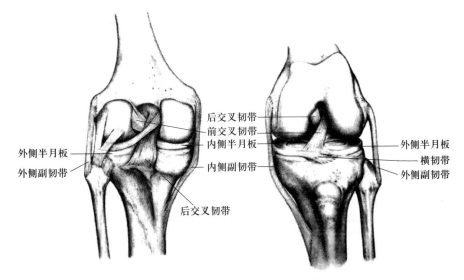

图 2-35　膝关节前面观、后面观

膝关节的关节囊薄而松弛，附着于各关节面的周缘，周围有韧带加固，以增加关节的稳定性。膝关节前方有髌韧带，是股四头肌肌腱的延续；两侧分别有胫侧副韧带和腓侧副韧带；膝关节囊内有连结股骨与胫骨的前交叉韧带和后交叉韧带。股骨与胫骨相对的内、外侧髁之间有纤维软骨板，分别称为内侧半月板和外侧半月板。内侧半月板呈"C"形，外侧半月板呈"O"形。半月板的外缘厚而内缘薄，下面平而上面凹陷。半月板可加深关节窝，使关节更加稳定，并可缓冲剧烈运动时的震荡。

3）胫腓连结：胫、腓两骨之间的连结，上端由胫骨外侧髁后下的腓关节面与腓骨头构成微动的胫腓关节，两骨干之间有坚韧的小腿骨间膜相连，下端借胫腓前、后韧带构成坚强的胫腓连结，小腿两骨间的活动度甚小，如图2-36所示。

4）足关节：包括踝关节、跗骨间关节、跗跖关节、跖骨间关节、跖趾关节和趾骨间关节，如图2-37所示。

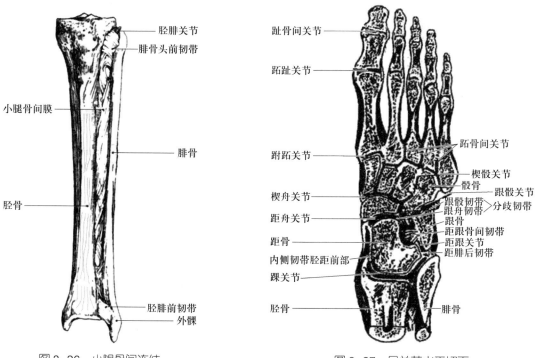

图2-36　小腿骨间连结　　　　图2-37　足关节水平切面

踝关节又称距小腿关节，由小腿胫腓骨下端的关节面与距骨滑车构成。关节囊前后壁薄而松弛，内侧有内侧韧带（三角韧带）加强，外侧有距腓前韧带、距腓后韧带和跟腓韧带。踝关节背屈时较稳定，跖屈时有轻微的侧方运动，故踝关节易在跖屈位发生扭伤。

跗骨间关节为跗骨与跗骨之间的关节，有距跟关节、距跟舟关节、跟骰关节、跗横关节和楔舟关节。

足弓由跗骨与跖骨借韧带和关节连结而成，如图2-38所示。足弓可分为内侧纵弓、外侧纵弓和一个横弓。内侧纵弓由跟骨、距骨、舟骨、三块楔骨及第 1 ~ 3 跖骨构成。外侧纵弓由跟骨、骰骨及第 4、5 跖骨构成。横弓由三块楔骨、骰骨及距骨的后部构成。足弓起缓冲震荡、维持身体直立姿势的作用。

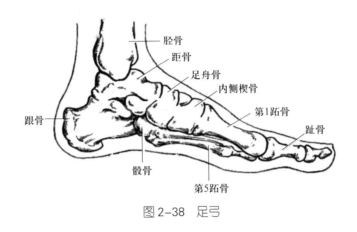

图 2-38　足弓

四、骨骼肌

全身骨骼肌可按部位分为躯干肌、头颈肌、上肢肌、下肢肌等。

1. 躯干肌

躯干肌可分为背肌、胸肌、膈肌、腹肌和会阴肌，下面主要介绍前四种。

（1）背肌

背肌位于背部，分为背浅肌和背深肌两群，如图 2-39 和图 2-40 所示。背肌包括颈椎后方项部的肌肉。

1）背浅肌。背浅肌分为两层，均起自脊柱的不同部位，止于上肢带骨或肱骨。浅层有斜方肌和背阔肌，其深面有肩胛提肌和菱形肌。

斜方肌位于项部和背上部的浅层，为三角形的扁肌，左右两侧合在一起呈斜方形。斜方肌起自枕外隆凸、项韧带及全部胸椎棘突，上部肌束斜向外下方，中部肌束平行向外侧，下部肌束斜向外上方，止于锁骨外侧 1/3、肩峰和肩胛冈。作用为拉肩胛骨向脊柱靠拢，上部肌束可上提肩胛骨，下部肌束使肩胛骨下降。如果肩胛骨固定，一侧肌收缩使颈向同侧屈、脸转向对侧，两侧同时收缩可使头后仰。

背阔肌为全身最大的扁肌，位于背下部及胸的后外侧，以腱膜起自下 6 个胸椎棘突、全部腰椎棘突、骶正中嵴及髂嵴后部等，肌纤维向外上方集中，穿腋窝，止于肱骨小结节嵴。收缩时，使肩关节后伸、内收及旋内；当上肢上举固定时，可引体向上。

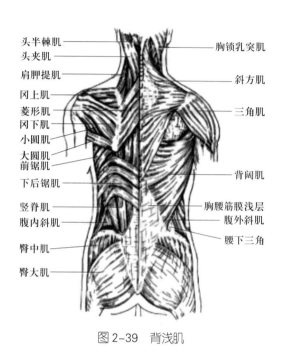

图 2-39　背浅肌

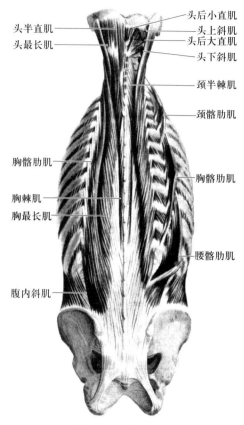

图 2-40　背深肌

　　肩胛提肌起自上 4 个颈椎横突，止于肩胛骨上角和内侧缘的上部。收缩时上提肩胛骨；如肩胛骨固定，可使颈向同侧屈。

　　菱形肌为菱形的扁肌，位于斜方肌的深面，起自下 2 个颈椎和上 4 个胸椎的棘突，肌纤维行向外下，止于肩胛骨内侧缘。收缩时牵引肩胛骨向内上并向脊柱靠拢。

　　2）背深肌。背深肌在脊柱两侧排列，分为长肌和短肌。长肌位置较浅，主要有竖脊肌和夹肌，短肌位于深部。

　　竖脊肌，又称骶棘肌，位于脊柱棘突两侧、斜方肌和背阔肌深面，起自骶骨背面、髂嵴后部和腰椎棘突，肌纤维向外上分为 3 组，沿途分别止于椎骨、肋骨及颞骨乳突等。一侧收缩使脊柱向同侧屈，两侧同时收缩使脊柱后伸和仰头。

　　夹肌位于斜方肌深面。起自项韧带下半、下位颈椎棘突、上位胸椎棘突及棘上韧带，向外上止于上位 2 ~ 3 颈椎横突、颞骨乳突和枕骨下缘。一侧收缩使头向同侧旋转，两侧同时收缩使头后仰。

　　胸腰筋膜为背部深筋膜，在腰部显著增厚，包裹在竖脊肌和腰方肌周围。胸腰筋膜分为浅、中、深三层：浅层位于竖脊肌后面，向内附着于棘突；中层位于竖脊肌和腰方肌之间；深层位于腰方肌前面。胸腰筋膜三层在外侧愈合，成为腹内斜肌、腹横肌的起点。

（2）胸肌

胸肌分为胸上肢肌和胸固有肌两群，如图 2-41 所示。胸上肢肌为扁肌，位于胸壁的前面及侧面浅层，起自胸廓，止于上肢带骨或肱骨；胸固有肌参与构成胸壁。

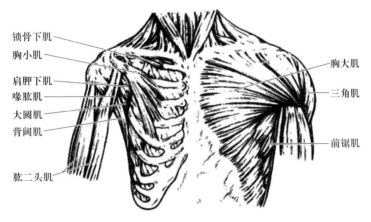

图 2-41　胸肌

1）胸上肢肌。胸上肢肌主要包括胸大肌、胸小肌和前锯肌。胸大肌位于胸廓前上部的浅层，为扇形扁肌，可分为锁骨部、胸肋部和腹部。起自锁骨内侧 2/3 段、胸骨前面和第 1～6 肋软骨前面等，各部肌束聚合向外侧，以扁腱止于肱骨大结节嵴。收缩时，使肩关节内收和旋内，锁骨部肌束还可使肩关节前屈；当上肢固定时，可牵引躯体向上，与背阔肌一起完成引体向上的动作，也可提肋助吸气。

胸小肌位于胸大肌深面，呈三角形。起自第 3～5 肋骨，肌束向上外方，止于肩胛骨的喙突。其作用是拉肩胛骨向前下方；当肩胛骨固定时，可提肋助吸气。

前锯肌位于胸廓侧壁，为宽大的扁肌。以肌齿起自上 8 或 9 个肋骨外面，肌束向后绕胸廓侧面，经肩胛下肌前方，止于肩胛骨内侧缘和下角。收缩时，拉肩胛骨向前并紧贴胸廓，下部肌束使肩胛骨下角旋外，助外展的臂举高；当肩胛骨固定时，可上提肋骨助深吸气。

2）胸固有肌。胸固有肌在肋间隙内，主要有肋间外肌和肋间内肌。

肋间外肌位于各肋间隙的浅层，起自肋骨下缘，肌束斜向前下，止于下一肋骨的上缘。肋间外肌可提肋助吸气。

肋间内肌位于肋间外肌的深面，起自肋骨的上缘，止于上一肋骨的下缘，肌束方向与肋间外肌相反。肋间内肌可降肋助呼气。

（3）膈肌

膈肌位于胸腹腔之间，为向上膨隆呈穹隆形的扁薄阔肌，构成胸腔的底和腹腔的顶。膈肌上有三个裂孔：主动脉裂孔有主动脉和胸导管通过；食管裂孔有食管和迷走神经通过；腔静脉孔有下腔静脉通过。

膈肌为主要的呼吸肌。收缩时，膈肌穹隆下降，胸腔容积扩大，以助吸气；松弛时，膈肌穹隆上升恢复原位，胸腔容积减小，以助呼气。膈肌与腹肌同时收缩，则能增加腹压，协助排便、呕吐、咳嗽、喷嚏及分娩等活动。

（4）腹肌

腹肌位于胸廓与骨盆之间，参与腹壁的组成，可分为前外侧群肌和后群肌两部分。

1）前外侧群肌：前外侧群肌构成腹腔的前外侧壁，包括腹外斜肌、腹内斜肌、腹横肌和腹直肌，如图 2-42 所示。

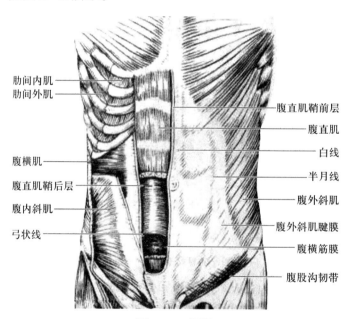

图 2-42　腹肌

腹外斜肌位于腹前外侧部浅层，为宽阔扁肌。以 8 个肌齿起自下 8 位肋骨的外面，肌纤维斜向前下，后部肌束向下止于髂嵴前部，大部分肌束在腹直肌外缘移行为腱膜，参与构成腹直肌鞘前层，止于腹白线。

腹内斜肌位于腹外斜肌深面，起自胸腰筋膜、髂嵴和腹股沟韧带外侧 1/2。肌纤维方向与腹外斜肌相反，大部分肌纤维由后外下向前内上斜行，在腹直肌外缘移行为腱膜，分前后两层包裹腹直肌，参与腹直肌鞘前后两层的构成，止于腹白线。

腹横肌位于腹内斜肌深面，为腹壁最深层的扁肌。起自下 6 对肋软骨的内面、胸腰筋膜、髂嵴和腹股沟韧带外侧 1/3，肌束横行向前内侧移行为腱膜，参与构成腹直肌鞘后层或前层，止于腹白线。

腹直肌位于腹前壁正中线两侧，居腹直肌鞘中，上宽下窄，起自耻骨联合和耻骨结节之间，肌束向上止于胸骨剑突和第 5 ～ 7 肋软骨的前面。

腹前外侧群肌的作用是保护腹腔脏器，维持腹内压。

2）后群肌：主要包括腰大肌和腰方肌。

腰大肌起自腰椎体侧面和横突，向下止于股骨小转子。下肢固定时，可使躯干和骨盆前倾。

腰方肌呈长方形，位于腹后壁、腰大肌外侧，起自髂嵴后份，向上止于第 12 肋和第 1 ～ 4 腰椎横突。作用是下降第 12 肋并使脊柱侧屈。

2. 头颈肌

头颈肌包括头肌和颈肌，如图 2-43 所示。

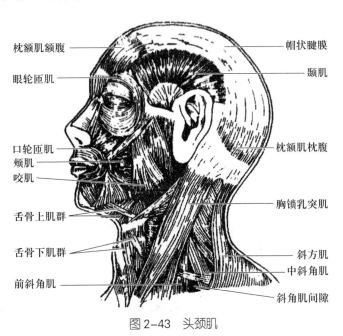

图 2-43　头颈肌

（1）头肌

头肌可分为面肌和咀嚼肌两部分。

1）面肌为扁薄的皮肌，位置浅表，大多起自颅骨的不同部位，止于面部皮肤，主要分布于口、眼、鼻等孔裂周围，可开大或闭合裂孔，同时牵动面部皮肤，呈现喜怒哀乐等各种表情，故面肌又称表情肌。

面肌包括颅顶枕额肌、眼轮匝肌、口轮匝肌、提上唇肌、提口角肌、颧肌、降口角肌、降下唇肌、颊肌、鼻肌等。

2）咀嚼肌与咀嚼动作有关，包括咬肌、颞肌、翼内肌和翼外肌，配布于颞下颌关节周围，参与咀嚼运动。

咬肌呈长方形，起自颧弓，向下止于咬肌粗隆，可上提下颌骨。

颞肌起自颞窝，肌束呈扇形向下会聚，经颧弓内侧，止于下颌骨冠突，可上提下颌骨。

（2）颈肌

颈浅肌包括颈阔肌和胸锁乳突肌，颈深肌群包括两侧的斜角肌和中间的深层屈肌。

颈阔肌是位于颈部浅筋膜内的皮肌，薄而宽阔，起自胸大肌和三角肌表面的筋膜，向上内止于口角、下颌骨下缘及面下部皮肤。收缩时拉口角及下颌向下，并使颈部皮肤出现皱褶。

胸锁乳突肌位于颈部两侧，大部分为颈阔肌所覆盖，起自胸骨柄前面和锁骨的胸骨端，二头会合斜向后上方，止于颞骨的乳突。一侧收缩使头向同侧倾斜，脸转向对侧，两侧同时收缩可使头后仰。

颈深肌外侧群，位于脊柱颈段的两侧，有前斜角肌、中斜角肌和后斜角肌。各肌均起自颈椎横突，前、中斜角肌向下止于第1肋，后斜角肌止于第2肋。前、中斜角肌与第1肋之间的三角形间隙称为斜角肌间隙，有锁骨下动脉和臂丛神经通过。当胸廓固定时，一侧斜角肌收缩使颈向同侧屈，两侧同时收缩使颈前屈；当颈部固定时，双侧肌收缩可上提第1、2肋助吸气。

颈深肌内侧群位于脊柱颈段前面及正中线的两侧，每侧有头长肌、颈长肌等。一侧头长肌和颈长肌收缩使颈向同侧屈，两侧同时收缩使颈前屈。

3. 上肢肌

上肢肌分为上肢带肌、肩肌、臂肌、前臂肌和手肌，上肢肌肉浅层如图2-44所示。

上肢带肌是使上肢带骨（肩胛骨、锁骨）运动的肌肉，如斜方肌、肩胛提肌、菱形肌、胸小肌，已在背肌、胸肌中论述。

（1）肩肌

肩肌配布于肩关节周围，均起自上肢带骨，止于肱骨，能运动肩关节并能增强关节的稳固性。

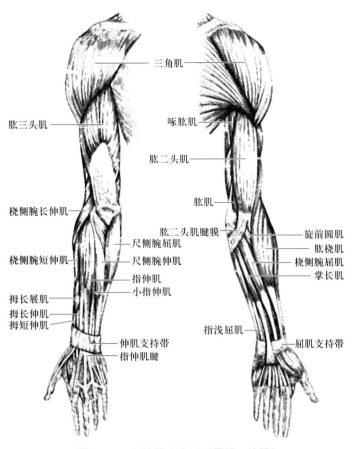

图 2-44　上肢肌肉浅层（屈肌、伸肌）

三角肌位于肩部，呈三角形。其起点为锁骨外侧 1/3、肩峰和肩胛冈，肌束逐渐向外下方集中，止于肱骨体外侧的三角肌粗隆。主要作用是使肩关节外展，前部肌束可以使肩关节前屈和旋内，后部肌束能使肩关节后伸和旋外。

冈上肌位于斜方肌深面，起自肩胛骨冈上窝，肌束向外，经肩峰下方，跨过肩关节上方并与肩关节囊融合，止于肱骨大结节上部，作用是使肩关节外展。

冈下肌位于肩胛骨冈下窝内，起自冈下窝，肌束向外侧移行为肌腱，经肩关节囊的后面，止于肱骨大结节中部，收缩时使肩关节旋外。

小圆肌位于冈下肌下方，起自肩胛骨外侧缘背面上 2/3，肌束向上外方移行为扁腱，经肩关节囊的后面，止于肱骨大结节下部，收缩时使肩关节旋外。

大圆肌位于小圆肌下方，起自肩胛骨下角背面，肌束向上外方集中，经臂的内侧、肱三头肌长头前面，止于肱骨小结节嵴，收缩时使肩关节后伸、内收和旋内。

肩胛下肌位于肩胛骨前面，呈三角形，起自肩胛下窝，肌束向上外方移行为扁腱，经肩关节囊前面，止于肱骨小结节，收缩时使肩关节内收和旋内。

（2）臂肌

臂肌覆盖肱骨，分为前后两群，前群为屈肌，后群为伸肌。

1）臂肌前群：位于肱骨前方，有浅层的肱二头肌、上方深层的喙肱肌和下方深层的肱肌。

肱二头肌位于臂前面的浅层，呈梭形。其近侧端有长、短两个头，长头以长腱起自肩胛骨盂上结节，穿肩关节囊，经肱骨结节间沟下降；短头位于长头内侧，起自肩胛骨喙突。两头在臂下部合并成一个肌腹，向下移行为肌腱，止于桡骨粗隆。此肌收缩时，可以屈肘关节。当前臂在旋前位时能使其旋后，还可协助屈肩关节。

喙肱肌位于臂上1/2的前内侧，肱二头肌短头后内方，与肱二头肌短头共同以扁腱起自肩胛骨喙突，止于肱骨中部的内侧，作用是使肩关节前屈和内收。

肱肌位于肱二头肌下半部深面，起自肱骨体下半的前面，止于尺骨粗隆，作用是屈肘关节。

2）臂肌后群：位于肱骨后方。肱三头肌近侧端有长头、外侧头和内侧头三个头：长头以扁腱起自肩胛骨盂下结节，向下行经大、小圆肌之间，肌束于外侧头内侧、内侧头浅面下降；外侧头与内侧头分别起自肱骨后面桡神经沟外上方和内下方的骨面。三个头向下会合，以一坚韧的肌腱止于尺骨鹰嘴，作用是伸肘关节，长头还可使肩关节后伸和内收。

（3）前臂肌

前臂肌位于桡、尺骨的周围，大多数是长肌，近侧为肌腹，远侧为细长的腱，分为前（屈肌）、后（伸肌）两群，主要运动肘关节、腕关节和手关节。

前群共9块肌，分四层排列。第一层（浅层）有5块肌，自桡侧向尺侧依次为：肱桡肌、旋前圆肌、桡侧腕屈肌、掌长肌、尺侧腕屈肌。第二层只有1块肌，即指浅屈肌。第三层有2块肌，包括拇长屈肌、指深屈肌。第四层只有1块肌，即旋前方肌。

后群共10块肌，分浅、深两层排列：浅层有5块肌，以一个共同的腱即伸肌总腱起自肱骨外上髁以及邻近的深筋膜，自桡侧向尺侧依次为：桡侧腕长伸肌、桡侧腕短伸肌、指伸肌、小指伸肌、尺侧腕伸肌。深层有5块肌肉，从上外向下内依次为：旋后肌、拇长展肌、拇短伸肌、拇长伸肌、示指伸肌。

（4）手肌

手肌位于手的掌侧，是一些短小的肌，其作用为运动手指。手肌分为外侧、中间和内侧三群。外侧群为拇短展肌、拇短屈肌、拇对掌肌、拇收肌，分浅、深两层排列。

内侧群为小指展肌、小指短屈肌、小指对掌肌。中间群位于掌心，包括蚓状肌和骨间肌。

4. 下肢肌

下肢肌分为髋肌、大腿肌、小腿肌和足肌。由于下肢功能主要是维持直立姿势、支持体重和行走，故下肢肌比上肢肌粗壮。连结腰椎与骨盆、股骨的肌肉可以称为下肢带肌或盆带肌，如腰方肌、竖脊肌等。

（1）髋肌

髋肌主要起自骨盆的内面和外面，跨过髋关节，止于股骨上部，主要运动髋关节。按其所在的部位和作用，可分为前、后两群，如图 2-45 所示。

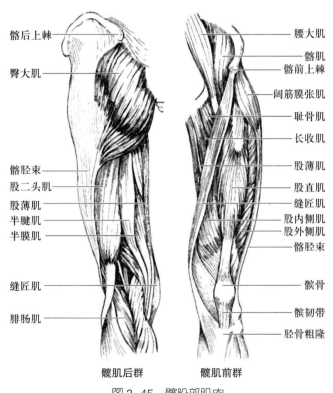

图 2-45　髋股部肌肉

1）髋肌前群：有髂腰肌和阔筋膜张肌。

髂腰肌由腰大肌和髂肌组成。腰大肌位于脊柱腰部两侧，起自腰椎体侧面和横突；髂肌位于腰大肌外侧，呈扇形，起自髂窝。两肌向下会合，经腹股沟韧带深面，止于股骨小转子。此肌收缩时，使髋关节前屈和旋外；下肢固定时，可使躯干前屈，如仰卧起坐。

阔筋膜张肌位于大腿上部前外侧，起自髂前上棘，肌腹在阔筋膜两层之间，向下移行于髂胫束，止于胫骨外侧髁，作用是紧张阔筋膜和屈髋关节。

髂胫束是阔筋膜在大腿外侧部增厚形成的一纵行带状腱膜，上方起自髂嵴外唇，下方止于胫骨外侧髁。此束前部纤维为阔筋膜张肌的腱膜，后部纤维为臀大肌肌腱的延续部分。臀中肌前部的部分腱性筋膜也加入了髂胫束。

2）髋肌后群：主要位于臀部，故又称臀肌。

臀大肌位于臀部肌的浅层，大而肥厚，起自髂骨翼外面和骶骨背面，肌束斜向下外，止于髂胫束和股骨的臀肌粗隆。此肌收缩时，使髋关节伸和旋外；下肢固定时能伸直躯干，防止躯干前倾。

臀中肌前上部位于皮下，后下部位于臀大肌的深面。臀小肌位于臀中肌的深面。臀中肌和臀小肌皆起自髂骨翼外面，肌束向下集中形成短腱，止于股骨大转子。二肌的作用是使髋关节外展，前部肌束可使髋关节旋内，后部肌束使髋关节旋外。

梨状肌位于臀中肌的下方，起自盆内骶骨前面、骶前孔的外侧，肌束向外出坐骨大孔达臀部，止于股骨大转子尖端。此肌收缩时，使髋关节外展和旋外。

（2）大腿肌

大腿肌位于股骨周围，可分为前群、后群和内侧群。

1）前群：有缝匠肌和股四头肌。

缝匠肌位于大腿前面及内侧面浅层，起自髂前上棘，经大腿前面斜向下内，止于胫骨上端的内侧面。此肌的作用是屈髋关节和膝关节，并使已屈的膝关节旋内。

股四头肌位于大腿前面，有四个头，即股直肌、股内侧肌、股外侧肌和股中间肌。股直肌起自髂前下棘；股内侧肌和股外侧肌分别起自股骨粗线内、外侧唇；股中间肌位于股直肌深面和股内、外侧肌之间，起自股骨体前面。四个头向下构成髌腱，包绕髌骨的前面和两侧，向下续为髌韧带，止于胫骨粗隆。此肌的作用是屈髋关节和伸膝关节。

2）后群：有股二头肌、半腱肌、半膜肌，均起自坐骨结节，向下跨过髋关节和膝关节的后面，合称腘绳肌。

股二头肌位于股后部外侧，有长、短两个头，长头起自坐骨结节，短头起自股骨粗线，两头会合后，以长腱止于腓骨头。

半腱肌位于股后部的内侧，止于胫骨上端内侧。

半膜肌位于半腱肌深面，下端止于胫骨内侧髁的后面。

后群肌作用是屈膝关节和伸髋关节，屈膝时股二头肌可以使膝关节旋外，而半腱肌和半膜肌使膝关节旋内。

3）内侧群：位于大腿内侧，其主要作用是内收髋关节，故又称内收肌群。

内侧群有 5 块肌肉。在浅层，自外侧向内侧依次为耻骨肌、长收肌和股薄肌；中层有位于长收肌深面的短收肌；深层有大收肌。上述肌均起自闭孔周围骨面（耻骨支、坐骨支）和坐骨结节的前面，除股薄肌止于胫骨上端的内侧面外，其他各肌都止于股骨粗线，故可使髋关节内收。大收肌还有一腱止于股骨内上髁上方的大收肌结节，此腱与股骨骨面之间构成大收肌腱裂孔，其间有股血管通过。

（3）小腿肌

小腿肌位于胫腓骨周围，分为前群、后群和外侧群，如图 2-46 和图 2-47 所示。

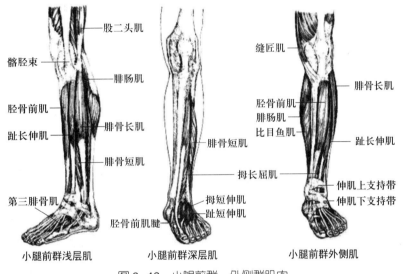

小腿前群浅层肌   小腿前群深层肌   小腿前群外侧肌

图 2-46　小腿前群、外侧群肌肉

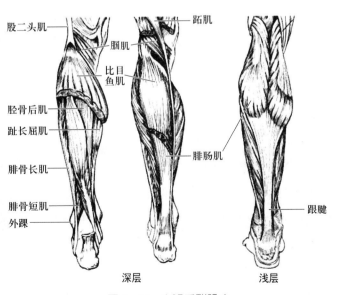

深层   浅层

图 2-47　小腿后群肌肉

1）前群。前群位于小腿前面，自胫侧向腓侧依次为胫骨前肌、趾长伸肌、拇长伸肌，共同作用是伸踝关节。

胫骨前肌起自胫骨外侧面，肌腱向下穿伸肌上下支持带的深面，止于内侧楔骨内侧面和第 1 跖骨底，可伸踝关节（背屈）、使足内翻。

趾长伸肌位于胫骨前肌外侧，起自腓骨前面、胫骨上端和小腿骨间膜，向下经伸肌上下支持带深面，至足背分为四个腱分至第 2 ~ 5 趾，止于中节、末节趾骨底，可伸踝关节（背屈）、伸趾。

拇长伸肌起自腓骨内侧面下 2/3 和小腿骨间膜，止于拇趾远节趾骨底背面，可伸踝关节、伸拇趾。

2）外侧群。外侧群位于腓骨外侧，有腓骨长肌和腓骨短肌，作用是屈踝关节（跖屈）和使足外翻。

腓骨长肌起自腓骨外侧面上 2/3，止于内侧楔骨和第 1 跖骨底。

腓骨短肌起自腓骨外侧面下 1/3，经外踝后方转向前，止于第 5 跖骨粗隆，被腓骨长肌所覆盖。

两肌可使足外翻、足跖屈，还对维持足横弓、调节足内外翻有重要作用。

3）后群。后群位于小腿后面，分浅、深两层。

浅层为小腿三头肌，由腓肠肌和比目鱼肌组成。腓肠肌起自股骨内上髁、外上髁的后面，两头会合后约在小腿中点移行为腱性结构；比目鱼肌起自腓骨后面的上部和胫骨的比目鱼肌线，肌束向下移行为肌腱，两肌腱合成粗大的跟腱止于跟骨。小腿三头肌收缩时，可屈踝关节和膝关节；站立时可固定关节，防止身体前倾。

深层肌位于小腿三头肌深面，从胫侧向腓侧依次为趾长屈肌、拇长屈肌、胫骨后肌。

趾长屈肌位于胫骨后面胫侧，其长腱经内踝后方屈肌支持带深面至足底，分为 4 条肌腱，止于第 2 ~ 5 趾的远节趾骨底跖面，可屈踝关节、屈第 2 ~ 5 趾，还可使足内翻。

拇长屈肌起自腓骨后面，长腱也经内踝后屈肌支持带深面至足底，止于拇趾远节趾骨底跖面，可屈踝关节、内翻踝关节、屈拇趾。

胫骨后肌位于趾长屈肌和拇长屈肌之间，起自胫骨、腓骨和小腿骨间膜的后面，长腱同样经内踝后屈肌支持带深面至足底内侧，止于舟骨粗隆和内侧、中间、外侧楔骨，可屈踝关节、使足内翻。

（4）足肌

足肌可分为足背肌和足底肌。

1）足背肌较弱小，为伸拇趾的拇短伸肌和伸第 2～4 趾的趾短伸肌。

2）足底肌分为内侧群、外侧群和中间群，但无与拇指和小指相当的对掌肌。

内侧群有拇展肌、拇短屈肌和拇收肌。

外侧群有小趾展肌、小趾短屈肌。

中间群有趾短屈肌、足底方肌、蚓状肌、骨间足底肌和骨间背侧肌。

五、主要体表标志

在体表可以观察或触摸到的骨性突起和凹陷、肌的轮廓以及皮肤皱纹等，均称体表标志。应用这些体表标志，可以确定体内血管和神经的走行，内部器官的位置、形状和大小，也可作为保健调理部位的定位标志，故有实用意义。

1. 躯干部的体表标志

（1）项背腰骶部的体表标志

背纵沟：为背部正中纵行的浅沟，在沟底可触及各椎骨的棘突。向前低头时，平肩处可摸到显著突起的第 7 颈椎棘突。脊柱下端可摸到尾骨尖和骶角。

竖脊肌：在背纵沟的两侧，呈纵行隆起。

肩胛骨：位于皮下，可以摸到肩胛冈、肩峰和肩胛骨上角、下角。肩胛冈内侧端平第 3 胸椎棘突，上角平对第 2 肋，下角平对第 7 肋或第 7 肋间隙。

髂嵴：位于皮下，其最高点约平对第 4 腰椎棘突。

髂后上棘：为髂嵴的后端，皮下脂肪较少者为一骨性突起，皮下脂肪较多者则为一皮肤凹陷。此棘平对第 2 骶椎棘突。

斜方肌：自项部正中线及胸椎棘突向肩峰伸展，呈三角形的轮廓，运动时可辨认其轮廓。

背阔肌：为覆盖腰部及胸后外侧的阔肌，运动时可辨认其轮廓。

（2）胸腹部的体表标志

锁骨：全长均可摸到，锁骨的内侧端膨大，其内侧 2/3 凸向前，外侧 1/3 凸向后。

喙突：在锁骨中、外 1/3 交界处的下方一横指处，向后深按即可触及。

胸骨角：胸骨柄与胸骨体相接处突向前方的横行隆起，两侧连第 2 肋软骨，可依次计数肋和肋间隙。

剑突：在胸骨体的下方，两肋弓的夹角处，三角形凹陷处所触摸到的骨性突起。

肋弓：由剑突向外下方可摸到。

胸大肌：为胸前壁上部的肌性隆起。

腹直肌：位于腹前壁正中线两侧，被 3 ~ 4 条横行的腱划分成多个肌腹，肌收缩时在脐以上更明显。该肌外侧缘呈半月形的弧线，自第 9 肋软骨开始，下延至耻骨，称为半月线。

髂前上棘：髂嵴的前端。

髂结节：在髂前上棘后上方 5 ~ 7 cm 处，为髂嵴向外突出的隆起。

腹股沟：为腹部与大腿前部交界处的皮肤浅沟。

耻骨联合上缘：在两侧腹股沟内侧端之间可摸到的骨性横嵴，其下有外生殖器。

耻骨结节：为耻骨联合外上方的骨性隆起。

腹外斜肌：在腹前外侧，以肌齿起于下位数肋，其轮廓较为清楚。

（3）头颈部的体表标志。

1）头颈部的骨性和肌性标志

枕外隆凸：为头后正中线处的骨性隆起。

乳突：为耳廓后方的骨性突起。

颧弓：为外耳门前方的横行骨性弓。

眶上缘和眶下缘：为眶口上、下的骨性边界。

眶上切迹：位于眶上缘内、中 1/3 交界处。

眉弓：为眶上缘上方的横行隆起。

下颌头：位于耳屏前方约一横指处，颧弓下方，张口、闭口运动时可移动。

下颌角：为下颌体下缘的后端。

咬肌：咬紧牙关时，在下颌角前上方的肌性隆起。

颞肌：咬紧牙关时，在颧弓上方颞窝内的肌性隆起。

胸锁乳突肌：头转向一侧时，在颈部对侧可明显看到自后上斜向前下的长条状肌性隆起。

2）头颈部的皮肤标志

人中：为上唇外面中线上的一纵行浅沟。

鼻唇沟：为颊和上唇分界处的斜行浅沟。

2. 上肢的体表标志

（1）上肢的骨性及肌性标志

肱骨大结节：在肩峰的下方，为三角肌所覆盖。

肱骨小结节：在肩胛骨喙突的稍外方。

肱骨内、外上髁：在肘关节两侧的稍上方，内上髁突出较明显。

尺骨鹰嘴：肘后方的骨性突起，即肘尖。

桡骨头：在肱骨外上髁下方，伸肘时在肘后方容易摸到。

桡骨茎突：位于腕桡侧，为桡骨下端外侧份的骨性隆起。

尺骨茎突：位于腕尺侧，在尺骨头后内侧，前臂旋前时，可在尺骨头下方摸到。正常情况下，尺骨茎突比桡骨茎突高。

豌豆骨：位于腕前面尺侧的皮下。

三角肌：从前、后、外侧三个方向包绕肱骨的上端，形成肩部圆隆状的外形。

肱二头肌：在上臂前面，其内、外侧各有一纵行的浅沟，内侧沟较明显，肱二头肌肌腱可在肘窝处摸到。

腕掌侧的肌腱：握拳屈腕时，在腕掌侧可见到 3 条肌腱，位于中间者为掌长肌腱，位于桡侧者为桡侧腕屈肌腱，位于尺侧者为尺侧腕屈肌腱。

腕背侧的肌腱：拇指伸直、外展时，在腕背桡侧可看到 3 条肌腱，自桡侧向尺侧依次为拇长展肌腱、拇短伸肌腱和拇长伸肌腱。在拇长伸肌腱的尺侧为指伸肌腱。手背尺侧可见小指伸肌。

鼻烟窝：拇指伸直、外展时，拇短伸肌腱和拇长伸肌腱之间的三角形凹陷。

（2）上肢的皮肤标志

腋前襞和腋后襞：上肢下垂时，在腋窝前、后面见到的皮肤皱襞。

肘窝横纹：屈肘时，出现于肘窝处的横纹。

腕掌侧横纹：屈腕时，在腕掌侧出现 2～3 条横行的皮肤皱纹，分别称近侧横纹、中间横纹和远侧横纹。

3. 下肢的体表标志

（1）下肢的骨性和肌性标志

坐骨结节：为坐骨最低点，取坐位时与凳子相接触，在皮下易摸到。

股骨大转子：为股骨颈与体交界处向上外侧的方形隆起，构成髋部最外侧的骨性边界。在股外侧于髂结节下方约 10 cm 处可触及。

股骨内、外侧髁：为股骨远侧端向两侧的膨大，内、外侧髁侧面最突出部位为股骨内、外上髁。

胫骨内、外侧髁：为胫骨近侧端向两侧的膨大，屈膝时，可在髌韧带两侧触及。

髌骨：在膝关节前面的皮下。

髌韧带：为髌骨下方，连于髌骨与胫骨粗隆之间的纵行粗索。

胫骨粗隆：为胫骨内、外侧髁之间前下方的骨性隆起，向下续于胫骨前缘。

胫骨内侧面：位于皮下，向下可延至内踝。

腓骨头：位于胫骨外侧髁的后外方，位置稍高于胫骨粗隆。

外踝：为腓骨下端一窄长的隆起，比内踝低。

内踝：为胫骨下端内侧面的隆凸。

臀大肌：形成臀部圆隆的外形。

股四头肌：形成大腿前面的肌性隆起，肌腱经膝关节前面包绕髌骨的前面和两侧缘，向下延伸为髌韧带，止于胫骨粗隆。

半腱肌腱和半膜肌腱：附于胫骨上端的内侧，构成腘窝的上内侧界。

股二头肌：为一粗索，附着于腓骨头，构成腘窝的上外侧界。

腓肠肌：腓肠肌腹形成小腿后面的肌性隆起，俗称"小腿肚"。其内、外侧两个头构成腘窝的下内侧界、下外侧界。

踝关节前的肌腱：用力使足背屈、伸足趾时，在踝关节前面可见到3条肌腱，自内侧向外侧依次为胫骨前肌腱、拇长伸肌腱和趾长伸肌腱。

跟腱：踝关节后方的粗索，向下连于跟骨结节。

（2）下肢的皮肤标志

臀股沟：又称臀沟，介于臀部与大腿后面之间的横行沟。

腘窝横纹：在腘窝呈横行的皱纹。

4. 常用胸背部标志线

内脏大部分器官在胸、腹、盆腔内占据相对固定的位置，为了描述胸、腹腔内各器官的位置及其体表投影，通常在胸、腹部体表确定一些标志线和划分一些区域。

（1）常用胸背部标志线（见图2-48）

前正中线：经胸骨正中所做的垂直线。

胸骨线：沿胸骨最宽处的外侧缘所做的垂直线。

锁骨中线：经锁骨中点向下所做的垂直线。

胸骨旁线：经胸骨线与锁骨中线之间连线的中点所做的垂直线。

腋前线：经腋前襞与胸壁相交处向下所做的垂直线。

腋后线：经腋后襞与胸壁相交处向下所做的垂直线。

腋中线：沿腋前线、腋后线之间连线的中点所做的垂直线。

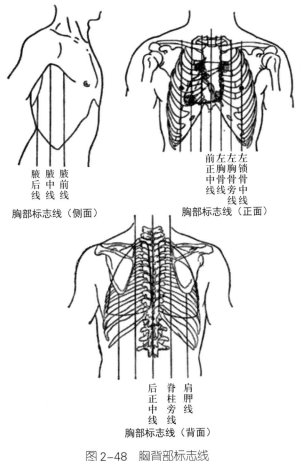

胸部标志线（侧面）

腋后线　腋中线　腋前线

胸部标志线（正面）

前正中线　左胸骨线　左胸骨旁线　左锁骨中线

胸部标志线（背面）

后正中线　脊柱旁线　肩胛线

图 2-48　胸背部标志线

肩胛线：两臂下垂时，经肩胛下角所做的垂直线。

后正中线：沿身体后面正中线即沿各椎骨棘突所做的垂直线。

（2）腹部分区

为了描述腹腔脏器的位置，需要对腹部进行分区。常用的腹部分区方法有四分法和九分法。

四分法是通过脐做一水平线和一垂直线，将腹部分为左上腹、右上腹、左下腹和右下腹四个区。

九分法是用两条水平线、两条垂直线将腹部划分为 9 个区域，如图 2-49 所示。上水平线即经过两侧肋弓下缘（第 10 肋）的连线，下水平线是经过两侧髂嵴最高点的连线，两垂直线分别是经过左、右腹股沟韧带中点的垂直线或两侧腹直肌的外侧缘。九个腹部分区分别称为：上部的腹上区和左、右季肋区；中部的脐区和左、右腹外侧区；下部的腹下区和左、右髂区（腹股沟区）。

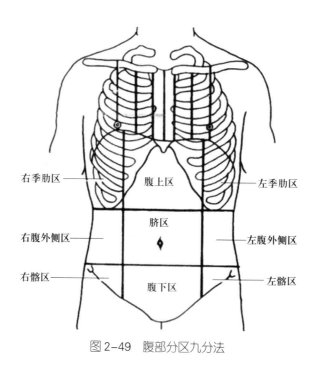

右季肋区　　腹上区　　左季肋区

右腹外侧区　　脐区　　左腹外侧区

右髂区　　腹下区　　左髂区

图 2-49　腹部分区九分法

学习单元 2　消化系统基础知识

消化系统是保健调理的主要对象之一。消化系统器官主要位于腹腔，保健调理师要熟悉消化系统器官的功能及体表投影，以有助于对消化系统功能的诊察。刮痧、拔罐、艾灸、砭术等保健调理技术可直接施术于腹壁，也可施术于骶腰背部或四肢，通过影响神经 - 内分泌 - 免疫调节网络而影响内脏。

一、消化系统的组成与功能

消化系统由消化管和消化腺组成，如图 2-50 所示。

消化管是指从口腔到肛门的管道。根据位置、形态、结构特点和功能差异，消化管分为口腔、咽、食管、胃、小肠（十二指肠、空肠和回肠）和大肠（盲肠、阑尾、结肠、直肠和肛管）。通常将口腔到十二指肠一段，称为上消化道；将空肠到肛门一段，称为下消化道。

消化腺包括口腔腺、肝、胰和消化管壁内的腺体，分泌的消化液可对食物进行化学性消化。按体积大小和位置不同，消化腺可分为大消化腺和小消化腺。大消化腺位

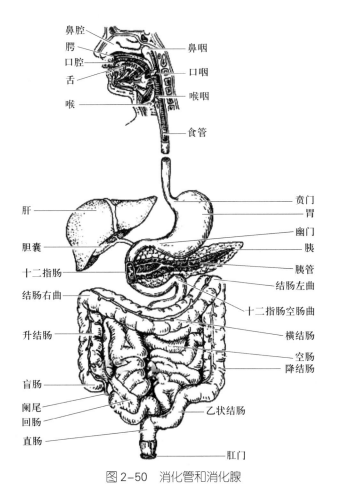

鼻腔
腭
口腔
舌
喉

鼻咽
口咽
喉咽
食管

肝
胆囊
十二指肠
结肠右曲
升结肠
盲肠
阑尾
回肠
直肠

贲门
胃
幽门
胰
胰管
结肠左曲
十二指肠空肠曲
横结肠
空肠
降结肠
乙状结肠
肛门

图 2-50 消化管和消化腺

于消化管壁外，是独立的器官，如大唾液腺、肝、胰等，所分泌的消化液经导管流入消化管腔内。小消化腺散在分布于消化管壁内，位于消化管的黏膜层或黏膜下层，如胃腺、肠腺，将分泌物直接排入消化管内。

消化系统的基本功能是摄取食物，进行物理性和化学性消化，吸收其中的营养物质，作为机体新陈代谢和生长发育的原料，并将剩余的糟粕排出体外。

二、消化管

1. 口腔

口腔是消化管的起始部，其前壁为上、下唇，侧壁为颊，上壁为腭，下壁为口腔底。口腔内的主要器官是牙和舌。牙可对食物进行机械加工。舌以骨骼肌为基础，表面覆以黏膜，有协助咀嚼、吞咽食物、辅助发音和感受味觉等功能。

舌上面和两侧的黏膜上有许多小突起，称为舌乳头。按其形状可分为丝状乳头、菌状乳头、轮廓乳头等。丝状乳头数量最多，体积最小，细而长，呈白色丝绒状，遍布舌体表面，具有一般感觉功能。通常丝状乳头浅层的上皮细胞角化、脱落，并与食物残渣、黏液等成分混合，均匀分布于舌尖和舌背，形成淡薄白色的舌苔。菌状乳头数量少，散在于丝状乳头之间，顶端稍膨大而钝圆，肉眼看呈红色点状。多见于舌尖和舌体侧缘，内含味蕾，可感受酸、苦、甘、辛、咸等味觉。轮廓乳头体积最大，有7～11个，排列在舌体与舌根之间界沟的前方，主司味觉。

在口腔周围有 3 对大唾液腺，即腮腺、下颌下腺和舌下腺，有湿润口腔、清洁口腔、调和食物及消化淀粉的作用。

2. 咽

咽是消化管上端扩大的部分，是消化管与呼吸道的共同通道。咽位于第 1～6 颈椎前方，上端起于颅底，下端约在第 6 颈椎下缘或环状软骨的高度移行于食管。故咽上部与鼻腔相通，中部与口腔相通，下部与喉腔相通，分为鼻咽、口咽和喉咽。

3. 食管

食管是一前后扁平的肌性管状器官，是消化管各部中最狭窄的部分。食管上端在第 6 颈椎体下缘平面与咽相接，下端约在第 11 胸椎体高度与胃的贲门连接。

4. 胃

胃是消化管各部中最膨大的部分，上连食管，下续十二指肠，具有受纳食物，分泌胃液和进行初步消化的功能。胃的位置常因体型、体位和充盈程度不同而有较大变化。通常，胃在中等程度充盈时，大部分位于左季肋区，小部分位于腹上区。胃前壁右侧部与肝左叶和方叶相邻，左侧部与膈相邻，被左肋弓掩盖。在剑突的下方，部分胃前壁直接与腹前壁相贴，是进行胃触诊的部位。胃的贲门和幽门的位置比较固定，贲门位于第 11 胸椎体左侧，幽门约在第 1 腰椎体右侧。胃大弯的位置较低，其最低点一般在脐平面。胃高度充盈时，大弯下缘可达脐以下，甚至超过髂嵴平面。胃底最高点在左锁骨中线外侧，可达第 6 肋间隙高度。

5. 小肠

小肠是最重要的消化吸收场所，上起胃的幽门，下接盲肠，分为十二指肠、空肠和回肠。

十二指肠介于胃与空肠之间。十二指肠整体上呈 C 形，包绕胰头，可分为上部、降部、水平部和升部。上部起自胃的幽门，水平行向右后方，至肝门下方、胆囊颈的后下方，急转向下，移行为降部。降部起自十二指肠上曲，向下行于第 1～3 腰椎体和胰头的右侧，至第 3 腰椎体高度，弯向左行，移行为水平部。水平部又称下部，起自十二指肠下曲，横过下腔静脉和第 3 腰椎体的前方，至腹主动脉前方、第 3 腰椎体左前方，移行于升部。升部自水平部末端起始，斜向左上方，至第 2 腰椎体左侧转向下，移行为空肠。

空肠和回肠的上端起自十二指肠空肠曲，下端接续盲肠。从位置上看，空肠常位于左腰区和脐区；回肠多位于脐区、右腹股沟区和盆腔内。

6. 大肠

大肠是消化管的下段，全程围绕于空、回肠的周围，可分为盲肠、阑尾、结肠、直肠和肛管 5 部分。大肠的主要功能是吸收水分、维生素和无机盐，并将食物残渣形成粪便排出体外。

盲肠是大肠的起始部，其下端为盲端，上续升结肠，左侧与回肠相连接。盲肠位于右髂窝内，其体表投影在腹股沟韧带外侧半的上方。阑尾的位置主要取定于盲肠的位置，因此，通常阑尾与盲肠一起位于右髂窝内，少数情况可随盲肠位置变化而出现异位阑尾。阑尾根部的体表投影点，通常在右髂前上棘与脐连线的中、外 1/3 交点处，该点称麦克伯尼点。有时也取左、右髂前上棘连线的右、中 1/3 交点处。急性阑尾炎时，此点有压痛或反跳痛。

结肠是介于盲肠与直肠之间的一段大肠，包绕于空、回肠周围。结肠分为升结肠、横结肠、降结肠和乙状结肠四部分：（1）升结肠在右髂窝处，起自盲肠上端，沿腰方肌和右肾前面上升至肝右叶下方，转折向左前下方移行于横结肠；（2）横结肠起自结肠右曲，先行向左前下方，后略转向左后上方，形成一略向下垂的弓形弯曲，至左季肋区，在脾脏面下份处，折转成结肠左曲，向下续于降结肠；（3）降结肠起自结肠左曲，沿左肾外侧缘和腰方肌前面下降，至左髂嵴处续于乙状结肠；（4）乙状结肠，在左髂嵴处起自降结肠，沿左髂窝转入盆腔内，全长呈乙字形弯曲，至第 3 骶椎平面续于直肠。乙状结肠属腹膜内位器官，由乙状结肠系膜连于盆腔左后壁。

直肠在第 3 骶椎前方起自乙状结肠，沿骶尾骨前面下行，穿过盆膈移行于肛管。骶曲是直肠上段沿着骶尾骨的盆面下降，形成一个凸向后方的弓形弯曲，距肛门 7 ~ 9 cm；直肠会阴曲是直肠末段绕过尾骨尖，转向后下方，形成一个凸向前方的弓形弯曲，距肛门 3 ~ 5 cm。

三、消化腺

1. 肝

肝大部分位于右季肋区和腹上区，小部分位于左季肋区。肝的前面大部分被肋所掩盖，仅在腹上区的左、右肋弓之间，有一小部分露出于剑突之下，直接与腹前壁相接触。肝的功能极为复杂，主要功能是分泌胆汁，帮助脂肪的消化和吸收，参与物质代谢，是糖类、脂类、蛋白质合成与分解、转化与运输、储存与释放的重要场所，也与激素和维生素的代谢相关，还具有解毒和吞噬功能。

肝的体表投影：肝上界与膈穹隆一致，可用下述三点的连线来表示，即右锁骨中线与第 5 肋的交点，前正中线与剑胸结合线的交点，左锁骨中线与第 5 肋间隙的交点。肝下界与肝前缘一致，右侧与右肋弓一致，中部超出剑突下约 3 cm，左侧被肋弓掩盖。用叩诊法确定肝上界时，一般都是沿右锁骨中线、右腋中线和右肩胛线，由肺区向下叩向腹，叩指用力要适当，勿过轻或过重，当由清音转为浊音时，即为肝上界。此处相当于被肺遮盖的肝顶部，故又称肝相对浊音界。再向下叩 1 ~ 2 肋间，则浊音变为实音，此处的肝脏不再被肺所遮盖而直接贴近胸壁，称肝绝对浊音界（亦为肺下界）。确定肝下界时，最好由腹部鼓音区沿右锁骨中线或正中线向上叩，由鼓音转为浊音处即是。

肝外胆道包括胆囊和输胆管道。胆囊可储存和浓缩胆汁，收缩时可促进胆汁排出。胆囊位于肝右叶下面的胆囊窝内，其上面借疏松结缔组织与肝相连，易于分离；下面覆以腹膜，并与结肠右曲和十二指肠上曲相邻。胆囊呈长梨形，可分为底、体、颈和管四部分。胆囊底为突向前下方的盲端，常在肝下缘露出。当胆囊发炎时，此处可有压痛。胆囊底的体表投影相当于右腹直肌外侧缘（或右锁骨中线）与右肋弓相交处。可用单手滑行触诊法在局部进行诊查。输胆管道是将肝分泌的胆汁输送到十二指肠的管道。

2. 胰

胰是人体第二大腺体，位于腹上区和左季肋区，位置较深，横置于第 1 ~ 2 腰椎体前方，并紧贴于腹后壁。胰呈长棱柱状，分为头、体和尾三部分。胰头在第 2 腰椎体右前方，被十二指肠环抱，后方有胆总管、肝门静脉和下腔静脉；胰体横跨下腔静脉、腹主动脉、左肾的前面；胰尾抵达脾门。胰的前面隔网膜囊与胃相邻。胰的上缘约平脐上 10 cm，下缘约相当于脐上 5 cm 处。胰腺位于腹膜后，位置深而柔软，故不能触及。当胰腺有病变时，则可在上腹部出现体征。

胰由外分泌部和内分泌部组成。外分泌部分泌胰液，含各种消化酶，可分解和消化蛋白质、糖类和脂肪；内分泌部即胰岛，分散于胰实质内，分泌胰岛素和胰高血糖素，调节血糖代谢。

四、腹膜

腹膜是一层覆盖于腹壁和盆壁的内面以及腹腔和盆腔器官的表面，薄而光滑的浆膜。覆盖于腹壁和盆壁内面的腹膜，称为壁腹膜或腹膜壁层；覆盖于腹腔和盆腔器官表面的腹膜，称为脏腹膜或腹膜脏层。壁层与脏层互相移行，共同围成一个潜在性腔隙，称为腹膜腔。男性腹膜腔为一闭锁的腔隙，女性腹膜腔可借输卵管、子宫及阴道与外界相通。腹膜可分泌少量浆液，减少脏器间的摩擦。在一些病理状态下，腹膜渗出液增加，可形成腹水。

由于壁层与脏层的来源不同，其神经分布也不同，壁层接受 7 ~ 11 对肋间神经、肋下神经及腰神经支配，膈中央部的壁层则受两侧膈神经支配，脏层受交感神经支配。因此壁层对痛觉和其他感觉敏感，脏层因脏器膨胀，牵拉神经丛、缺血或平滑肌痉挛等也能引起痛觉。

壁腹膜与脏腹膜之间互相折返移行，形成网膜、系膜、韧带和陷凹等不同结构。小网膜是由肝门向下移行于胃小弯和十二指肠上部之间的双层腹膜结构，或称肝胃韧带、肝十二指肠韧带；大网膜是连于胃大弯和横结肠之间的四层腹膜结构，形似围裙，内含丰富的脂肪和巨噬细胞，有重要的防御功能。系膜是将肠管连于腹后壁的双层腹膜结构，两层之间夹有出入该器官的血管、神经、淋巴管等，如肠系膜、阑尾系膜、横结肠系膜、乙状结肠系膜。

在腹后壁、盆部及腹前壁，腹膜外组织内含有较多的脂肪，有固定与保护腹膜后位器官（如肾脏）的功能。

学习单元 3　呼吸系统和泌尿系统基础知识

一、呼吸系统基础知识

呼吸系统是保健调理的主要对象之一。呼吸系统器官主要位于胸腔，保健调理师要熟悉呼吸系统器官的功能及肺的体表投影。刮痧、拔罐、艾灸、砭术等保健调理技术可直接作用于前胸、后背，对胸背部呼吸相关肌肉的疲劳、肌筋膜紧张有很好的缓解作用，并可减轻肌肉疼痛、增加肺活量。同时保健操作可减缓焦虑，通过抑制交感神经功能而减慢呼吸节律，对哮喘病人有积极作用。

1. 呼吸系统的组成与功能

呼吸系统由肺外呼吸道和肺组成，如图 2-51 所示。肺外呼吸道包括鼻、咽、喉、气管和主支气管，肺由肺内各级支气管和肺泡等构成。呼吸系统还包括胸膜及纵隔。

呼吸系统的主要功能是进行机体与外界环境之间的气体交换，即吸入氧，呼出二氧化碳。此外，呼吸系统还有发音、嗅觉等功能。

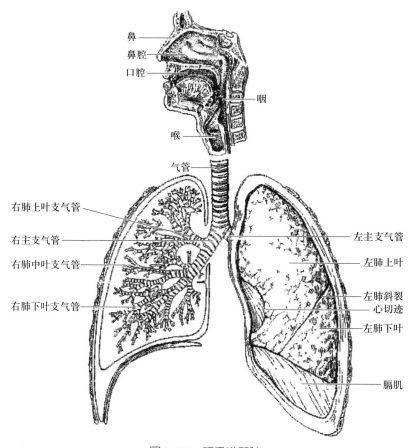

图 2-51　呼吸道和肺

2. 肺外呼吸道

鼻是呼吸道的起始部，也是嗅觉器官，包括外鼻、鼻腔和鼻窦。鼻腔包括前方由鼻翼围成的鼻前庭和后部的固有鼻腔。固有鼻腔位于上方的颅前窝与下方的口腔顶之间，内侧壁为鼻中隔，外侧壁上有上鼻甲、中鼻甲和下鼻甲，以及其下方的上鼻道、中鼻道和下鼻道。上、下鼻道有鼻旁窦的开口，下鼻道有鼻泪管的开口。根据其结构和功能不同，固有鼻腔的黏膜分为上鼻甲附近的感受嗅觉刺激的嗅部和下方的富含血管、黏液腺的呼吸部，能加温、湿润、净化吸入的空气。鼻窦主要包括额骨中的额窦、

70

筛骨中的筛窦、蝶骨中的蝶窦和上颌骨中的上颌窦。

喉既是呼吸的管道，又是发音的器官，主要由喉软骨和喉肌构成。喉软骨是喉的支架，包括甲状软骨、环状软骨、会厌软骨和杓状软骨。喉肌附着于喉软骨，是发音的动力器官，能调节声带裂的大小、声带的紧张度。喉腔上端起自喉口，与喉咽相通；下端至环状软骨下缘，与气管相通。

气管和主支气管是连接喉和肺之间的管道，由"C"形的软骨环、结缔组织和平滑肌构成。气管位于食管前方，起自环状软骨，向下至第 4 胸椎体下缘，相当于胸骨角平面，分为左右主支气管，分叉处称气管杈。主支气管位于气管杈和肺门之间。

3. 肺

肺为呼吸系统最重要的器官，左、右各一，位于胸腔内，肺纵隔的两侧，膈的上方。肺的形态近似圆锥体，上为肺尖，下为肺底，外侧面为肋面，内侧面即纵隔面。纵隔面中央凹陷处为肺门，有主支气管、肺动脉、肺静脉、神经和淋巴管等出入。左右主支气管反复分支，形似树枝，称为支气管树。肺由肺实质和肺间质组成，前者包括支气管树和肺泡，后者包括结缔组织、血管、淋巴管、淋巴结和神经等。肺泡是肺部气体交换的主要部位，也是肺的功能单位。氧气从肺泡向血液弥散，要依次经过肺泡内表面的液膜、肺泡上皮细胞膜、肺泡上皮与肺毛细血管内皮之间的间质、毛细血管的内皮细胞膜等四层膜。高通透性使气体交换十分迅速。吸入肺泡的气体进入血液后，静脉血就变为含氧丰富的动脉血，并随着血液循环输送到全身各处。肺泡周围毛细血管里血液中的二氧化碳则可以透过毛细血管壁和肺泡壁进入肺泡，通过呼气排出体外。

4. 胸膜及纵隔

胸膜为一层薄而光滑的浆膜。覆盖于肺表面的胸膜为胸膜脏层，或称脏胸膜，脏胸膜与肺实质紧密结合并折入肺裂内。覆盖于胸腔内表面及纵隔两侧的胸膜为胸膜壁层，或称壁胸膜。脏胸膜与壁胸膜在肺根部互相反折延续，围成左右两个完全封闭的潜在性腔隙，称为胸膜腔。正常情况下，腔内为负压，呼吸时肺可随胸壁和膈的运动而扩张或回缩。胸膜腔内有少许浆液，可减少脏、壁胸膜之间的摩擦。

纵隔是两侧纵隔胸膜之间的所有器官和组织结构的总称。纵隔呈前后位，上窄下宽，并偏向左侧。纵隔前界为胸骨，后界为脊柱胸段，两侧界为纵隔胸膜，上界为胸廓上口，下界为膈。纵隔内有胸腺、心包、心、出入心的大血管根部、胸主动脉、奇静脉、气管、主支气管、食管、胸导管、迷走神经、膈神经、交感神经、淋巴结等。

肺的体表投影：两肺尖和肺前缘的投影均起自锁骨内侧段上方 2 ~ 3 cm，斜向下内，经胸锁关节后方至胸骨角中点处两肺前缘靠拢。右肺前缘由此垂直下行，至第6胸肋关节处，移行于下缘；左肺前缘垂直下行至第4胸肋关节处，沿肺的心切迹向左下，至第6肋软骨中点处移行于下缘。两肺下缘的体表投影大致相同，右侧起自第6胸肋关节后方，左侧起自第6肋软骨中点处，两侧均行向外下方，在锁骨中线与第6肋相交，在腋中线与第8肋相交，在肩胛线上与第10肋相交，在接近脊柱处平第10胸椎棘突。

胸膜体表投影：两侧胸膜顶和胸膜前界的体表投影分别与肺尖和肺前缘的体表投影基本一致。两侧胸膜下界的体表投影左右一致，约比两肺下缘的投影位置低2个肋。右侧起自第6胸肋关节后方，左侧起自第6肋软骨中点处，两侧均行向外下方，在锁骨中线与第8肋相交，在腋中线与第10肋相交，在肩胛线上与第11肋相交，在接近脊柱处平第12胸椎棘突。

二、泌尿系统基础知识

泌尿系统是保健调理的主要对象之一。泌尿系统主要位于腹腔、盆腔，肾位于腹后壁，保健调理师应熟悉泌尿系统解剖及功能，熟悉肾在背部的体表投影。保健调理操作主要通过神经－内分泌网络对泌尿系统功能进行调节。

1. 泌尿系统的组成与功能

泌尿系统由肾、输尿管、膀胱和尿道组成，如图2-52所示。肾生成尿液，输尿管输送尿液至膀胱，暂时储存，最后经尿道排出体外。泌尿系统的主要功能是排出机体新陈代谢过程中产生的废物和多余的水，保持机体内环境的平衡和稳定。此外，肾还有内分泌功能，如产生肾素、促红细胞生成素等物质。

2. 泌尿系统器官

肾位于腹腔的后上部，脊柱的两侧，腹膜后间隙内。左肾在第11胸椎体下缘至第2腰椎体下缘，右肾则在第12胸椎椎体上缘至第3腰椎椎体上缘之间。两肾上端相距较近，距正中线平均为3.8 cm；下端相距较远，距正中线平均为7.2 cm。左、右两侧的第12肋分别斜过左肾后面中部和右肾后面

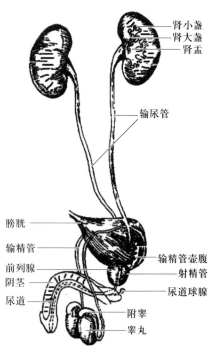

图2-52 泌尿系统

肾小盏
肾大盏
肾盂
输尿管
膀胱
输精管
前列腺
阴茎
尿道
输精管壶腹
射精管
尿道球腺
附睾
睾丸

上部。肾门约在第 1 腰椎椎体平面，距后正中线约 5 cm。临床上将竖脊肌外侧缘与第 12 肋的夹角处，称肾区。肾脏疾病该处常有叩击痛。

肾脏内部的结构可分为肾实质和肾盂两部分。在肾纵切面可以看到，肾实质分外层的皮质和内层的髓质。肾皮质位于肾实质表层，富含血管，新鲜时呈红褐色，由一百多万个肾单位组成。肾单位是肾脏结构和功能的基本单位。每个肾单位由肾小体和肾小管所构成，肾小体包括肾小球和肾小囊。肾小球由肾动脉分支形成，被肾小囊包绕。肾小囊两层之间有囊腔与肾小管的管腔相通。尿液依次经肾小管、集合管、乳头管、肾小盏、肾大盏，汇于肾盂。肾盂出肾门后逐渐缩窄变细，移行为输尿管。

输尿管是肌性管道，起自肾盂末端，终于膀胱。输尿管位于腹膜后方，沿腰大肌前面下降，至膀胱底。

膀胱是储尿的囊状器官，伸缩性很大。正常膀胱空虚时隐存于盆腔内，不易触到。当膀胱积尿充盈胀大时，会越出耻骨上缘而在下腹中部触到。膀胱触诊一般采用单手滑行触诊法。

尿量是指 24 小时内排出体外的尿液总量。尿量多少主要取决于肾小球的滤过率、肾小管的重吸收和稀释浓缩功能。由于人的个体差异和饮食习惯不同，正常人一天的尿液排出量差异较大。一般情况下，一昼夜尿液排出量应该在 0.8 ~ 2.0 L 之间。尿量变化还与年龄、精神因素、活动量等有关。

学习单元 4 生殖系统和脉管系统基础知识

一、生殖系统基础知识

生殖系统是保健调理的主要对象之一。生殖系统主要位于盆腔，男性外生殖器主要位于盆腔外。保健调理师应熟悉生殖系统解剖及功能。保健调理操作主要通过神经 – 内分泌网络对生殖系统功能进行调节。

1. 生殖系统的组成与功能

生殖系统由内生殖器和外生殖器两部分组成。内生殖器由生殖腺、生殖管道和附属腺组成；外生殖器则以两性交接的器官为主。

男性、女性生殖系统有很大不同。男性内生殖器由生殖腺（睾丸）、生殖管道（附睾、输精管、射精管、尿道）和附属腺（精囊、前列腺、尿道球腺）组成。男性外生殖器为阴茎和阴囊，前者是男性性交器官，后者容纳睾丸和附睾。女性内生殖器由生殖腺（卵巢）、生殖管道（输卵管、子宫和阴道）和附属腺（前庭大腺）组成。外生殖器即外阴。

生殖系统的主要功能是繁殖后代，产生性激素。激素还能够维持男女的第二性征。

2. 男性生殖系统（见图 2-53）

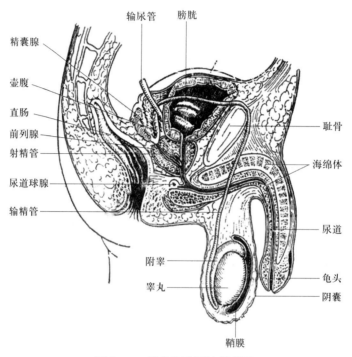

图 2-53 男性生殖系统解剖图

睾丸位于阴囊内，左右各一，是产生精子和分泌雄性激素的器官。从睾丸发出多条睾丸输出小管进入附睾。

附睾呈新月形，紧贴睾丸上端和后缘。附睾由睾丸输出小管及其会合而成的附睾管组成。附睾管移行为输精管。附睾是暂时储存精子的器官，其分泌的附睾液有利于精子成熟。

输精管是附睾管的直接延续，依其行程分为睾丸部、精索部、腹股沟管部、盆部四部分。其精索部位于睾丸上端与下腹部腹股沟管浅环之间，在耻骨结节外侧皮下可以触摸到。精索是柔软的圆索状结构，其中有输精管、睾丸动脉、静脉、神经和淋巴管等。

前列腺位于膀胱与尿生殖膈之间，包绕尿道起始部。老年期前列腺组织逐渐退化，结缔组织增生，前列腺肥大压迫尿道，引起排尿困难。其后方为直肠，活体直肠指诊可触及前列腺。

阴茎和阴囊为男性外生殖器，阴茎是男性性交器官，阴囊容纳睾丸和附睾。

男性尿道起自膀胱的尿道内口，终于阴茎头的尿道外口，兼有排尿和排精的功能。男性尿道分为前列腺部、膜部（穿尿生殖膈部分）和海绵体部。

精液由输精管道及附属腺（精囊、前列腺、尿道球腺）的分泌物和大量精子组成。输精管和精囊的排泄管会合成射精管，射精管开口于尿道前列腺部的后壁，同时有前列腺的加入。

3. 女性生殖系统（见图 2-54）

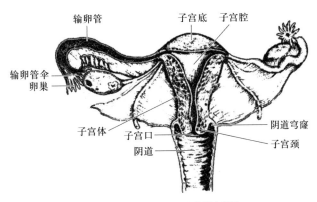

图 2-54　女性生殖系统解剖图

卵巢是位于盆腔侧壁卵巢窝内的成对生殖腺，位置相当于髂内、外动脉夹角处。卵巢外侧面贴于盆腔侧壁，内侧面朝向小骨盆盆腔中央的子宫，上端有卵巢悬韧带连于盆腔壁，下端借卵巢固有韧带连于子宫角。卵巢大小、形状随年龄而不同，性成熟期最大，35 ~ 40 岁开始缩小，50 岁左右随月经停止而逐渐萎缩。

输卵管是输送卵子的肌性管道，左右各一，长 10 ~ 14 cm，位于子宫底两侧和盆腔侧壁之间，从卵巢上端连于子宫底的两侧。其外侧端开口于腹膜腔，内侧端开口于子宫腔。女性腹膜腔经输卵管、子宫和阴道与外界相通。输卵管腹腔口的边缘有输卵管伞，可捕获卵巢排出的卵子。输卵管壶腹部占输卵管全长的 2/3，是卵子和精子结合受精的部位。正常的受精卵经输卵管子宫口进入子宫着床。

子宫为一壁厚腔小的肌性器官，是产生月经和孕育胎儿的场所。子宫位于小骨盆中央，前方为膀胱，后方为直肠，下端接阴道，两侧有输卵管和卵巢。其形态、结构、大小和位置随年龄、月经和妊娠情况而变化。正常子宫为前倾、前屈位。子宫的活动性较大，膀胱和直肠的充盈程度可影响其位置。子宫的正常位置主要依靠其周围的数个韧带来维持，盆底肌肉和子宫周围的结缔组织也起重要作用。成年未孕子宫呈前后略扁、倒置的梨形，分底、体和颈三部分。子宫底是两侧输卵管子宫口以上圆而凸的部分，子宫颈是子宫下端呈圆柱状的部分，两者之间的部分为子宫体。子宫内腔包括上部的子宫腔和下部的子宫颈管。子宫颈管的下口即子宫口，通阴道。子宫壁由内向外分为内膜、肌层和外膜。子宫内膜为一层黏膜，随月经周期而发生增生和脱落变化，脱落后的黏膜和血液由阴道流出成为月经。月经周期约 28 天。

阴道为前后略扁的肌性管道，富于伸展性，是女性性交、导入精液、排出月经和娩出胎儿的通道。阴道向下开口于女性外阴的阴道前庭。

二、脉管系统

脉管系统是保健调理的主要对象之一。脉管系统包括循环系统和淋巴系统。循环系统由心、动脉、毛细血管、静脉形成闭合环路，淋巴管为静脉向心回流的辅助系统。保健调理师应对脉管系统的主要结构及功能有初步认识，更为重要的是，要熟悉保健调理操作时可能触及的动脉、静脉及淋巴管，有助于通过脉管系统调节以改善人体状态。

1. 脉管系统基本知识

（1）脉管系统的组成及功能

脉管系统包括心血管系统和淋巴系统，如图 2-55 所示。

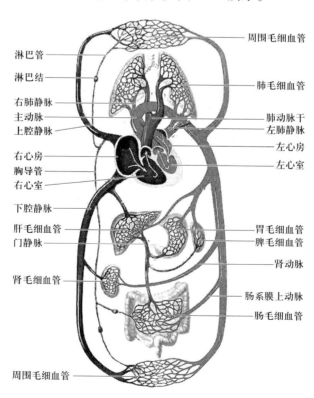

图 2-55　脉管系统解剖图

心血管系统是一套密闭而相互连续的管道系统，由心、动脉、毛细血管和静脉组成，血液在其中循环流动，故心血管系统又称为循环系统。心脏是血液循环的动力器官，在神经体液调节下，发生节律性的收缩和舒张，将血液由动脉射出，又将血液从静脉吸入，推动血液在心血管系统内循环流动。动脉连于心脏和毛细血管之间，将血液从心脏运至组织。静脉连于毛细血管和心脏之间，收集血液流回心脏。毛细血管连于小动脉和小静脉之间，互相连接成网，是血液与组织间进行物质交换的部位。

淋巴系统包括淋巴管道、淋巴器官和淋巴组织。淋巴液沿淋巴管道（毛细淋巴管、淋巴管、淋巴干和淋巴导管）向心流动，最后汇入静脉，因此，淋巴管道可视为静脉的辅助管道。

脉管系统的主要功能是物质运输，即将消化系吸收的营养物质和肺吸入的氧运送到全身各器官、组织和细胞，同时将组织和细胞的代谢产物运送到肺、肾、皮肤等器官排出体外，以维持身体的新陈代谢。内分泌器官和分散在体内各处的内分泌细胞所分泌的激素及生物活性物质亦由脉管系统输送，作用于相应的靶器官，以实现身体的体液调节。脾、淋巴结、胸腺、扁桃体等淋巴器官还参与免疫反应。脉管系统对维持人体内环境理化特性的相对稳定以及实现防卫功能等均起着重要作用。

（2）心

心位于胸腔纵隔内，左、右两肺之间，是一个中空的肌性器官，周围裹以心包，形似倒置的、前后稍扁的圆锥体，大小与本人拳头相似。心呈斜位，其长轴自右后上斜向左前下，心尖朝向左前下方，心底朝向右后上方。心约 2/3 位于人体正中线的左侧，约 1/3 位于人体正中线的右侧。心的前方平对胸骨体和第 2 ~ 6 肋软骨，大部分为肺和胸膜遮盖，后方有食管、迷走神经和胸主动脉，平对第 5 ~ 8 胸椎，两侧借胸膜腔和肺相邻，上方与出入心的大血管相连，下方为膈。心的底部被出入心的大血管根部和心包返折缘所固定，心室部分则较活动。心的表面有三条浅沟，沟内有血管走行。

心的体表投影：心外形体表投影的个体差异较大，也可因体位而有变化，通常采用四点连线法来确定：1）左上点，在左侧第 2 肋软骨的下缘，距胸骨左缘约 1.2 cm 处；2）右上点：在右侧第 3 肋软骨上缘，距胸骨右缘约 1.0 cm 处；3）右下点：在右侧第 6 胸肋关节处；4）左下点：在左侧第 5 肋间隙，左锁骨中线约 1 ~ 2 cm 处。左右上点连线为心的上界，左右下点连线为心的下界，右上点与右下点之间微向右凸的弧形连线为心的右界，左上点与左下点之间微向左凸的弧形连线为心的左界。

心是一中空的泵血器官，内有左、右心房和左、右心室 4 个腔。房间隔和室间隔把心分为左、右两半，每一半又由房室口及周围的瓣膜（二尖瓣、三尖瓣）分为上部的心房和下部的心室。左心房接受左右肺的血液，属动脉血。左心房收缩时，二尖瓣开放，血液进入左心室；左心室收缩时，将血液经主动脉瓣压入主动脉，进入体循环。右心房接受从上、下腔静脉流回心脏的静脉血；右心房收缩时，三尖瓣开放，血液进入右心室；右心室收缩时，将血液经肺动脉瓣压入肺动脉，进入肺循环。

心是泵血器官，心输出量（每分钟心脏所射出的血量）是心脏泵血功能的重要指标。多数健康成人安静时的心率为 60 ~ 100 次 / 分，多数为 65 ~ 85 次 / 分，心输出量为 5 L 左右。剧烈运动时，心输出量可增至安静时的 5 ~ 6 倍。

除能收缩的普通心肌细胞外，心还有具有自律性和传导性的特殊心肌细胞，主要构成心传导系，包括窦房结、房室结、房室束和左右束支，能产生和传导冲动，控制心的节律性活动。其中窦房结是心的正常起搏点。如果心传导系的功能失调，就会出现心律失常。

心的血管主要来自左、右冠状动脉。冠状动脉是供给心脏血液的动脉，起于主动脉根部主动脉窦内，分左右两支，行于心脏表面。冠状动脉粥样硬化、痉挛可造成动脉狭窄或阻塞，引发心肌缺血缺氧，甚至坏死，出现心绞痛、心肌梗死。

（3）血液循环的径路

血液由心室射出，经动脉、毛细血管、静脉返回心房，周而复始。根据循环途径不同，将血液循环分为相互衔接的体循环和肺循环。

体循环又称大循环，由左心室—主动脉—主动脉分支—毛细血管—小静脉—上、下腔静脉—右心房构成。左心室收缩时动脉血由左心室射入主动脉，经各级分支到达全身毛细血管，与周围组织、细胞进行物质与气体交换，然后经各级静脉、上下腔静脉返回右心房。体循环行程长，流经范围广，以氧饱和、营养物质丰富的动脉血营养全身各个器官、组织和细胞，并将其代谢产物经静脉运回心。

肺循环又称小循环，由右心室—肺动脉—肺动脉分支—毛细血管—小静脉—肺静脉—左心房构成。右心室收缩时静脉血由右心室射出，经肺动脉干及各级分支，到达肺泡毛细血管，血液在此进行气体交换，吸入氧排出二氧化碳，静脉血转换为动脉血，再经肺静脉进入左心房。

2. 体循环的动脉

（1）主动脉

主动脉是体循环的动脉主干，按行程分为升主动脉、主动脉弓和降主动脉三部分，如图 2-56 所示。升主动脉起自左心室前内侧部的主动脉口，向右前上方斜行，至右侧第 2 胸肋关节高度移行为主动脉弓，呈凸向上的弓形，弯向左后方，至第 4 胸椎椎体下缘水平移行为降主动脉，沿脊柱左前方下行，穿膈的主动脉裂孔至腹腔，至第 4 腰椎椎体下缘水平分为左右髂总动脉。

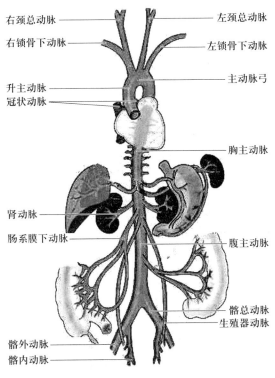

右颈总动脉
右锁骨下动脉
升主动脉
冠状动脉
肾动脉
肠系膜下动脉
髂外动脉
髂内动脉

左颈总动脉
左锁骨下动脉
主动脉弓
胸主动脉
腹主动脉
髂总动脉
生殖器动脉

图 2-56　主动脉及其分支

升主动脉发出左、右冠状动脉。从主动脉弓上发出的分支由右向左分别为头臂干、左颈总动脉和左锁骨下动脉。头臂干为一粗短的干，起始后向右上方斜行至右胸锁关节的后方，分为右颈总动脉和右锁骨下动脉。降主动脉在第 12 胸椎高度穿膈的主动脉裂孔处被分为上方的胸主动脉和下方的腹主动脉两部分。

（2）颈总动脉及分支

颈总动脉是头颈部的动脉主干。左颈总动脉起自主动脉弓，右颈总动脉起自头臂干。两侧的颈总动脉均经胸锁关节的后方，沿食管、气管和喉的外侧上行，至甲状软骨上缘的高度，分为颈内动脉和颈外动脉。

颈外动脉的分支有甲状腺上动脉、舌动脉、面动脉、颞浅动脉和上颌动脉等，主要分布于颈前部、面部、颅顶和硬脑膜。于咬肌止点前缘处，面动脉绕下颌骨下缘到达面部；再鼻翼外侧上行到目内眦；在外耳门前方，颞浅动脉跨颧弓根部至颞部。在相应部位，可触摸到面动脉、颞浅动脉的搏动。颈内动脉在颈部无分支，经颅底的颈动脉管进入颅腔，主要分布于大脑的前 2/3 部和视器。甲状软骨的上缘与下颌颈的后缘之间的连线，即为颈内动脉的体表投影。

在颈总动脉分叉处，有颈动脉窦和颈动脉小球。颈动脉窦窦壁有丰富的感觉神经末梢，可感受血压变化，并反射性地改变心率和末梢血管管径，从而调节血压。颈动脉小球可感受血液中二氧化碳和氧浓度，反射性地调节呼吸运动。

（3）锁骨下动脉及其分支（见图 2-57）

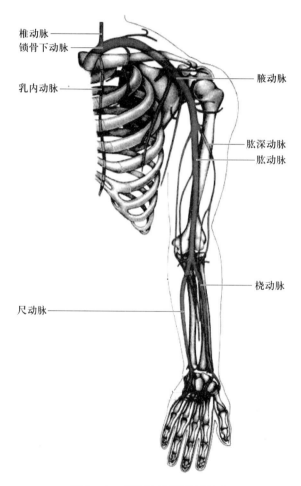

椎动脉
锁骨下动脉
乳内动脉
腋动脉
肱深动脉
肱动脉
桡动脉
尺动脉

图 2-57　锁骨下动脉及其分支

左锁骨下动脉起自主动脉弓，右锁骨下动脉起自头臂干，二者均经胸锁关节的后方斜向外行至颈根部，呈弓状经胸膜顶的前方，穿斜角肌间隙至第 1 肋外侧缘续为腋动脉。锁骨下动脉的主要分支有椎动脉、胸廓内动脉、甲状颈干、肋颈干。其中，椎动脉起于前斜角肌的内侧，向上穿第 6 ～ 1 颈椎的横突孔，经枕骨大孔入颅腔，分支布于大脑的后 1/3、小脑、脑干与脊髓。

腋动脉在第 1 肋的外侧缘续于锁骨下动脉，经腋窝的深部至背阔肌的下缘移行为肱动脉。其分支有胸上动脉、胸肩峰动脉、胸外侧动脉、肩胛下动脉、旋肱后动脉、旋肱前动脉等。

肱动脉沿肱二头肌的内侧至肘窝，在平桡骨颈的高度分为桡动脉和尺动脉。肱动脉重要的分支是肱深动脉，从肱骨内侧斜向后外，伴桡神经沿桡神经沟下行，分支营养肱三头肌。肱动脉还发出分支，营养臂肌前群。在肘窝稍上方，肱二头肌肌腱内侧处，肱动脉位置表浅，可触摸到肱动脉的搏动，常作为测量血压时的听诊部位。

桡动脉先行经肱桡肌和旋前圆肌之间，继而在肱桡肌腱与桡侧腕屈肌腱之间下行，绕桡骨茎突至手背，继而穿第 1 掌骨间隙至手掌深面，其末端与尺动脉掌深支相吻合形成掌深弓。桡动脉在桡骨茎突掌侧位置表浅，可清晰摸到其搏动，是最常用的摸脉点。

尺动脉在尺侧腕屈肌与指浅屈肌之间下行，经豌豆骨的桡侧至手掌。其末端与桡动脉的掌浅支吻合形成掌浅弓。尺动脉在行程中除发支至前臂的尺侧诸肌外，还分出骨间总动脉。

（4）胸主动脉及其分支

胸主动脉是胸部的动脉主干，位于胸腔后纵隔内，在第 4 胸椎的左侧续于主动脉弓，到第 10 胸椎高度处，穿膈的主动脉裂孔移行于腹主动脉。其分支有壁支和脏支两种。壁支分为 9 对肋间后动脉和 1 对肋下动脉。脏支较细小，包括支气管支、食管支和心包支，分布于同名器官。

（5）腹主动脉及其分支

腹主动脉是腹部的动脉主干，在膈的主动脉裂孔处续于胸主动脉，沿腰椎的前方下降，至第 4 腰椎体的下缘处分为左、右髂总动脉。腹主动脉亦有壁支和脏支之分。壁支包括膈下动脉、腰动脉和骶正中动脉。

脏支包括成对的肾上腺中动脉、肾动脉、睾丸动脉（男性）或卵巢动脉（女性），还包括不成对的腹腔干、肠系膜上动脉和肠系膜下动脉。其中，腹腔干为粗而短的动脉干，在膈的主动脉裂孔的稍下方起自腹主动脉，分为胃左动脉、肝总动脉和脾动脉三大分支。

（6）髂总动脉及其分支

髂总动脉由腹主动脉分出后，沿腰大肌的内侧下行，至骶髂关节处分为髂内动脉和髂外动脉。

髂内动脉是盆部动脉的主干，为一短干，沿盆腔侧壁下行，分布范围包括盆内脏器以及盆部的肌肉，其分支有壁支和脏支两种。壁支包括闭孔动脉、臀上动脉、臀下动脉等；脏支包括直肠下动脉、子宫动脉和阴部内动脉等。

髂外动脉（见图2-58）沿腰大肌内侧缘下降，经腹股沟韧带中点的深面至股前部，移行为股动脉。

股动脉是髂外动脉的直接延续，是下肢动脉的主干，在股三角内下行，穿过收肌管后出收肌腱裂孔至腘窝，移行为腘动脉。

腘动脉在腘窝的深部下行，至腘窝下角处分为胫前动脉和胫后动脉。腘动脉分支主要分布于膝关节及邻近肌。

胫后动脉沿小腿后面浅、深层肌之间下行，经内踝的后方转至足底，分为足底内侧动脉和足底外侧动脉两终支。胫后动脉的分支营养小腿后群肌、外侧群肌及足底肌。

胫前动脉由腘动脉发出后，穿小腿骨间膜至小腿的前面，在小腿前群肌之间下行，至踝关节的前方移行为足背动脉。胫前动脉分支分布于小腿前群肌和足背。

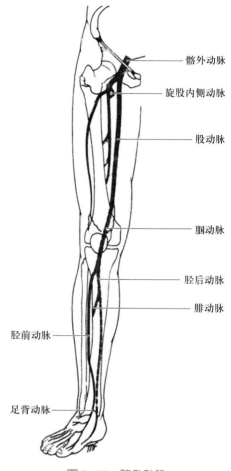

图2-58　髂外动脉

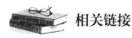 相关链接

全身主要动脉的体表投影、摸脉点和止血部位

1. 颈总动脉和颈外动脉

（1）体表投影

取下颌角与乳突尖连线的中点，由此点至胸锁关节引一连线，即为这两条动脉的投影线。以甲状软骨上缘为界，下方为颈总动脉的投影线，上方为颈外动脉的投影线。

（2）摸脉点和止血部位

于环状软骨侧方可摸到颈总动脉搏动。将动脉向后内方压迫于第 6 颈椎横突上，可使一侧头部止血。

2. 面动脉

（1）体表投影

咬肌下端前缘至眼内眦的连线。

（2）摸脉点和止血部位

在咬肌前缘下颌骨下缘处，可摸到搏动。将面动脉压向下颌骨，可使眼裂以下面部止血。

3. 颞浅动脉

摸脉点和止血部位在外耳道前方，颧弓后端可摸到搏动，压迫该处可使颞部和头顶部止血。

4. 锁骨下动脉

（1）体表投影

自胸锁关节到锁骨中点引一条凸向上的弧线，最高点在锁骨上 1.2 cm 处。

（2）止血部位

于锁骨上窝中点向下压，将动脉压在第 1 肋上，使肩和上肢止血。

5. 腋动脉和肱动脉

（1）体表投影

上肢外展 90°，手掌向上，由锁骨中点至肱骨内、外上髁中点稍下方引一线，为这两条动脉的投影线。背阔肌下缘以上为腋动脉，以下为肱动脉。

（2）摸脉点和止血部位

在肱二头肌内侧沟可摸到肱动脉搏动。把肱动脉压向肱骨，可使压迫点以下的上肢止血。

6. 桡动脉

（1）体表投影

自肱骨内、外上髁中点稍下方至桡骨茎突的连线。

（2）摸脉点

在腕上方桡侧腕屈肌腱外侧，可摸到桡动脉搏动，为主要摸脉点。

7. 尺动脉

（1）体表投影

自肱骨内上髁至豌豆骨桡侧缘连一线，该线的下2/3段为尺动脉的下段。自肱骨内、外上髁中点稍下方，向内下方引一条线至上述连线的上、中1/3交接点，为尺动脉上段的投影。

（2）止血部位

在腕横纹两端同时向深部压迫，可压住桡、尺动脉，使手部止血。

8. 指掌侧固有动脉

在手指根部两侧压向指骨，可使手指止血。

9. 股动脉

（1）体表投影

大腿外展外旋，自腹股沟中点至股骨内侧髁上方连一线，该线的上2/3为股动脉的体表投影。

（2）摸脉点和止血部位

在腹股沟中点稍下方可摸到股动脉搏动。把股动脉压向耻骨上支，可使下肢止血。

10. 腘动脉

在腘窝中加垫，屈膝包扎，可压迫腘动脉，使小腿和足止血。

11. 胫前动脉和足背动脉

（1）体表投影

自胫骨粗隆与腓骨头连线中点起，经足背内、外踝中点，至第1跖骨间隙近侧部连一线，此线在踝关节以上为胫前动脉，踝关节以下为足背动脉的体表投影。

（2）摸脉点和止血部位

拇长伸肌腱外侧可摸到足背动脉搏动，向下压迫可减轻足背出血。

12. 胫后动脉

（1）体表投影

自腘窝稍下方至内踝和跟骨结节连线中点的连线。

（2）摸脉点和止血部位

在内踝与跟骨结节之间可摸到胫后动脉搏动，将该动脉压向深部，可减轻足底出血。

3. 体循环的静脉

体循环的静脉包括上腔静脉系、下腔静脉系和心静脉系。下腔静脉系中将收集腹腔内不成对器官（肝除外）静脉血液的血管组成肝门静脉系。

（1）上腔静脉系

上腔静脉系由上腔静脉及其属支组成，收集头颈部、上肢和胸部（心和肺除外）等上半身的静脉血。

上腔静脉由左右头臂静脉在右侧第 1 胸肋结合处的后方汇合而成，沿升主动脉右侧下行，在平右侧第 3 胸肋关节处注入右心房。上腔静脉还直接接受奇静脉的注入。

头臂静脉左右各一，为收集头颈部及上肢静脉血的主干，由颈内静脉和锁骨下静脉在同侧胸锁关节的后方汇合而成。左右头臂静脉的汇合处形成静脉角，是淋巴导管的注入处。头臂静脉还接受椎静脉、胸廓内静脉、甲状腺下静脉的注入。

1）头颈部静脉。浅静脉包括面静脉、颞浅静脉、颈前静脉和颈外静脉，深静脉包括颅内静脉、颈内静脉和锁骨下静脉等。

①颈内静脉：于颅底颈静脉孔处续于颅内乙状窦，在颈动脉鞘内沿颈内动脉和颈总动脉外侧下行，至同侧胸锁关节后方与锁骨下静脉汇合，形成头臂静脉。

颈内静脉有颅内属支和颅外属支。颅内属支通过硬脑膜窦收集脑、脑膜等部位的静脉血。颅外属支收集咽、舌、甲状腺、面部和颈部的静脉血。

颅外属支有面静脉、下颌后静脉和颈前静脉等。

面静脉：位置表浅，起自内眦静脉，在面动脉的后方下行。在下颌角下方跨过颈内、外动脉的表面，下行至舌骨大角附近注入颈内静脉。面静脉收集面前部组织的静脉血，经内眦静脉、眼静脉与颅内海绵窦相通，面部尤其是鼻根至两侧口角之间的三角形区域发生感染时，可能会沿此途径引发颅内感染。

下颌后静脉：由颞浅静脉和上颌静脉在腮腺内汇合而成。上颌静脉起自翼内肌和翼外肌之间的翼静脉丛。下颌后静脉收集面侧区和颞区的静脉血。

颈前静脉：起自面部下方的浅静脉，沿颈前正中线两侧下行，注入颈外静脉末端或锁骨下静脉。

②颈外静脉：由下颌后静脉的后支、耳后静脉和枕静脉在下颌角处汇合而成，沿胸锁乳头肌表面下行，在锁骨上方穿深筋膜，注入锁骨下静脉或静脉角。颈外静脉主要收集头皮和面部的静脉血。

③锁骨下静脉：在第 1 肋外侧缘续于腋静脉，向内行于腋动脉前下方，至胸锁关节后方与颈内静脉汇合成头臂静脉。锁骨下静脉的主要属支是腋静脉和颈外静脉。

2）上肢静脉。上肢静脉分上肢浅静脉和上肢深静脉两种。

①上肢浅静脉包括头静脉、贵要静脉、肘正中静脉和前臂正中静脉。

头静脉：起自手背静脉网的桡侧，沿前臂下部的桡侧、前臂上部和肘部的前面以及肱二头肌外侧沟上行，再经三角肌与胸大肌间沟行至锁骨下窝，穿深筋膜注入腋静脉或锁骨下静脉。

贵要静脉：起自手背静脉网的尺侧，沿前臂尺侧上行，至肘部转至前面，在肘窝处接受肘正中静脉，再经肱二头肌内侧沟行至臂中点平面，穿深筋膜注入肱静脉，或伴肱静脉上行，注入腋静脉。

肘正中静脉：变异较多，通常在肘窝处连接头静脉和贵要静脉。

前臂正中静脉：起自手掌静脉丛，沿前臂前面上行，注入肘正中静脉。前臂正中静脉收集手掌侧和前臂前部浅层结构的静脉血。

②上肢深静脉：与同名动脉伴行，且多为两条。由于上肢的静脉血主要由浅静脉引流，深静脉较细。两条肱静脉在大圆肌下缘处汇合成腋静脉。

腋静脉位于腋动脉的前内侧，在第1肋外侧缘续为锁骨下静脉。腋静脉收集上肢浅、深静脉的全部血液。

3）胸部静脉。胸部静脉主要有胸廓内静脉、奇静脉及其属支。

胸廓内静脉：由腹壁上静脉向上延续而成，向上注入头臂静脉。

奇静脉：在右膈脚处起自右腰升静脉，沿食管后方和胸主动脉右侧上行，至第4胸椎体高度向前绕向右肺根上面，注入上腔静脉。收集了右肋间后静脉、半奇静脉、食管静脉、支气管静脉的血液。

半奇静脉：在左膈脚处起自左腰升静脉，沿胸椎体左侧上行，约达第8胸椎体高度经胸主动脉和食管后方向右跨越脊柱，注入奇静脉。

（2）下腔静脉系

下腔静脉系由下腔静脉及其属支组成，收集下半身的静脉血。

1）下肢静脉。下肢静脉比上肢静脉瓣膜多，浅静脉与深静脉之间的交通也较丰富。

下肢浅静脉包括小隐静脉和大隐静脉及其属支。

小隐静脉：在足外侧缘起自足背静脉弓，经外踝后方，沿小腿后面上行，至腘下角处穿深筋膜，再经腓肠肌两头之间上行，注入腘静脉。

大隐静脉：是全身最长的静脉。在足内侧缘起自足背静脉弓，经内踝前方，沿小腿内侧面、膝关节内后方、大腿内侧面上行，至耻骨结节外下方 3～4 cm 处穿阔筋膜的隐静脉裂孔，注入股静脉。

下肢深静脉：足和小腿的深静脉与同名动脉伴行，均为两条。胫前静脉和胫后静脉汇合成腘静脉。腘静脉穿收肌腱裂孔移行为股静脉。股静脉伴股动脉上行，经腹股沟韧带后方续为髂外静脉。股静脉接受大隐静脉和与股动脉分支伴行的静脉。

2）腹盆部静脉。腹盆部静脉主要有髂外静脉、髂内静脉、下腔静脉和肝门静脉及其属支。

髂外静脉：是股静脉的直接延续。左髂外静脉沿髂外动脉的内侧上行，右髂外静脉先沿髂外动脉的内侧，后沿髂外动脉的后方上行，至骶髂关节前方与髂内静脉汇合成髂总静脉。髂外静脉接受腹壁下静脉和旋髂深静脉。

髂内静脉：沿髂内动脉后内侧上行，与髂外静脉汇合成髂总静脉。髂内静脉的属支与同名动脉伴行。

髂总静脉：由髂外静脉和髂内静脉汇合而成。双侧髂总静脉伴髂总动脉上行至第 5 腰椎体右侧汇合成下腔静脉。

下腔静脉：由左、右髂总静脉在第 4 或第 5 腰椎体右前方汇合而成，沿腹主动脉右侧和脊柱右前方上行，经肝的腔静脉沟，穿膈的腔静脉孔进入胸腔，再穿纤维心包注入右心房。下腔静脉的属支分壁支和脏支两种，多数与同名动脉伴行。

肝门静脉系：由肝门静脉及其属支组成，收集腹腔内除肝脏以外不成对脏器的静脉血盆部消化道、脾、胰和胆囊的静脉血。

4. 淋巴管道及淋巴结、脾

（1）淋巴管道

淋巴管分为毛细淋巴管、淋巴管、淋巴干及淋巴导管，是淋巴液回归血液循环的闭锁管道。

毛细淋巴管是淋巴管道的起始部，以稍膨大的盲端起始于组织间隙，较毛细血管的通透性强。除能透过组织液之外，还能透过一些不易透过毛细血管的大分子物质，如蛋白质、细菌、异物、癌细胞等。毛细淋巴管分布广泛，除上皮、角膜、晶状体、软骨、牙釉质以及脑和脊髓外，遍布全身。组织液进入毛细淋巴管后，称为淋巴液，是无色透明的液体。

淋巴管由毛细淋巴管汇合而成，管壁内面有丰富的瓣膜，瓣膜的出现是毛细淋巴管过渡到淋巴管的主要标志，淋巴管内的瓣膜有防止淋巴逆流的作用。四肢淋巴管的瓣膜发育良好，下肢多于上肢。淋巴管分为浅淋巴管和深淋巴管。浅淋巴管位于浅筋膜内，与浅静脉伴行，收纳皮肤与皮下组织的淋巴；深淋巴管位于深筋膜深面，多与深部血管、神经伴行，收纳深筋膜深面结构的淋巴。浅、深淋巴管之间有丰富的交通支。

淋巴干由淋巴管汇合而成。全身各部的浅深淋巴管汇合成9条淋巴干：收集头颈部淋巴的左、右颈干，收集上肢淋巴的左、右锁骨下干，收集胸部淋巴的左、右支气管纵隔干，收集下肢、盆部及腹部成对脏器淋巴的左、右腰干，以及收集腹部不成对脏器淋巴的肠干。

9条淋巴干汇集成2条淋巴导管，即胸导管和右淋巴导管，分别注入左、右静脉角。

（2）淋巴结

淋巴管在其向心行程中，至少流经一个淋巴结，有的经过8～10个淋巴结。淋巴结为圆形或椭圆形、大小不等的小体，直径0.1～2.5 cm。淋巴结一般沿淋巴管于身体凹陷及隐蔽处的血管周围群聚分布，如颈部、腋窝、腹股沟和胸腹腔大血管附近。淋巴结形状多呈一侧凹陷，一侧凸隆。与淋巴结凸侧相连的淋巴管为输入淋巴管，与其凹侧相连的淋巴管为输出淋巴管。正常时质软、光滑、无触痛，能移动，除颌下、腋下及腹股沟偶能触及1～2个外，一般不易触及。淋巴结的主要功能是滤过淋巴液和参与免疫反应。当人体某个部位或器官受到细菌、病毒、寄生虫或癌细胞侵犯时，会导致该部位的淋巴结肿大。故了解局部淋巴结的位置、收集范围和引流去向，对保健调理有一定意义。

1）头颈部淋巴结

①颌下淋巴结：位于颌下三角内，收集面部和口腔器官的淋巴管，其输出淋巴管注入颈外侧深淋巴结。面部和口腔感染时，常引起颌下淋巴结肿大。

②颈外侧浅淋巴结：位于胸锁乳突肌的浅面，沿颈外浅静脉排列。收集耳垂、外耳道底部、下颌角和腮腺下部等处的淋巴管，输出淋巴管注入颈外侧深淋巴结。

③颈外侧深淋巴结：主要沿颈内静脉排列成纵行的淋巴结群。上部位于颅底鼻咽部和舌根后方，鼻咽癌或舌根癌的癌细胞首先转移到该淋巴结。下部位于颈内静脉下段周围，还有部分延伸到锁骨上方称为锁骨上淋巴结。胃癌或食管癌的癌细胞可经胸导管逆流转移至左锁骨上淋巴结。颈外侧深淋巴结收集头颈部淋巴结的输出淋巴管，其输出淋巴管汇合成颈干。

2）上肢淋巴结。上肢的浅、深淋巴管分别与浅静脉和深血管伴行，直接或间接注入腋淋巴结。腋淋巴结位于腋窝疏松结缔组织内，有15～20个，按血管排列。腋淋巴结收集胸前外侧壁和肩背部的淋巴管以及上肢的前、深淋巴管，其输出淋巴管汇合成锁骨下干。

3）胸部淋巴结。位于肺门处的为肺门淋巴结，收集肺浅层和肺内的淋巴管，注入位于气管权上下方的气管支气管淋巴结，再注入位于气管两侧的气管旁淋巴结，最后连同胸壁、纵隔的淋巴管汇合成支气管纵隔干。

4）下肢淋巴结。下肢的浅、深淋巴管分别与浅静脉和深血管伴行，直接或间接注入腹股沟浅淋巴结和腹股沟深淋巴结。

①腹股沟浅淋巴结位于腹股沟韧带下方，大腿阔筋膜浅面，收集腹前外侧壁下部、外生殖器和下肢的浅淋巴管，其输出淋巴管注入腹股沟深淋巴结。

②腹股沟深淋巴结位于股静脉根部周围，收集腹股沟浅淋巴结的输出淋巴管和下肢的深淋巴管，其输出淋巴管注入髂外淋巴结。

5）盆部淋巴结

①髂外淋巴结：位于髂外血管周围，收集腹股沟深淋巴结的输出淋巴管和腹前壁下部的深淋巴管，其输出淋巴管注入髂总淋巴结。

②髂内淋巴结：位于髂内血管周围，收集盆腔脏器、会阴和臀部的淋巴管，其输出淋巴管注入髂总淋巴结。

③髂总淋巴结：位于髂总血管周围，收集髂内、外淋巴结的输出淋巴管，其输出淋巴管注入腰淋巴结。

6）腹部淋巴结

①腰淋巴结位于腹主动脉和下腔静脉周围，收集腹后壁和腹腔承兑脏器的淋巴管以及髂总淋巴结的输出淋巴管，其输出淋巴管汇合成左、右腰干。

②腹腔淋巴结、肠系膜上淋巴结、肠系膜下淋巴结，分别位于腹腔干周围、肠系膜上动脉根部周围、肠系膜下动脉周围，收集各动脉分布范围的淋巴管，输出淋巴管汇合成一条肠干。

（3）脾

脾是人体内最大的淋巴器官，位于左季肋区，胃底与膈之间，与第 9～11 肋相对，其长轴与第 10 肋一致。正常情况下，在左肋弓下脾不可触及。在左腋中线第 9～11 肋之间叩到脾脏浊音。脾的位置可随呼吸或因体位不同而变化，站立比平卧时低 2.5 cm。

脾的主要功能是清除衰老的红细胞、参与机体的免疫反应，并有储血功能。

学习单元 5　神经系统基础知识

神经系统是保健调理的主要对象之一。神经系统包括中枢神经和周围神经两部分，保健调理可刺激周围神经及感受器，对疼痛、肌肉运动功能产生直接调节作用，同时也可通过脊髓反射、皮层及皮层下反射，对内脏神经及内脏功能产生调节作用。保健调理可抑制交感神经，如可通过减慢心率与降低心脏的收缩力，影响心脏功能；还可影响副交感神经，促进消化液分泌和食物的消化。最常见的走罐部位——背部区域，与脊神经和交感神经密切联系，可调整多种内脏功能紊乱。刮痧可通过调节神经及血清中相关疼痛物质减轻疼痛，平衡神经的兴奋和抑制过程，加强对机体的调节和控制。保健调理师应对神经系统的主要结构及功能有初步认识，特别是要熟悉周围神经的分布部位及体表投影，从而能在保健调理过程中通过对脊神经、脑神经的调节改善人体状态。

一、神经系统基础知识

1. 神经系统的组成和功能

神经系统由脑、脊髓以及与其相连的脑神经、脊神经组成。神经系统是人体中结构和功能最为复杂的系统，主要功能是调节和控制人体各系统的功能活动，并可协调人体各系统器官的功能活动，使人体成为一个有机的整体，维持内环境的稳定，适应外环境的变化。如天气变冷时，通过神经系统的调节，使周围小血管收缩减少散热，同时肌肉收缩产生热量，使体温维持在正常水平。在漫长的生物进化过程中，由于生产劳动、语言交流和社会生活的发生和发展，人类的大脑发生了质的变化。人脑不仅含有与高等动物相似的感觉和运动中枢，而且有了语言分析中枢以及与思维意识活动相关的中枢，远远超越了一般动物脑的范畴，不仅能被动适应环境的变化，而且能主动认识客观世界。

2. 神经系统的划分

可以从不同角度对神经系统进行划分。

按位置和功能不同，神经系统可分为中枢神经系统和周围神经系统。中枢神经系统包括位于颅腔内的脑和位于椎管内的脊髓；周围神经系统是指遍布全身各处、与脑相连的 12 对脑神经和与脊髓相连的 31 对脊神经。

按功能不同，神经系统可分为感觉神经和运动神经。感觉神经将神经冲动自感受器传向中枢，又称为传入神经；运动神经将神经冲动自中枢传向周围效应器，又称为传出神经。

按分布对象不同，神经系统可分为躯体神经系统和内脏神经系统。二者的中枢部都在脑和脊髓，周围部分布于皮肤和运动系统的称为躯体神经，分布于内脏、心血管和腺体的称为内脏神经。根据功能不同，躯体神经可再分为躯体感觉神经和躯体运动神经，前者主要传导皮肤和运动系统的感觉冲动，后者支配骨骼肌的运动；内脏神经可再分为内脏感觉神经和内脏运动神经，前者传导内脏、心血管和腺体的感觉冲动，后者支配心肌、平滑肌的运动和腺体分泌。内脏运动神经又可分为交感神经和副交感神经。

3. 神经系统的结构及基本活动方式

（1）神经系统的结构

神经系统主要由神经组织构成，神经组织由神经细胞（神经元）和神经胶质所组成。神经元是神经系统的基本结构和功能单位，具有感受刺激和传导兴奋的功能。神经胶质对神经元起着支持、绝缘、营养和保护等作用，不具有传导冲动的功能。

神经元由胞体和突起两部分构成。胞体主要位于中枢神经系统的灰质和周围神经系统的神经节内。突起分为树突和轴突。每个神经元可有多个树突，树突较短但分支较多，接受冲动，并将冲动传至胞体。每个神经元只发出一个轴突，将胞体发出的冲动传至下一级神经元或效应器。

在中枢神经内，神经元的胞体及其树突聚集的部位色泽灰暗，称为灰质。位于大脑和小脑表层的灰质，称为大脑皮质和小脑皮质。神经元轴突集中的地方，因多数轴突具有髓鞘，颜色苍白，称为白质。在中枢神经白质内，起止、行程和功能相同的神经纤维集聚成束，称为纤维束或传导束。在中枢神经白质内，形态和功能相同的神经元胞体聚集成灰质块，称为神经核。

在周围神经，神经元胞体集聚成形状略为膨大的神经节，如脑、脊神经节。神经节是神经元胞体在周围的集中部位，外面为结缔组织所包绕，并与一定的神经相联系。根据节内神经元的功能又可分为感觉性神经节和植物性神经节。感觉性神经节为感觉神经元胞体的聚集地，例如脊神经后根节、三叉神经半月节等。植物性神经节由交感或副交感神经的节后神经元胞体集中所形成。

在周围神经系统，许多神经纤维被结缔组织所包绕而形成神经。神经纤维集合成粗细不等的集束，数目不等的集束再集合成一条神经。每条纤维、每个集束和整条神经的周围都包有结缔组织被膜。

（2）神经系统的活动方式

神经系统的调节和控制功能是通过许多神经元相互联系而共同完成的。

根据神经元的功能，神经元可分为感觉神经元、运动神经元和联络神经元。感觉神经元又称传入神经元，一般位于外周的感觉神经节内，感觉神经元的周围突接受内外界环境的各种刺激，经胞体和中枢突将冲动传至中枢；运动神经元又名传出神经元，一般位于脑、脊髓的运动核内或周围的自主神经节内，它将冲动从中枢传至肌肉或腺体等效应器；联络神经元又称中间神经元，是位于感觉和运动神经元之间的神经元，起联络、整合等作用。

神经系统的功能活动十分复杂，其基本活动方式是反射。反射是机体在神经系统的调节下，对内、外环境的刺激所作出的适当反应。反射活动的形态学基础是反射弧，最简单的反射弧只有感觉和运动两个神经元参与，如膝跳反射。一般来说，反射弧的感觉和运动神经元之间还有不同数目的中间神经元。反射弧一般由五个部分组成：感受器→传入神经元（感觉神经元）→反射中枢→传出神经元（运动神经元）→效应器（肌肉、腺体）。

神经元之间联系的主要方式是突触，通常位于一个神经元的轴突与另一个神经元的树突或胞体之间，是神经元之间接触部位的特化结构。由于突触的单向传递特性，神经冲动只能由一个神经元的轴突借助突触传导给另一个神经元的细胞体或树突。神经冲动由传入神经元传向中间神经元，再传向传出神经元，从而使整个神经系统的活动能够有规律地进行。中枢神经系统中任何反射活动都需经过突触传递才能完成。

反射弧中任何一个环节发生障碍，反射活动都将减弱或消失。

二、脊髓及脊神经

1. 脊髓

脊髓位于椎管内，呈前后稍扁的圆柱体，全长粗细不等，成人脊髓上端在枕骨大孔处与延髓相连，下端一般平第1腰椎椎体下缘。脊髓由内向外被软脊膜、脊髓蛛网膜和硬脊膜封裹。脊髓下端呈圆锥状，称脊髓圆锥；其尖端延续为一细丝，称终丝；终丝向下经骶管终于第2尾椎的背面。

在脊髓前外侧有脊神经前根根丝穿出，在脊髓后外侧有脊神经后根根丝穿出，如图2-59所示。在后根上有膨大的脊神经节，内含脊神经节细胞。前后根在椎间孔处汇合成脊神经，经椎间孔出椎管。

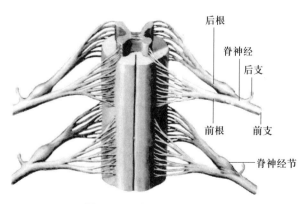

图2-59　脊髓及脊神经根

脊髓在构造上保留着节段性，与每对脊神经前、后根相连的一段脊髓称为脊髓节段，一个脊髓节段与一对脊神经相连。

脊髓由灰质和白质两部分构成。灰质在水平切面上呈"H"形，前部为前角，含运动神经元；后部为后角，神经元组成复杂；第1胸髓节段至第3腰髓节段的前、后角之间的区域（中间带）向侧方突出，为侧角，是交感神经的低级中枢；第2～4骶髓节段的中间带外侧有骶副交感神经核，属副交感神经低级中枢。

脊髓是神经系统的低级中枢，具有传导和反射功能，是高级中枢功能的基础。脊髓与高级中枢脑的各部之间有着广泛的纤维联系，在正常状态下，脊髓的活动是在脑的控制下进行的。

脊髓内有上下行纤维束，是感觉和运动神经冲动传导的重要通路。除头面部外，全身的浅、深感觉和大部分内脏感觉冲动，都是经脊髓白质的上行纤维束传导至脑的，由脑发出的冲动也要通过脊髓白质的下行纤维束去支配躯干、四肢骨骼肌以及部分内脏活动。

脊髓内有多种低级反射中枢，可引发多种简单反射，如刺激皮肤时产生腹壁反射（浅反射），刺激肌、腱时产生牵张反射（深反射）。

2. 脊神经

脊神经为连接于脊髓的周围神经部分，共31对，即颈神经8对，胸神经12对，腰神经5对，骶神经5对，尾神经1对。

第1～7对颈神经在相应椎骨上方的椎间孔出椎管，第8对颈神经在第7颈椎与第1胸椎之间的椎间孔出椎管。胸腰神经分别在同序数椎骨下方的椎间孔出椎管，第1～4对骶神经在相应的骶前、后孔出椎管，第5对骶神经和尾神经由骶管裂孔穿出。

脊神经前根含有躯体运动纤维和内脏运动纤维，脊神经后根含有躯体感觉纤维和内脏感觉纤维，所以脊神经是混合的，含有躯体感觉纤维、躯体运动纤维、内脏感觉纤维和内脏运动纤维。感觉纤维来源于脊神经后根膨大的脊神经节细胞。

脊神经出椎间孔后立即分为前支和后支，如图2-60所示。前支和后支都含有感觉和运动纤维。

（1）脊神经后支

脊神经后支经相邻椎骨横突之间或骶后孔向后走行，呈节段性地分布于枕、项、背、腰、骶和臀部的皮肤以及脊柱两侧的深部骨骼肌中，如图2-61所示。

枕大神经为第2颈神经后支的内侧支，在枕外隆凸稍外侧穿过斜方肌肌腱和深筋膜至皮下，分布于枕部皮肤。

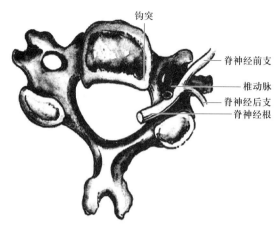

图2-60　脊神经前支、后支

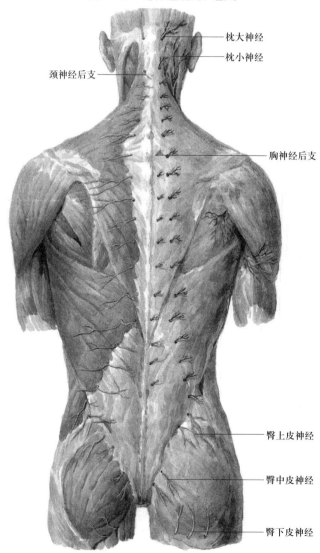

图2-61　脊神经后支

臀上皮神经为第 1 ~ 3 腰神经后支的外侧支，在髂嵴上方竖脊肌外侧缘穿胸腰筋膜，向下跨越髂嵴后部，分布于臀上部皮肤。

臀中皮神经为第 1 ~ 3 骶神经后支，出骶后孔，穿臀大肌起始部至皮下，分布于臀中部皮肤。

（2）脊神经前支

脊神经前支较粗大，分布于躯干前外侧和四肢的肌肉、皮肤。除胸神经前支保持明显的节段性外，其余各部脊神经前支分别交织成神经丛，再分支分布于相应的区域。脊神经前支形成的神经丛有颈丛、臂丛、腰丛和骶丛。

1）颈丛。颈丛由第 1 ~ 4 颈神经前支相互交织构成。该丛位于胸锁乳突肌上部的深面，主要皮支有枕小神经、耳大神经等，肌支有膈神经等，如图 2-62 所示。

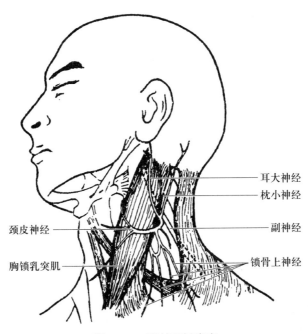

图 2-62 颈丛及其皮支

枕小神经沿胸锁乳突肌后缘上行，分布于枕部及耳廓背面上部的皮肤。

耳大神经沿胸锁乳突肌表面向耳垂方向上行，分布于耳廓及附近皮肤。

膈神经沿前斜角肌前面下行，在锁骨下动、静脉之间经胸廓上口进入胸腔，沿肺根前方、心包两侧下行至膈。其运动纤维支配膈肌，感觉纤维分布于胸膜、心包等。

2）臂丛。臂丛由第 5 ~ 8 颈神经前支和第 1 胸神经前支的大部分纤维交织汇集而成。在颈根部先经斜角肌间隙穿出，继而在锁骨后方向外下进入腋窝。臂丛以锁骨为界，分为锁骨上部和锁骨下部。

①锁骨上部分支：主要是一些短的肌支，分布于颈部、胸壁和肩部肌肉。长分支有胸长神经、肩胛背神经、肩胛上神经。

● 胸长神经起自神经根，从臂丛后方斜向外下进入腋窝，沿胸侧壁前锯肌表面下行，分布于前锯肌和乳房外侧。

● 肩胛背神经起自神经根，穿中斜角肌向后越过肩胛提肌，在肩胛骨和脊柱之间下行，分布于菱形肌和肩胛提肌。

● 肩胛上神经起自臂丛的上干，向后走行经肩胛上缘的肩胛上切迹进入冈上窝，绕肩胛冈外侧缘转入冈下窝，分布于冈上肌、冈下肌和肩关节。

②臂丛锁骨下部：在腋窝围绕腋动脉形成内侧束、外侧束和后束，如图2-63所示，其主要分支如下。

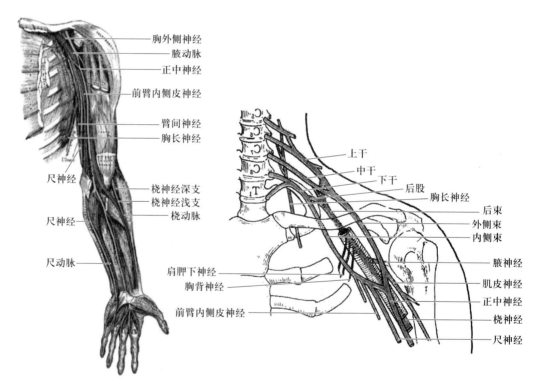

图2-63 臂丛及其主要分支

● 肩胛下神经起自臂丛后束，分布于肩胛下肌和大圆肌。

● 胸内侧神经起自臂丛内侧束，主要分布于胸小肌。

● 胸外侧神经起自臂丛外侧束，主要分布于胸大肌。

● 胸背神经起自臂丛后束，沿肩胛骨外侧缘下行，分布于背阔肌。

● 腋神经起自臂丛后束，行向后外，穿腋窝后壁，绕肱骨外科颈至三角肌深面，发出肌支支配三角肌和小圆肌，皮支分布于肩部和臂外侧区上部的皮肤。

●　肌皮神经起自臂丛外侧束，向外侧斜穿喙肱肌，在肱二头肌与肱肌之间下行，发出分支支配喙肱肌、肱二头肌和肱肌。其皮支从肱二头肌下端外侧穿出深筋膜，称前臂外侧皮神经，分布于前臂外侧份的皮肤。

●　正中神经由分别发自臂丛内侧束和外侧束的内侧根和外侧根汇合而成。在臂部沿肱二头肌内侧沟随肱动脉下行至肘窝，从肘窝向下行于前臂正中指浅、深屈肌之间，继而在桡侧腕屈肌腱和掌长肌腱之间的深面进入腕管，穿掌腱膜深面至手掌，分成数支指掌侧总神经。正中神经的肌支支配桡侧屈腕肌、掌长肌、指浅屈肌、指深屈肌、旋前圆肌等前臂前群肌和手肌外侧大部分（第 1、2 蚓状肌和除拇收肌以外的鱼际肌）；皮支分布于桡侧半手掌、桡侧三个半手指掌面皮肤及其中节和远节指背皮肤。正中神经体表投影：自肱动脉起始端搏动点至肘部肱骨内外上髁间连线中点稍内侧，再由此向下至腕掌侧横纹中点。上肢神经干如图 2-64 所示。

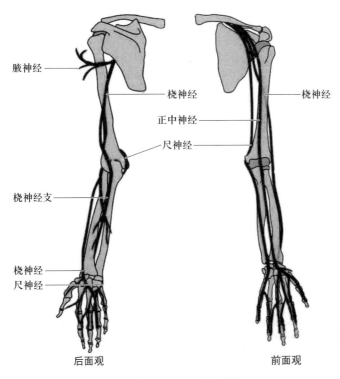

图 2-64　上肢神经干

●　尺神经起自臂丛内侧束，在肱二头肌内侧沟随肱动脉下行，至臂中部时转向后下，穿内侧肌间隔至臂后区内侧，下行进入肱骨内上髁后方的尺神经沟，在尺侧腕屈肌深面随尺动脉内侧下行，于豌豆骨外侧入手掌。发出肌支至尺侧腕屈肌、指深屈肌尺侧半以及手肌内侧大部分（小鱼际肌、拇收肌、骨间肌和第 3、4 蚓状肌）；并发出细的皮支，分布于手掌面尺侧 1/3 区、尺侧 1 个半指皮肤以及手背尺侧 1/2 区和尺侧 2 个半指的皮肤。尺神经的体表投影：自胸大肌下缘肱动脉起始端搏动点开始，至肱骨内上髁后方，再由此至豌豆骨外侧缘。尺神经在肱骨内上髁后方的尺神经沟内位置最浅，极易触及。

● 桡神经起自臂丛后束，先位于腋动脉的后方，与肱深动脉伴行，后经肱三头肌深面，紧贴肱骨体中部后面，沿桡神经沟行向外下，在肱骨外上髁上方穿过外侧肌间隔至肱桡肌与肱肌之间，继续下行于肱肌与桡侧腕长伸肌之间，在肱骨外上髁前方分为浅、深两支。其中肌支支配肱三头肌、肱桡肌、桡侧腕长伸肌等；臂及前臂皮支分布于臂后区皮肤、臂下外侧皮肤、前臂后面皮肤。桡神经深支还支配前臂后群肌，桡神经浅支分布于手背桡侧半和桡侧 2 个半指近节指背皮肤。桡神经在臂背侧面的体表投影：自腋后襞下缘外侧端与臂相交处斜向外下，连于肱骨外上髁。

● 臂内侧皮神经起自臂丛内侧束，分布于臂内侧皮肤。

● 前臂内侧皮神经起自臂丛内侧束，沿肱二头肌内侧沟下行至前臂，分布于前臂内侧的皮肤。

3）胸神经前支（见图 2-65）。胸神经前支共有 12 对，第 1 ~ 11 对分别位于相应的肋间隙中，称为肋间神经。第 12 对胸神经前支位于第 12 肋的下方，故名肋下神经。肋间神经位于肋间内、外肌之间，肋间血管的下方。上 6 对肋间神经分支主要分布于相应的肋间隙、胸壁皮肤和壁胸膜。第 7 ~ 12 对肋间神经除分布于相应的肋间隙、胸壁皮肤和壁胸膜外，斜向前下，和肋下神经一起行于腹内斜肌和腹横肌之间，分布于腹前外侧群肌、腹壁皮肤和壁腹膜。

4）腰丛。腰丛由第 12 胸神经前支的一部分、第 1 ~ 3 腰神经前支及第 4 腰神经前支的一部分组成，位于腰大肌深面，腰椎横突的前方，如图 2-66 所示。该丛发出的分支除就近支配位于附近的髂腰肌和腰方肌外，尚发出许多分支分布于腹股沟区、大腿前部和大腿内侧部。

髂腹下神经自腰大肌外侧缘穿出，经肾的后面和腰方肌前面行向外下方，依次行于腹横肌与腹内斜肌之间、腹内斜肌与腹外斜肌之间，并穿腹外斜肌腱膜至皮下，沿途发出肌支支配腹壁肌，皮支分布于附近皮肤。

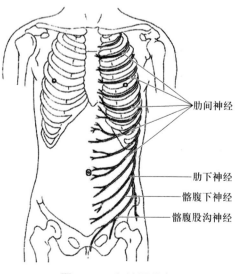

肋间神经

肋下神经
髂腹下神经
髂腹股沟神经

图 2-65 胸神经前支

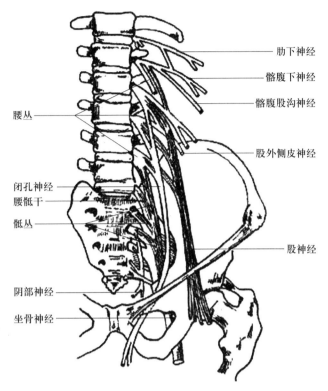

图 2-66　腰丛、骶丛及分支

髂腹股沟神经在髂腹下神经下方与其并行，出腰大肌外侧缘，斜行跨过腰方肌和髂肌上部，行于腹横肌与腹内斜肌之间，前行入腹股沟管，与精索（子宫圆韧带）伴行，从腹股沟管浅环穿出。沿途发出肌支支配腹壁肌，皮支分布于腹股沟部、阴囊或大阴唇的皮肤。

股外侧皮神经从腰大肌外侧缘穿出后，向前外侧走行，横过髂肌表面至髂前上棘内侧，经腹股沟韧带深面至股部，分布于大腿前外侧部的皮肤。

股神经为腰丛发出的最大分支。自腰大肌外侧缘发出后，在腰大肌与髂肌之间下行，经腹股沟韧带中点处股动脉外侧进入大腿前面的股三角内。其肌支主要分布于大腿前群肌的股四头肌和缝匠肌。皮支主要分布于大腿和膝关节前面的皮肤。皮支中最长的是隐神经，向下分布于小腿内侧面及足内侧缘的皮肤。

闭孔神经从腰大肌内侧缘穿出，伴闭孔血管沿盆腔侧壁向前下行，穿闭孔的闭膜管至大腿内侧。其肌支主要支配大腿内侧群肌，皮支主要分布于大腿内侧部皮肤。

5）骶丛。骶丛由第 4 腰神经前支的部分纤维、第 5 腰神经前支和所有骶、尾神经前支组成，位于盆腔内，在骶骨和梨状肌的前面。坐骨神经及其分支如图 2-67 所示。

骶丛发出的分支可分为两类，一类是短距离走行，直接分布于邻近的盆壁肌，如

梨状肌；另一类走行距离较长，分布于臀部、会阴
股后部、小腿和足部的肌群及皮肤。

臀上神经伴臀上血管经梨状肌上孔出盆腔至臀
部，行于臀中、小肌之间，支配臀中肌、臀小肌和
阔筋膜张肌。

臀下神经伴随臀下血管，经梨状肌下孔出盆腔
至臀部，行于臀大肌深面，支配臀大肌。

阴部神经伴随阴部血管，穿出梨状肌下孔至臀
部，随即绕坐骨棘经坐骨小孔进入会阴部的坐骨肛
门窝，分布于会阴部和外生殖器的肌和皮肤。

坐骨神经为全身最粗大、最长的神经。经梨状
肌下孔出盆腔至臀大肌深面，在坐骨结节与大转子
之间下行至大腿后面，行于股二头肌长头的深面，
在腘窝上角处分为胫神经和腓总神经。

胫神经为坐骨神经干的直接延续，沿腘窝中线
下行至小腿后区，在比目鱼肌深面伴胫后血管下
行，过内踝后方的踝管至足底，分为足底内侧神经

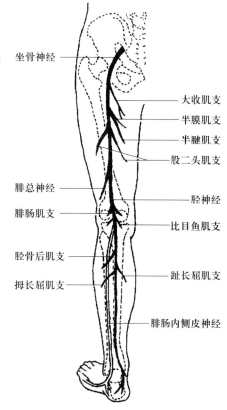

图 2-67　坐骨神经及其分支

和足底外侧神经。胫神经分支主要分布于小腿后群肌和足底肌以及小腿后面和足底的
皮肤。胫神经的体表投影可用从股骨内、外侧髁连线中点向下连至内踝后方的下行直
线来表示。

腓总神经在腘窝近侧端由坐骨神经发出，沿腘窝上外侧界的股二头肌肌腱内侧向
外下走行，绕腓骨颈向前穿过腓骨长肌，分为腓浅神经和腓深神经。腓总神经分支主
要分布于小腿群肌、外侧群肌和足背肌，以及小腿外侧、足背和趾背的皮肤。

三、脑及脑神经

1. 脑

脑位于颅腔内，可分为端脑、间脑、中脑、脑桥、延髓和小脑六部分。通常端脑
被称为大脑，中脑、脑桥和延髓合称为脑干。脑的表面从内至外有软脑膜、脑蛛网膜
和硬脑膜封裹。有十二对脑神经连于脑。

端脑（大脑）是产生感觉、控制运动及实现高级脑功能的高级神经中枢，由左右
两半球组成，大脑半球间由横行的神经纤维胼胝体相联系。大脑半球是意识、精神、

语言、学习、记忆和智能等高级神经活动的物质基础。大脑半球表面呈现不同的沟或裂。沟、裂之间隆起的部分叫脑回。大脑半球借沟和裂分为 5 叶，即额叶、颞叶、顶叶、枕叶和岛叶。

大脑两半球主要包括大脑皮质、大脑髓质和基底核等三个部分。大脑皮质是被覆在端脑表面的灰质，主要由神经元的胞体构成。神经元间的联系极为复杂，皮质的每一部分既是一些上行纤维束的终点，又是一些下行纤维束的起点，传入纤维和传出纤维之间有各种联络神经元，形成复杂而广泛的神经回路。大脑皮质对传入的各种冲动进行分析、整合，并做出反应。大脑皮质有许多不同的功能区，称为中枢，是执行某种功能的核心，如躯体运动中枢、躯体感觉中枢、视觉中枢、听觉中枢、语言中枢、嗅觉中枢、内脏活动中枢。皮质的深部是神经纤维形成的髓质或白质。髓质中又有灰质团块（神经细胞的细胞体集中部分），即基底核，包括纹状体（尾状核和豆状核）和杏仁体等。纹状体调节躯体运动，杏仁体与调节内脏活动、情绪有关。

间脑位于大脑半球和脑干之间，大部分为大脑半球所覆盖，主要包括背侧丘脑、后丘脑和下丘脑。背侧丘脑即通常所说的丘脑，是感觉传导通路的中继站，也是痛觉开始产生的脑结构。一侧丘脑受损对侧半身可表现为感觉丧失、过敏或自发疼痛。后丘脑为听觉、视觉传导通路的中继站，接受听觉、视觉纤维，发出听辐射、视辐射，投射至颞叶的听觉中枢和枕叶的视觉中枢。下丘脑是重要的皮质下内脏活动中枢，与垂体有密切联系，将神经调节与内分泌激素调节融为一体；下丘脑还是调节交感与副交感活动的主要皮质下中枢，对体温调节、摄食调节、昼夜节律调节、情绪调节也有重要作用。

自下而上，脑干分为延髓、脑桥和中脑。延髓下续脊髓，中脑上接间脑。延髓和脑桥的背侧面与小脑相连。除第 I 对脑神经嗅神经与大脑半球的嗅球连接、第 II 对脑神经视神经与间脑后丘脑相连外，大部分脑神经都从脑干出脑。中脑的大脑脚之间的脚间窝内，有动眼神经出脑；中脑背侧面有滑车神经出脑；脑桥腹侧与小脑交界处有三叉神经出脑；脑桥延髓沟从内向外，依次有展神经、面神经、前庭蜗神经出脑；延髓腹侧的橄榄背外侧，自上而下依次有舌咽神经、迷走神经、副神经出脑；延髓腹侧的锥体橄榄沟有舌下神经出脑。脑干内部结构与脊髓相似，也由灰质和白质构成。脑干的灰质不是连续的纵柱状，而是呈现为分散、大小不等的团块状或短柱状。脑干灰质的神经核分为两大类：一类是与第 III ～ XII 对脑神经直接相连的脑神经核，一类是不与脑神经直接相连的非脑神经核。

脑神经核分为运动核和感觉核。运动核又分为躯体运动核和内脏运动核，相当于脊髓灰质的前柱和侧柱。如中脑的动眼神经核主要由躯体运动神经元的胞体构成，其轴突组成动眼神经的躯体运动纤维，支配大部分眼球外肌；中脑的动眼神经副核主要由内脏运动神经元构成，其轴突组成动眼神经的内脏运动纤维（副交感纤维），支配眼睫状肌和瞳孔括约肌。躯体运动核还有脑桥的三叉神经运动核，支配咀嚼肌；面神经核，支配面肌；延髓的疑核，支配咽喉肌；舌下神经核，支配舌肌。内脏运动核还有延髓的迷走神经背核支配颈部、胸腔和大部分腹腔器官的心肌、平滑肌的运动和腺体的分泌。感觉核又分为躯体感觉核和内脏感觉核。躯体感觉核有三叉神经脑桥核，主要接受面部皮肤和口鼻腔黏膜的触觉、压觉冲动；三叉神经脊束核，主要接受面部皮肤和口鼻腔黏膜的痛觉、温度觉冲动；三叉神经中脑核，主要接受咀嚼肌和表情肌的本体感觉冲动。内脏感觉核有孤束核，接受来自舌、咽、喉及胸腹腔脏器的内脏感觉。

小脑位于脑桥和延髓的背侧面、大脑半球枕叶的下方，是与运动调节有关的中枢，能维持身体平衡，调节肌张力，协调随意运动。

2. 脑神经

脑神经是与脑相连的周围神经，共 12 对。按脑神经与脑相连部位的先后顺序，用罗马数字作为其序号依次描述为：Ⅰ嗅神经、Ⅱ视神经、Ⅲ动眼神经、Ⅳ滑车神经、Ⅴ三叉神经、Ⅵ展神经、Ⅶ面神经、Ⅷ前庭蜗神经、Ⅸ舌咽神经、Ⅹ迷走神经、Ⅺ副神经和Ⅻ舌下神经。

十二对脑神经

一嗅二视三动眼，四滑五叉六外展；

七面八庭九舌咽，十迷副神舌下全。

（1）嗅神经

嗅神经为特殊内脏感觉纤维，由上鼻甲和鼻中隔上部黏膜内的嗅细胞中枢突聚集而成 20 多条嗅丝，穿鼻顶壁的筛板筛孔入颅前窝连于嗅球（嗅觉中枢），传导嗅觉。

（2）视神经

视神经为传导视觉信息的特殊躯体感觉纤维，由视网膜节细胞的轴突在视网膜后部集中形成视神经盘，然后穿巩膜形成视神经。视神经向后内行经视神经管入颅中窝。两侧的视神经在垂体的前上方形成视交叉，重新组合后形成左、右视束，绕大脑脚向后止于间脑的外侧膝状体（视觉中枢）。

（3）动眼神经

动眼神经中的躯体运动纤维发自中脑动眼神经核，内脏运动纤维发自中脑的动眼神经副核。两种运动纤维合并组成动眼神经，由中脑脚间窝出脑，向前穿眶上裂入眶，分成上、下两支。上支细小，分布于上直肌和上睑提肌；下支粗大，支配下直肌、内直肌和下斜肌。

（4）滑车神经

滑车神经为躯体运动神经。起于中脑背侧的滑车神经核，绕大脑脚外侧前行，经眶上裂入眶，越过上直肌和上睑提肌向前内侧走行，支配上斜肌。

（5）三叉神经

三叉神经为混合性脑神经，含 2 种神经纤维：躯体感觉纤维和特殊内脏运动纤维。躯体感觉纤维的胞体位于三叉神经节内，其中枢突组成三叉神经感觉根，入脑后止于三叉神经脑桥核和三叉神经脊束核，其周围突组成三大分支：眼神经、上颌神经、下颌神经，发出分支分布于头面部皮肤、咽、鼻腔和口腔的大部分黏膜以及牙齿、脑膜等处，传导痛觉、温度觉、触觉和压觉。眼神经的分支眶上神经，沿眶上壁下面前行，经眶上切迹至额部皮肤。上颌神经的分支眶下神经，沿眶下壁出眶下孔至面部，分布于睑裂于口裂之间的面部皮肤。下颌神经的分支颏神经，自颏孔穿出分布于口裂以下的面部皮肤。特殊内脏运动纤维起于脑桥三叉神经运动核，组成三叉神经运动根，经卵圆孔出颅，随下颌神经分支分布于咀嚼肌等。运动根内含有至三叉神经中脑核的纤维，主要传导咀嚼肌和眼外肌的本体感觉。

（6）展神经

展神经由躯体运动纤维组成，起于脑桥的展神经核，自脑桥延髓沟中线两侧出脑，经眶上裂入眶，支配外直肌。

（7）面神经

面神经为混合性脑神经，主要含有 3 种纤维成分：躯体运动纤维、特殊内脏感觉（味觉）纤维和内脏运动纤维。躯体运动纤维占面神经纤维的大部分，起自脑桥面神经核，自脑桥延髓沟外侧部出脑，与前庭蜗神经伴行，经内耳门进入内耳道，穿内耳道底入面神经管，从茎乳孔出颅，入腮腺深面，分数支，经腮腺前缘穿出，呈扇形分布于面肌。感觉（味觉）纤维的胞体位于面神经管内的膝神经节，其中枢突入脑后，止于孤束核，其周围突加入鼓索，随舌神经分布于舌前 2/3 黏膜的味蕾。内脏运动纤维（副交感节前纤维）起自脑桥上泌涎核，出颅后进入下颌下神经节和翼腭神经节交换神经元，节后纤维支配下颌下腺、舌下腺和泪腺、鼻腔黏膜腺的分泌。

（8）前庭蜗神经

前庭蜗神经由传导平衡觉的前庭神经和传导听觉的蜗神经两部分组成，两者合成一干进入内耳道，经内耳门入颅，在脑桥延髓沟外侧部进入脑桥，居面神经外侧。前庭神经的胞体位于内耳道底的前庭神经节，其周围突分布于内耳的椭圆囊斑、球囊斑和壶腹嵴中的毛细胞，中枢突聚集成前庭神经，经内耳门入颅，止于脑干前庭神经核和小脑。蜗神经的胞体位于内耳蜗轴内的蜗神经节，其周围突分布于内耳螺旋器的毛细胞，中枢突聚集成蜗神经，伴前庭神经入脑，止于脑干蜗神经核。

（9）舌咽神经

舌咽神经为混合性脑神经，有3种纤维成分：内脏感觉纤维、躯体运动纤维和内脏运动纤维。内脏感觉纤维的胞体位于颈静脉孔处的上、下神经节，其周围突分布于舌后1/3的黏膜和味蕾，咽、咽鼓管和鼓室等处的黏膜，以及颈动脉窦和颈动脉小球，传导味觉和一般感觉，中枢突止于孤束核。躯体运动纤维起自延髓疑核，支配部分咽肌。内脏运动纤维（副交感节前纤维）起自延髓下泌涎核，在卵圆孔下方的耳神经节交换神经元，节后纤维经耳颞神经分布于腮腺，支配腮腺分泌。舌咽神经从延髓橄榄背侧出脑，与迷走神经、副神经同穿颈静脉孔出入颅，在颈静脉孔处连于舌咽神经节，出颅后沿颈内动、静脉之间下行，呈弓形向前达舌根。

（10）迷走神经

迷走神经是行程最长、分布范围最广的混合性脑神经，含有4种纤维成分：内脏运动纤维、躯体运动纤维、内脏感觉纤维和躯体感觉纤维。内脏运动纤维起自延髓迷走神经背核，支配颈、胸、腹部脏器的心肌、平滑肌的运动和腺体分泌。躯体运动纤维起自延髓疑核，支配咽喉肌。内脏感觉纤维的胞体位于迷走神经下神经节，其中枢突止于孤束核，其周围突分布于颈、胸、腹部脏器。躯体感觉纤维的胞体位于迷走神经上神经节，其中枢突止于三叉神经脊束核，其周围突分布于耳廓背侧面和外耳道的皮肤。

迷走神经在延髓橄榄背侧、舌咽神经下方出脑，与舌咽神经和副神经一起穿颈静脉孔出颅。神经干在颈静脉孔处形成上、下神经节。在颈部，迷走神经位于颈动脉鞘内，在颈内静脉与颈内（总）动脉之间的后方下行。颈部分支有喉上神经、颈心支、咽支，经胸廓上口进入胸腔，左、右迷走神经在肺根后方沿食管下行，并逐渐形成迷走神经前干和后干。胸部分支有喉返神经、支气管支、食管支。迷走神经前、后干与食管一同穿膈肌的食管裂孔进入腹腔，前干分出胃前支、肝支，后干分出胃后支、腹腔支，分布于自胃至横结肠的消化管（结肠左曲以上的消化管）及肝、胆、胰、脾、肾等实质性脏器。

（11）副神经

副神经为运动性神经，含特殊内脏运动纤维，起自疑核（延髓根）和副神经核

（脊髓根），连于延髓橄榄后沟下部。其延髓根加入迷走神经，支配咽喉肌；脊髓根自脊髓前、后根之间出脊髓，在椎管内上行，经枕骨大孔入颅腔，与延髓根合成副神经一起经颈静脉孔出颅。

（12）舌下神经

舌下神经为运动性神经，含一般躯体运动纤维，起自延髓舌下神经核，在延髓锥体与橄榄体之间出脑，经舌下神经管出颅。出颅后向下行于颈内动、静脉之间至舌骨上方，呈弓形行向前内，沿舌骨舌肌浅面分支进入舌内，支配舌内肌和大部分舌外肌。

学习单元 6　内分泌系统和感觉器基础知识

内分泌系统是保健调理的主要对象之一。神经内分泌调节途径是保健调理对内分泌系统产生影响的主要途径。保健调理首先通过刺激周围神经对内分泌器官功能产生调节作用，同时通过中枢神经对垂体内分泌部的影响，从下丘脑 – 垂体 – 肾上腺轴途径、下丘脑 – 垂体 – 卵巢轴途径，对内分泌系统产生影响。艾灸能够调节内分泌系统，稳定激素水平。刮痧也能调节性激素水平，改善其异常分泌。

一、内分泌系统的组成及功能

内分泌系统是神经系统以外的另一个重要全身性调节系统，由内分泌腺和内分泌组织组成。

内分泌腺为形态结构上独立存在的、肉眼可见的内分泌器官，如甲状腺、甲状旁腺、肾上腺、垂体、松果体、胸腺等。内分泌腺分泌的物质称为激素。内分泌腺无导管，但腺体内毛细血管丰富，分泌的激素直接进入血液，经循环系统输送到特定靶器官发挥作用。内分泌组织以细胞团分散于机体的器官或组织内，如卵巢内的卵泡和黄体、胰腺内的胰岛、睾丸内的间质细胞等。

内分泌系统是机体的重要调节系统，与神经系统相辅相成，共同维持人体内环境的平衡与稳定，调节机体的生长发育和各种代谢活动，并调控生殖，影响各种行为。

二、内分泌腺

1. 甲状腺

甲状腺呈"H"形，分左右两叶和中间连接两叶的甲状腺峡。甲状腺位于颈部甲状软骨下方，喉下部和气管上部两侧，上端达甲状软骨的中部，下端抵第4气管环。甲状腺峡多位于第2～4气管软骨环前面。甲状腺内侧面借韧带附着于环状软骨，因此，吞咽时甲状腺可随喉上下移动。

甲状腺由许多甲状腺滤泡组成，能合成、贮存和分泌甲状腺激素，其主要功能是促进机体新陈代谢，维持机体的正常生长发育，对于骨骼和神经系统的发育极其重要。甲状腺分泌机能低下时，机体的基础代谢率低，可出现黏液性水肿。如果在胎儿或婴儿时期甲状腺分泌功能丧失，则骨骼和脑的发育停滞，表现为身材矮小、智力低下的呆小病。甲状腺功能亢进时，可出现心跳加快、失眠、急躁和手颤等，与交感神经和中枢神经兴奋性升高有关。

2. 甲状旁腺

甲状旁腺为扁椭圆形、黄豆大小的腺体，一般上下两对，分别位于左右两叶甲状腺背面的中部和下部。

甲状旁腺分泌甲状旁腺激素，主要功能是参与调节机体内钙、磷的代谢，维持血钙平衡。甲状旁腺功能低下时可出现低血钙性抽搐。

3. 肾上腺

肾上腺是人体重要的内分泌腺，位于脊柱两侧的腹膜后间隙内，左右各一，位于肾的上方，共同为肾筋膜和脂肪组织所包裹，故名肾上腺。

肾上腺实质可分为表面的皮质和内部的髓质两部分，两者在分泌物质、结构与功能上均不相同。肾上腺皮质可分泌盐皮质激素、糖皮质激素和性激素，分别调节人体的水盐代谢、碳水化合物代谢和影响第二性征。肾上腺髓质可分泌肾上腺素和去甲肾上腺素，主要功能是使心跳加快、心肌收缩力加强、小动脉收缩，从而参与维持血压稳定、调节内脏平滑肌活动。

4. 垂体

垂体位于丘脑下部的腹侧，为一卵圆形小体，位于颅中窝、蝶骨体上面的垂体窝内。一般女性的垂体较男性大，妊娠期更明显。

脑垂体是人体最重要的内分泌腺，是利用激素调节身体健康平衡的总开关，控制多种对代谢、生长、发育和生殖等有重要作用的激素的分泌。

垂体可分为腺垂体和神经垂体两部分。神经垂体由神经部和漏斗部组成；腺垂体分为远侧部、结节部和中间部。腺垂体的远侧部和结节部合称垂体前叶，能分泌多种激素，如生长激素、促甲状腺激素、促肾上腺皮质激素、促性腺素、催产素、催乳素、黑素细胞刺激素等。腺垂体的中间部和神经垂体的神经部合称垂体后叶，能储存和释放下丘脑分泌的抗利尿激素和催产素。

5. 松果体

松果体为长 5 ~ 8 mm、宽 3 ~ 5 mm 的灰红色椭圆形小体，位于背侧丘脑后上方。在儿童期较发达，从 7 岁左右开始退化。

松果体能合成和分泌褪黑素，具有抑制生殖、抗紧张、抗衰老、增强免疫力、促进睡眠等作用。

6. 胸腺

胸腺位于上纵隔的前部，可分为左右两叶，既是淋巴器官，又是内分泌器官。胸腺在新生儿及幼儿时期较大，性成熟后开始萎缩，逐渐变小。

胸腺的主要功能是形成 T 淋巴细胞，发育成熟后将其运送到周围淋巴器官，参与细胞免疫。胸腺可分泌胸腺激素，诱导 T 淋巴细胞分裂和分化，使其具有免疫应答能力。

三、感觉器

保健调理对感觉器有一定的影响。艾灸疗法的温热作用能够提升局部组织的温度，加快血液循环，刺激神经末梢兴奋，改良细胞生长环境以促进细胞再生，从而调节脏腑功能，促进机体新陈代谢，平衡机体内环境。拔罐疗法的物理性机械刺激和温热刺激可兴奋拔罐局部的各种感受器，进而兴奋不同的神经纤维，将良性物理刺激转化为生物有效电信息（即神经冲动），该信息一方面传至中枢的不同水平，经整合后再沿下行纤维传出，调节相关内脏组织的功能；另一方面可通过局部反射弧而发挥调节作用。

感觉器是机体感受环境刺激的装置，是感受器及其附属结构的总称。

感受器与感觉器两词有时通用，但其含义并不等同。感受器主要指感受内、外环境刺激而产生兴奋的结构，其广泛分布于人体各部，有的结构非常简单，仅仅是感觉神经的游离末梢，如痛觉感受器；有的结构则较为复杂，是由一些组织结构共同形成的各种被囊神经末梢，如触觉小体、环层小体等。感觉器的结构比感受器复杂，不仅感受装置更为完善，还具有复杂的附属结构，如听器由声音感受器和耳的传音结构组成、视器是由眼球（感受器）和眼副器构成。感受器的功能是接受相应刺激后，将其转变为神经冲动，由感觉神经和中枢神经系统的传导通路传到人体的大脑皮质，产生相应的感觉；再由高级中枢发出神经冲动经运动神经传至效应器，对刺激做出相应的反应。

培训课程3 人体皮肤基本生理特点及保健调理常用局部解剖知识

一、人体皮肤基本生理特点

1. 皮肤的结构

皮肤被覆于人体体表，由表皮、真皮和皮下组织组成，如图 2-68 所示。

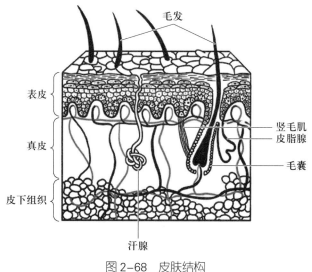

图 2-68 皮肤结构

表皮与真皮之间由基底膜带相连接。皮肤中除各种皮肤附属器（如毛发、皮脂腺、汗腺等）外，还含有丰富的血管、淋巴管、神经和肌肉。表皮在组织学上属于复层鳞状上皮，主要由角质形成细胞、朗格汉斯细胞、黑素细胞和梅克尔细胞等构成。真皮由中胚层分化而来，由浅至深可分为乳头层和网状层，但两层之间并无明确界限。真皮在组织学上属于不规则的致密结缔组织，由纤维、基质和细胞三种成分组成，其中以纤维成分为主，纤维之间有少量基质和细胞成分。皮下组织位于真皮下方，其下与肌膜等组织相连，由疏松结缔组织及脂肪小叶组成，又称皮下脂肪层。皮下组织含有血管、淋巴管、神经、小汗腺和顶泌汗腺等。皮肤附属器包括毛发、皮脂腺、汗腺和甲，均由外胚层分化而来。

2. 皮肤的功能

皮肤覆盖于人体表面，对维持体内环境稳定十分重要，具有屏障、吸收、感觉、分泌和排泄、体温调节、物质代谢、免疫等多种功能。

（1）皮肤的屏障功能

皮肤可以保护体内各种器官和组织免受外界的各种有害因素的损伤，也可以防止体内水分、电解质及营养物质的丢失。狭义的皮肤屏障功能通常指表皮尤其是角质层的物理性屏障结构。而广义的皮肤屏障功能包括物理性、色素性、神经性和免疫性屏障作用。

（2）皮肤的吸收功能

皮肤具有吸收功能，经皮吸收是皮肤外用药物治疗的理论基础。角质层是经皮吸收的主要途径，其次是毛囊、皮脂腺、汗腺。

（3）皮肤的感觉功能

皮肤的感觉可以分为两类，一类是单一感觉，即皮肤中感觉神经末梢和特殊感受器感受体内外的单一性刺激，转换成一定的动作电位沿神经纤维传入中枢，产生的不同性质的感觉，如触觉、痛觉、压觉、冷觉和温觉；另一类是复合感觉，即皮肤中不同类型的感觉神经末梢或感受器共同感受的刺激传入中枢后，由大脑综合分析形成的感觉，如湿、硬、软、粗糙、光滑等。此外皮肤还有形体觉、两点辨别觉和定位觉等。

（4）皮肤的分泌和排泄功能

皮肤的分泌和排泄主要通过汗腺和皮脂腺完成。小汗腺的分泌和排泄受体内外温度、精神因素和饮食等的影响。小汗腺的分泌对维持体内电解质平衡非常重要。青春期顶泌汗腺分泌旺盛，情绪激动和环境温度增高时，其分泌也会增加。皮脂腺分泌受各种激素影响，皮脂是多种脂类的混合物，其中主要含有角鲨烯、胆固醇酯及甘油三酯等。

（5）皮肤的体温调节功能

皮肤具有重要的体温调节功能。一方面皮肤可通过遍布全身的外周温度感受器，感受外界环境温度的变化，并向下丘脑发送相应信息；另一方面皮肤又可接收中枢信息，通过血管舒缩反应、寒战或出汗等反应对体温进行一定的调节。

（6）皮肤的代谢功能

与其他组织器官相比，皮肤的代谢功能具有其特殊性。皮肤可以促进糖、蛋白质、脂类、水及电解质等代谢。

（7）皮肤的免疫功能

皮肤是重要的免疫器官，包括获得性免疫（特异性免疫）和先天免疫（非特异性免疫）。1986年提出了皮肤免疫系统的概念，认为皮肤免疫系统包括多种细胞成分和体液成分。此外，皮肤神经末梢受外界刺激后可释放感觉神经肽，如降钙素基因相关肽、P物质、神经激酶A等，对中性粒细胞、巨噬细胞等产生趋化作用，导致产生炎症反应。

3. 保健调理对皮肤的影响

当皮肤受到刮痧、拔罐、艾灸等刺激时，会产生不同的反射，这类反射称为皮肤的内脏反射，这与自主神经与皮肤内丰富的感觉丛有关。例如，保健调理手法可以从机制上改变皮肤的质地，手法完成后皮肤变得柔软，经过反复持续的手法治疗，皮肤变得更有弹性、柔韧性和回缩性。表浅的手法有助于清除干燥鳞状的皮肤。在深层皮肤损伤的修复过程中，深层手法可帮助真皮层的胶原纤维进行重排。手法的生理作用包括能够增加局部的血液和淋巴流量、改善营养状态、清除受伤组织释放的有毒物质、加速痊愈。

二、保健调理常用局部解剖

1. 头面部的局部解剖

头面部分为后上方的颅部和前下方的面部，颅顶分为额顶枕区和颞区，以下主要介绍面部、额顶枕区和颞区。

（1）面部

1）面部浅层结构。该区由浅入深分为皮肤、浅筋膜、面肌、血管和神经。面肌由面神经支配，面神经受损时，可引起面瘫。

2）腮腺咬肌区。腮腺咬肌区的上界为颧弓与外耳道，下界为下颌骨下缘，前界为咬肌前缘，后界为乳突和胸锁乳突肌上部前缘。此区由浅入深大致分为皮肤、浅筋膜、浅层血管及神经、腮腺管、腮腺咬肌筋膜、腮腺和穿经腮腺的血管、神经及咬肌等结构。

3）面侧深区。面侧深区位于颅底下方，口腔及咽的外侧，为顶、底和四壁围成的腔隙。其顶为骨大翼的颞下面，底平下颌骨下缘，前壁为下颌骨体的后面，后壁为腮腺深部，外侧壁为下颌支，内侧为翼突外侧板和咽侧壁，内有翼内肌、翼外肌、上颌动脉、翼静脉外肌、下颌神经及其分支等结构。

4）眶区。眶区包括眶、脸、眼球、眼副器和眶内神经、血管等结构。

（2）额顶枕区

额顶枕区的前界为眶上缘，后界为枕外隆凸和上项线，两侧借上颞线与颞区分界。该区由浅入深可分为皮肤、浅筋膜、帽状腱膜与枕额肌、腱膜下疏松结缔组织和颅骨外膜 5 层。

皮肤厚而致密，血管丰富，因含有大量毛囊、汗腺和皮脂腺等，较易发生感染。浅筋膜由致密结缔组织和脂肪组织构成，致密结缔组织使皮肤与帽状腱膜紧密相连，并将脂肪组织分隔成许多纤维小格，内有丰富的血管和神经通过。帽状腱膜与枕额肌帽状腱膜前连枕额肌的额腹，后连枕额肌的枕腹，两侧逐渐变薄，续于颞筋膜。整个帽状腱膜坚韧而致密，与浅层的皮肤和浅筋膜紧密相连，临床上统称为头皮。腱膜下疏松结缔组织是位于帽状腱膜与颅骨外膜之间的薄层疏松结缔组织，头皮借此层与颅骨外膜疏松连接，故移动性较大。颅骨外膜为一层薄而致密的结缔组织膜，借少量结缔组织与颅骨表面相连。

（3）颞区

颞区位于颅的两侧，其上界为上颞线，下界为颧弓上缘，前界为颧骨的额突和额骨的颧突，后界为上颞线的后下段。该区由浅入深分为皮肤、浅筋膜、颞筋膜、颞肌和颅骨外膜 5 层。

2. 腰背部的局部解剖

（1）腰上三角

腰上三角位于背阔肌深面，第 12 肋下方，其内侧界为竖脊肌外侧缘，外下界为腹内斜肌后缘，上界为第 12 肋。有时由于下后锯肌在第 12 肋的附着处与腹内斜肌后缘相距较近，则下后锯肌也参与构成一个边，共同围成一个四边形的间隙。三角的底为腹横肌起始部的腱膜，腱膜深面有 3 条与第 12 肋平行排列的神经。自上而下为肋下神经、髂腹下神经和髂腹股沟神经。腱膜的前方有肾和腰方肌。腰上三角是腹后壁的薄弱区之一，腹腔器官若经此三角向后突出，则形成腰疝。

（2）腰下三角

腰下三角由髂嵴、腹外斜肌后缘和背阔肌前下缘围成。三角的底为腹内斜肌，表面仅覆以皮肤和浅筋膜。此三角为腹后壁的又一薄弱区，也会发生腰疝。

3. 胸腹部的局部解剖

（1）胸部

胸壁由皮肤、浅筋膜、深筋膜、胸廓外肌层、胸廓和肋间肌以及胸内筋膜等构成。

1）皮肤：胸前区和胸外侧区的皮肤较薄，尤其是胸骨前面和乳头的皮肤。除胸骨前面的皮肤外，胸部其余部位的皮肤有较大的活动性。

2）浅筋膜：胸部的浅筋膜与颈部、腹部和上肢的浅筋膜相续，胸骨前面较薄，其余部分较厚，浅筋膜内含浅血管、淋巴管、皮神经和乳腺。

3）深筋膜：胸壁深筋膜分为浅、深两层。浅层较薄弱，覆盖于胸大肌和前锯肌表面，向上附着于锁骨，向下接腹外斜肌表面的筋膜，内侧附着于胸骨，向后与胸背区的深筋膜相续；深层位于胸大肌深面，向上附着于锁骨，包绕锁骨下肌和胸小肌，在胸小肌下缘与浅层汇合，并与腋筋膜相续；位于喙突、锁骨下肌和胸小肌之间的筋膜称锁胸筋膜。胸肩峰动脉的分支和胸外侧神经穿出该筋膜，分布于胸大肌、胸小肌。

4）胸廓外肌层：胸廓外肌层包括胸上肢肌和部分腹肌。浅层有胸大肌、腹直肌和腹外斜肌的上部，深层有锁骨下肌、胸小肌和前锯肌。胸大肌和胸小肌之间的间隙称胸肌间隙，内含疏松结缔组织和 2 ～ 3 个胸肌间淋巴结，胸肌间淋巴结接受胸大肌、胸小肌和乳腺深部的淋巴管，其输出淋巴管注入尖淋巴结。胸大肌较宽大，且位置表浅，故常用胸大肌填充胸部残腔或修补胸壁缺损。

5）胸廓：胸廓除保护和支持胸腹腔器官外，主要参与呼吸运动。

6）肋间肌：肋间外肌起自上位肋骨下缘，肌束斜向前下，止于下位肋骨的上缘，在肋骨前端处向前续为肋间外膜；肋间内肌位于肋间外肌的深面，起自下位肋骨的上缘，肌束自后下斜向前上，止于上位肋骨下缘。在肋角处向后续为肋间内膜。

（2）女性乳房

乳房是人类和哺乳动物的特有器官，属于汗腺的特殊变形。女性乳房在青春期开始发育，妊娠和哺乳期有分泌活动。

女性乳房位于胸前外侧壁深筋膜的浅面，深层为胸大肌和胸肌筋膜。成年女性乳房平第 2 ～ 7 肋之间，内侧缘达胸骨旁线，外侧缘可达腋中线。成年未妊娠妇女的乳头约对第 4 肋间隙。

成年未妊娠妇女的乳房呈半球形，紧张而富有弹性。乳房由皮肤、乳腺、纤维组织和脂肪组织构成。乳腺以乳头为中心，被结缔组织（纤维和脂肪）分隔为 15 ～ 20 个乳腺叶，每一个乳腺叶均有一个排泄管称输乳管，开口于乳头。皮肤和胸肌筋膜之间连有许多纤维束，称乳房悬韧带或库珀韧带，对乳房起支持和固定作用。乳房形状与胸肌丰满程度、乳腺组织状态、脂肪组织量、乳房悬韧带结缔组织及皮肤状态有关。

乳房主要由胸廓内动脉、胸外侧动脉和肋间后动脉的分支营养。静脉大部分向内侧汇集至胸骨两侧，穿过胸壁注入胸廓内静脉。女性乳房的淋巴管网非常丰富，乳房外侧部、中央部和上部的淋巴管向外上方走行，注入腋淋巴结群的胸肌淋巴结，其输出管注入中央淋巴结和尖淋巴结，这是乳房淋巴回流的主要途径。乳房内侧部的淋巴管穿肋间隙，注入胸骨旁淋巴结群，其输出管注入纵隔前淋巴结或锁骨上淋巴结；乳房深面可形成 2～3 条淋巴管，穿过胸大肌，沿胸小肌表面向上注入腋窝淋巴结；乳房浅层淋巴管与皮肤淋巴管有广泛的吻合。

（3）腹股沟区

腹股沟区是下腹壁与大腿交界的三角区，是连接腹部和下肢的一个过渡区域。

一般而言，腹股沟区指下腹部两侧的三角形区域，内侧界为腹直肌外缘，上界为髂前上棘至腹直肌外缘的水平线，下界为腹股沟韧带，此处是腹股沟疝的发生区域。腹股沟疝是指腹腔内脏器通过腹股沟区的缺损向体表突出所形成的包块，可分为腹股沟斜疝和腹股沟直疝两种，大多为腹股沟斜疝。小肠等腹腔脏器从腹股沟管深环（腹横筋膜卵圆孔）突出，向内下，向前斜行经腹股沟管，再穿出腹股沟浅环（皮下环），可进入阴囊中。腹股沟直疝从腹壁下动脉内侧的腹股沟三角区直接由后向前突出。

下腹部腹腔的前外侧壁由腹外斜肌、腹内斜肌、腹横肌及腱膜构成。腹直肌位于内侧，腹斜肌及腹横肌都止于腹直肌外侧缘，形成腱膜，参与腹直肌鞘的构成。腹外斜肌腱膜的下缘卷曲增厚，连于髂前上棘与耻骨结节之间，形成腹股沟韧带。腹股沟管位于腹股沟韧带内侧半的上方，是由外上方向内下方的肌肉筋膜裂隙，长约 5 cm，内有精索或子宫圆韧带通过。在耻骨结节外上方，腹外斜肌腱膜形成三角形裂孔，即腹股沟管浅环。在腹股沟韧带中点上方约一横指处，腹横筋膜外突形成卵圆形孔，即腹股沟管深环。腹股沟管前壁有腹外斜肌腱膜，后壁有腹横筋膜，上壁为腹内斜肌和腹横肌的弓状下缘，下壁为腹股沟韧带构成的凹槽。男性腹内斜肌最下部肌束与腹横肌最下部肌束一起随精索出腹股沟浅环进入阴囊，包绕精索和睾丸而成为提睾肌，故此处存在一个潜在性裂隙，加之老年肌肉力量减弱，站立位腹内压增高，故易发疝气。

在保健调理中，需强调腹股沟区的肌腔隙、血管腔隙解剖。腹股沟韧带与髋骨间被髂耻弓（连于腹股沟韧带与髋骨的髂耻隆起之间）分隔为外侧的肌腔隙和内侧的血管腔隙，是腹、盆腔与股前内侧区之间的重要通道。肌腔隙前界为腹股沟韧带外侧部，后外界为髂骨，内侧界为髂耻弓。腔隙内从外至内依次为股外侧皮神经、髂腰肌和股神经。血管腔隙前界为腹股沟韧带内侧部，后内界为耻骨肌筋膜及耻骨梳韧带，后外界为髂耻弓，内侧界为腔隙韧带。腔隙内由外至内依次为股动脉、股静脉、股管的上口股环等。

还有在腹股沟区常可触及人体的浅表淋巴结，腹股沟区淋巴结肿大可能与会阴部、盆腔、下肢炎症和肿瘤病变有关。

4. 上肢部的局部解剖

（1）腋区

腋区位于肩关节下方，臂上段与胸前外侧壁上部之间。上肢外展时，此区出现穹隆状皮肤凹陷，皮肤深面为四棱锥形的腔隙，称腋窝，由顶、底和四壁构成。顶即腋窝的上口，向上内通颈根部，由锁骨中份、第1肋外缘和肩胛骨上缘围成，内有臂丛和血管通过，锁骨下血管于第1肋外缘移行为腋血管。底由皮肤、浅筋膜和腋筋膜构成，皮肤借纤维隔与腋筋膜相连，腋筋膜中央部因有皮神经、浅血管和浅淋巴管穿过而呈筛状，故又称筛状筋膜。四壁包括前、后壁和内、外侧壁，前壁由胸大肌、胸小肌、锁骨下肌和锁胸筋膜构成，后壁由背阔肌、大圆肌、肩胛下肌和肩胛骨构成，内侧壁由前锯肌、上位4条肋骨及肋间肌构成，外侧壁由喙肱肌、肱二头肌长短头和肱骨结节间沟构成。

腋窝主要包括臂丛的锁骨下部及其分支、腋动脉及其分支、腋静脉及其属支、腋淋巴结和疏松结缔组织等。腋动脉在第Ⅰ肋外侧缘续接锁骨下动脉，至大圆肌下缘移行于肱动脉。腋静脉位于腋动脉的内侧，两者之间有臂丛内侧束、胸内侧神经、尺神经和前臂内侧皮神经，其内侧有臂内侧皮神经。臂丛在此为臂丛的锁骨下部，由三个束构成：内侧束是下干前股的延续；外侧束由上、中干的前股合成；后束由三个干的后股合成。此外，还有起自锁骨上部的胸长神经，伴胸外侧动脉在前锯肌表面沿腋中线偏后下降，分布于该肌。腋淋巴结数量较多，位于腋静脉及其属支周围的疏松结缔组织中，可分5群，每群包括数个淋巴结，淋巴结之间由淋巴管相连。

（2）肘窝

肘窝为肘前区的三角形凹陷，其尖指向远侧，底边位于近侧。上界为肱骨内、外上髁的连线，下外侧界为肱桡肌，下内侧界为旋前圆肌，顶由浅入深依次为皮肤、浅筋膜、深筋膜和肱二头肌腱膜，底是肱肌、旋后肌和肘关节囊，其由内向外，依次为正中神经、肱动脉及其两条伴行静脉、肱二头肌腱和桡神经及其分支。肘深淋巴结位于肱动脉末端附近。

5. 下肢部的局部解剖

（1）股三角

股三角位于股前内侧部上1/3，为底在上、尖朝下的三角形凹陷。股三角由腹股沟韧带、缝匠肌和长收肌围成，从外向内有股神经、股动脉和股静脉及其分支，还有股管（空隙）等结构。股三角在大腿的前面上部，上界为腹股沟韧带，内侧界为长收肌内侧缘，外侧界为缝匠肌的内侧缘，前壁为阔筋膜，底为髂腰肌、耻骨肌和长收肌。

股三角的结构由外向内依次为：股神经、股鞘及其包含的股动脉、股静脉、股管和腹股沟深淋巴结、脂肪组织等。股动脉居中，位于腹股沟韧带中点深面，外侧为股神经，内侧为股静脉。

（2）腘窝

伸膝时，腘窝深筋膜紧张，屈膝时松弛，腘窝边界清晰可见，其内上和外上界的半腱肌、半膜肌和股二头肌腱均可触及。

1）浅层结构。皮肤松弛薄弱，移动性较强。浅筋膜中有小隐静脉穿入深筋膜，其周围有腘浅淋巴结。此区的皮神经为股后皮神经终末支、隐神经及腓肠外侧皮神经的分支。

2）深层结构。腘窝为膝后区的菱形凹陷。外上界为股二头肌腱，内上界主要为半腱肌和半膜肌，下内和下外界分别为腓肠肌内、外侧头。腘窝顶（浅面）为腘筋膜，是阔筋膜的延续，向下移行为小腿深筋膜。腘筋膜由纵、横交织的纤维构成。腘窝底自上而下为股骨腘面、膝关节囊后部及腘斜韧带、腘肌及其筋膜。腘窝内含有重要的血管和神经，由浅至深依次为胫神经、腘静脉和腘动脉。其外上界还有腓总神经，血管周围还有腘深淋巴结。

职业模块 **3**

中医学基础知识

本职业模块介绍了中医学的基本特点及阴阳五行哲学理论，介绍了中医学的核心内容，如藏象、精、气、血、津液、经络腧穴等生理知识及病因、发病、病机等病理知识及中医防治原则，使学习者从传统中医角度认识自然、认识人体、认识疾病，并对中医疾病防治、养生调理原则产生一定认识，为养生健康评估及刮痧、拔罐、艾灸、砭术等保健调理技术打下中医学基本知识基础。

培训课程 1　　中医学基本特点

中医学是由古人在长期的生产、生活和医疗实践中，通过经验总结逐渐形成的医学理论体系。中医学深受中华民族传统文化和古代哲学体系的影响，形成了独特的疾病诊治思维，其中整体观念和辨证论治是中医学理论体系的基本特点，也是古代哲学思想在中医学理论体系中的体现。

一、整体观念

中医学十分重视人体自身的统一性和完整性，认为人体是一个有机的整体，在结构上人体各个部分不可分割，在功能上人体各个部分相互协调、相互为用，在病理上则相互影响。人体与周围环境也是密不可分的，主要表现在自然界与社会环境的变化所带来的影响。这种注重人体自身完整性以及人与自然、社会环境之间统一性的思想即是整体观念，它贯穿于中医学辨证、防治、养生等各个方面。

1. 人体是一个有机整体

中医学认为，人体是一个内外紧密联系的整体，是由五脏六腑及其相应的形体官窍所构成的有机体。在生理上，脏腑之间协调统一，共同维持着生命活动；在病理上，脏腑之间相互影响，如脏病及腑，腑病及脏等；在诊断上，可通过观察形体官窍的外在表现来推测相应脏腑的病变，故有"视其外应，以知其内脏，则知所病矣"。因此，在诊病时不能将病症分割开来，应该注意局部与整体相结合，否则无法掌握病机，甚至耽误病情。

2. 人体与自然环境的统一性

中医学认为天地万物有着共同的本原，故有"天人合一"的整体观。人类根据昼夜时辰的变化，形成了"日出而作，日落而息"的作息规律；根据春温、夏热、秋凉、冬寒而形成了"天暑衣薄，天凉衣厚"的生活习惯。不同地域环境的人们，体质也不尽相同。除此之外，自然环境在病理、诊断、疾病防治等方面也影响甚多。

3. 人体与社会环境的统一性

社会环境改变往往会影响心身功能，尤其体现在心理方面，而心理因素往往是加重疾病或使疾病经久不愈、反复发作的重要因素。因此，当诊治一个病人时，不仅要了解他的病情，也要了解其所处的社会环境，在辨证调理的同时，对他加以心理疏导，可以起到更好的效果。

二、辨证论治

辨证论治是中医学认识和治疗疾病的基本原则，也是中医学诊治疾病的独特思维方式之一。

证，是对机体疾病发展过程中某一阶段的病因、病位、病性、病势等的概括，反映出了疾病病机的本质。证候，即证的外候，是指疾病发展过程中某一阶段的可被发现的症状和体征，与证相对应。证具有时相性、空间性、个体差异性和动态性特征。时相性是指同一疾病，当所处的阶段不同时，其症状、体征不同，其证也不同；空间性是指同一疾病，不同地域环境的人症状、体征不同，所对应的证也不同；个体差异性是指同一疾病，不同的人会有不同的症状、体征，其证也不同；动态性是指同一疾病，受内外环境的影响，其证可发生动态变化。因此，当诊治疾病时，需要结合证的时相性、空间性、个体差异性和动态性特征，才能做出正确判断。

证与症、病含义各不相同。症，是指疾病过程中所表现出来的症状和体征，即患者所诉的异常感觉及医生所诊查的各种体征，孤立的症是不能作为疾病的诊断依据的。病，是指机体感受病邪后所产生的一系列病理变化的异常生命过程。一句话概括证、症、病之间的关系，即是病包含了诸多证，而证有相对应的症。

辨证，是指将通过四诊（望、闻、问、切）所采集到的症状、体征等资料加以综合分析，并归属为某一种证的过程。辨证时要求辨明病因、病位、病性及病势，即是辨明疾病从发生到转归的总体病机。论治，又称施治，是指根据辨证的结果确立相对应的治疗原则和治疗方案，并选择适当的治疗手段进行治疗。辨证是论治的基础和前提，而论治是辨证的目的和结果。辨证为治疗提供了依据，论治则为治疗确立了具体的理法方药，二者相互联系，不可分割。

中医学认识和治疗疾病，是辨证与辨病相结合的过程。辨病着重于对疾病全过程的基本矛盾的认识，辨证则着重于对疾病某一阶段的主要矛盾的把握。在诊疗过程中，应先运用辨病思维来确诊疾病，对该病有一个总体的认识，再运用辨证思维来确立当前的"证"，然后根据"证"来明确治疗法则和治疗方案，最后处方遣药。

在诊治疾病的过程中，还要掌握"同病异治"与"异病同治"的治疗原则。同病异治，即是同一种疾病，由于发病时间、地域或患者体质有差异，因而反映的证不同，故治疗也不同。异病同治则是指几种不同的疾病，由于在其发展变化的过程中出现了大致相同的病机，反映出大致相同的证，故治疗原则和治疗手段也大致相同。也就是说，中医学在认识和治疗疾病的重点在于证，是辨证论治的实质所在。

培训课程 2 阴阳五行学说

阴阳学说、五行学说，属于中国古代哲学的思想范畴，是古人用以认识、解释自然界及其变化规律的世界观和方法论。阴阳五行学说是构建中医学理论体系的基石。

一、阴阳学说

1. 阴阳的概念

阴阳的概念最早产生于远古时期，最初的含义是指向日为阳，背日为阴。《说文解字》中是这样描述的："阴，暗也。水之南，山之北也。""阳，高、明也。"后世将二者扩展开来，即朝向日光、明亮者为阳；背向日光、晦暗者为阴。而后阴阳的涵义进一步引申为天地、明暗、寒热、上下、动静等。

阴阳，指相互关联的事物或现象之间相互对立的两种基本属性，既可以指同一事物或现象内部两个相互对立的方面，又可以指相互对立的不同事物或现象。《素问·阴阳应象大论》说："阴阳者，天地之道也，万物之纲纪，变化之父母，生杀之本始，神明之府也。"可见阴阳是万物运动变化的纲领和根本，贯穿于事物新生消亡的始终，是事物发生、发展和变化的内在动力。

人们将运动着的、上升的、外向的、明亮的、温热的都归属于阳的范畴；而静止的、下降的、内收的、晦暗的、寒冷的都归属于阴的范畴。以天地为例，天为阳，天气轻清属阳，地为阴，地气重浊属阴；以男女为例，男子以气为用属阳，女子以血为用属阴；以水火为例，水性寒而润下属阴，火性热而炎上属阳。

事物的阴阳属性不是绝对的，而是相对的，且具有无限可再分性。比如，白天为阳，夜晚为阴，进一步细分，则上午为阳中之阳，下午为阳中之阴，上半夜为阴中之阴，下半夜为阴中之阳。

2. 阴阳学说的基本内容

（1）阴阳对立

阴阳对立指阴阳之间对立、相反的关系，是万事万物固有的属性，如天与地、日与月、寒与热、水与火、男与女、上与下、左与右、动与静等。阴阳既是对立的，又是统一的，没有对立就没有统一。

阴阳对立是通过阴阳相互制约、相互斗争来实现的。阴阳对立制约是为了防止彼此任何一方的过度亢盛，以维持动态平衡稳定，即所谓"阴平阳秘"。如果阴阳任何一方过亢，对另一方的制约太过，或一方不及，不能制约对方，则阴阳双方之间的对立制约关系就会被打破，动态平衡被破坏，导致疾病发生，如《素问·阴阳应象大论》中指出的：阴胜则阳病，阳胜则阴病，阳虚则阴盛，阴虚则阳亢。

（2）阴阳互根

阴阳是一个统一体，彼此相互依存，任何一方必须以另一方的存在为前提条件，比如有上才有下，有左方有右，有天固有地，有男便有女等，这些都说明阴阳相互依存，互为彼此存在的条件，这是阴阳互根的一方面。

阳依赖于阴而存在，阴亦依赖于阳而存在。因此，阴阳的某一方虚损，则会出现"无阴则阳无以生，无阳则阴无以化"，日久必将导致对方的不足，形成"阴损及阳"或"阳损及阴"或"阴阳互损"的病理状态。

（3）阴阳消长

阴阳消长的形式属于量变的过程。阴阳双方并非静止不变，而是处于不断运动变化过程中，即处于"阴消阳长""阴长阳消"的动态平衡过程。以四季气候变化为例，从冬至到春及夏，气候由寒冷到温热，体现了"阴消阳长"的过程；从夏至到秋及冬，气候由炎热到寒凉，体现了"阳消阴长"的过程。

（4）阴阳转化

阴阳转化是指阴阳对立的双方，在一定条件下，向与各自相反的方向转化，即阴转化为阳，阳转化为阴。阴阳转化是质变的过程，属于"物极必反"的自然规律。阴阳转化必须具备一定的条件，中医学称之为"重""极"，即"重阴必阳""重阳必阴""寒极生热""热极生寒"。

3. 阴阳学说在中医学中的应用

（1）阴阳学说认为人体是一个既对立又统一的有机整体，并根据阴阳的属性，将人体脏腑组织进行划分，"言人之阴阳，则外为阳，内为阴。言人身之阴阳，则背为阳，腹为阴。言人身之藏腑中阴阳，则藏者为阴，腑者为阳……"（《素问·金匮真言论》）。

（2）中医学认为，人体的生理功能离不开物质的运动，物质为阴，功能为阳，物质的运动产生能量以促进生理功能，生理功能的结果促进了物质的新陈代谢，物质与功能之间是对立统一关系的体现。

（3）阴阳学说可以说明人体的病理变化。阴阳偏胜，是指阴或阳的任何一方超出了正常水平的病变，其会导致"阴胜则阳病，阳胜则阴病"。阴阳偏衰，是指阴或阳的任何一方低于正常水平的病变，其会导致"阳虚则外寒，阴虚则内热"。

二、五行学说

1. 五行的概念

五行是指木、火、土、金、水五种物质属性及其运动变化。五行学说认为世界一切事物皆由木、火、土、金、水五种物质之间所发生的运动变化而生成，并以五行之间的制化关系来阐述事物之间的联系，认为任何事物都是在不断的运动变化中维持着彼此之间的协调平衡。五行学说是中医学认识疾病的产生、发展、变化、预后的主要依据之一。

2. 五行学说的基本内容

（1）五行的特性

《尚书·周书·洪范》对五行特性的经典概括为"水曰润下，火曰炎上，木曰曲直，金曰从革，土爱稼穑"。五行概念是古人在长期的生活和生产实践中，通过不断地对木、火、土、金、水五种物质进行直接观察，在朴素认识的基础上，逐渐抽象而形成的理性概念。

"木曰曲直"是指树木枝条具有升发、生长、柔和、能屈能伸的特性。因此引申为凡具有升发、生长、条达、舒畅等类似性质或作用的事物和现象，都归属于木。

"火曰炎上"是指火具有炎热、光明、上升的特性。因此引申为凡具有炎热、光明、升腾等类似性质或作用的事物和现象，都归属于火。

"土爱稼穑"是指人类种植和收获谷物的农事活动。因此引申为凡具有生化、承载、受纳等类似性质或作用的事物和现象，都归属于土。

"金曰从革"是指金具有顺从变革、刚柔相济的特性。因此引申为凡具有肃杀、清洁、沉降、收敛等类似性质或作用的事物和现象，都归属于金。

"水曰润下"是指水具有滋润、下行的特性。因此引申为凡具有寒凉、滋润、下行、闭藏等类似性质或作用的事物和现象，都归属于水。

中医学在天人合一的思想指导下，以五行为中心，将自然界各种事物和现象以及人体生理病理现象用五行属性加以归类，为临床诊疗提供了独特的思路。

事物属性的五行归类如图3-1所示。

自然界							五行	人体						
五音	五味	五色	五化	五气	方位	季节		五脏	五腑	五官	形体	情志	五声	变动
角	酸	青	生	风	东	春	木	肝	胆	目	筋	怒	呼	握
徵	苦	赤	长	暑	南	夏	火	心	小肠	舌	脉	喜	笑	忧
宫	甘	黄	化	湿	中	长夏	土	脾	胃	口	肉	思	歌	哕
商	辛	白	收	燥	西	秋	金	肺	大肠	鼻	皮	悲	哭	咳
羽	咸	黑	藏	寒	北	冬	水	肾	膀胱	耳	骨	恐	呻	栗

图3-1　事物属性的五行归类

（2）五行的制化

五行制化包括五行相生和五行相克，反映了五行之间相互促进、相互制约的关系，是在正常状态下五行系统所具有的自我调节机制。

1）五行相生。五行相生是指五行之间相互滋生、相互促进的关系，其相生顺序为：木生火，火生土，土生金，金生水，水生木。在五行相生之间，任何一行都存在"我生"和"生我"两方面的关系。中医学将五行之间的这种关系比喻为母子关系。

2）五行相克。五行相克是指五行之间相互制约、相互抑制的关系，其相克顺序为：木克土，土克水，水克火，火克金，金克木。在五行相克之间，任何一行都存在"我克"和"克我"两方面的关系。中医学将五行之间这种关系称为"所胜"及"所不胜"。

五行制化关系如图3-2所示。

（3）五行制化异常

1）五行母子相及，属于五行相生异常变化，包括母病及子和子病及母。

五行中的某一行异常，会影响到其子行，称为母

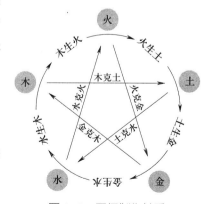

图3-2　五行制化关系

病及子，或影响到其母行，称为子病及母。比如常说的水不涵木，指的就是肾水不足引起肝阴亏虚，导致肝肾亏虚，属于母病及子；心火旺盛引动肝火，导致心肝火旺，属于子病及母。

2）五行乘侮，属于五行相克异常变化，包括五行相乘和五行相侮。

五行相乘，是指五行相克中某一行对其所胜一行的过度克制或制约。五行相乘的顺序与相克相同，即木乘土，土乘水，水乘火，火乘金，金乘木。引起相乘的原因包括所不胜一行的过亢和所胜一行的虚弱两方面。

五行相侮，是指五行相克中某一行对其所不胜一行的反向克制或制约。五行相侮的顺序与相克相反，即木侮金，金侮火，火侮水，水侮土，土侮木。引起相侮的原因包括所胜一行的过亢和所不胜一行的虚弱两方面。

3. 五行学说在中医学中的应用

（1）五行学说将人体脏腑、形体归属于五行，以说明脏腑的生理功能及脏腑与形体的关系，如《素问·阴阳应象大论》说："东方生风，风生木，木生酸，酸生肝，肝生筋……"中医学还运用五行制化关系来说明脏腑之间相互促进、相互制约的关系。

（2）五行制化异常反映了人体病理变化的规律，对指导临床诊疗具有重要意义。

培训课程 3　藏象基础知识

"藏"是指藏于体内的脏腑，包括五脏（心、肺、脾、肝、肾）、六腑（胆、胃、小肠、大肠、膀胱、三焦）和奇恒之腑（脑、髓、骨、脉、胆、胞宫）。"象"是指表现于外的生理或病理现象。"藏象"是中医学所特有的概念，与现代医学脏器的概念不同，"藏象"强调脏腑的功能，脏器着重脏腑的解剖位置。藏象学说是通过观察人体外在的生理、病理表现，认识、研究内在脏腑的生理功能、病理变化及其之间关系的学说。

一、五脏

五脏，是心、肺、脾、肝、肾的合称。《素问·五藏别论》曰："所谓五脏者，藏精气而不泻也，故满而不能实。"五脏的共同生理功能是化生、贮藏精气。

1. 心

心形态尖圆，位于胸中，膈之上，两肺之间，外有心包络。

（1）心的生理功能

心的生理功能包括心主血脉和心主藏神。

心主血脉包括主血和主脉两个方面：心主血，是指水谷精微在脾和肺的升清与宣发作用下"奉心化赤"为血的过程，相当于现代医学所认为的心脏泵出血液循环全身的过程。心主脉，脉即血管，"脉为血之府"，心的跳动使血管有规律地舒缩，进而产生脉象。

心主藏神，广义之神是指整个人体生命活动的外在表现；狭义之神则指人体的精神、意识、思维活动。心为君主之官，神明出焉，可见人的神志活动与心的功能密切相关，血液是神志活动的物质基础，心主血脉，故心才有藏神的功能。

（2）心的生理特性

心为阳脏而主通明，心气下降。

心在五行中属火，火属阳，且心居阳位，故心为阳脏。"通"指血脉的通畅，心气充沛能使血行无阻，脉道通畅；"明"指神志清明，心阳足则神志清明，邪无所扰，故曰心为阳脏而主通明。

心属火，火性炎上，心火过旺则燔灼炎上，肾属水，水性润下，肾水过寒则真火湮灭，因此只有心气下降，方能引心火下温肾水，而肾气上升，方能引肾水上济心火，从而达到一身阴阳之平衡，这个过程称为"心肾相交"。

2. 肺

肺位于胸腔内，左右各一，覆盖于心之上，故有"华盖"之称。

（1）肺的生理功能

肺主气司呼吸、肺主通调水道和肺朝百脉。

肺主气，包括主呼吸之气和主一身之气。肺主呼吸之气是指肺具有吸入自然界清气以及吐出人体内浊气的功能；肺主一身之气是指肺具有调节全身气机的作用，肺主一身之气与肺司呼吸的功能密不可分，二者相辅相成，共同调控着全身的气机。

肺主通调水道，是指肺的宣发和肃降功能对水液代谢的作用。肺气宣发，将由脾转输而来的津液向上向外布散，上至头面诸窍，外达皮毛肌腠，并能化为汗液排出体外。肺气肃降，则将脾转输而至的津液向下向内布散，内濡脏腑，下输于肾，成为尿液生成之源。

肺朝百脉，是指全身血液都通过经脉汇聚于肺，而后输布全身，即肺有助心行血的生理功能。

（2）肺的生理特性

肺为娇脏，肺气宣降，肺喜润恶燥。

肺居心之上，有"华盖"之称，肺体清虚，加之肺开窍于鼻，与外界直接相通，故肺为娇脏而易受邪。

肺气宣降，即肺气的宣发与肃降。肺气宣发，指肺气升宣与布散的运动形式，具有向外向上的趋势；肺气肃降，指肺气清肃与下降的运动形式，具有向内向下的趋势。二者相对而言，在呼吸运动、水液代谢等方面具有重要的意义。

肺在五行属金，通于秋，燥为秋令主气，内应于肺。病理上，燥邪易耗伤肺津，故治疗上多以润为主。

3. 脾

脾位于腹腔上部，膈下方，与胃相邻。

（1）脾的生理功能

脾主运化和脾主统血。

脾主运化，是指脾具有将水谷转化为精微，再将精微转输至全身的生理功能。脾主运化包括运化谷物和水液两方面：运化谷物即为全身提供精微物质以濡养脏腑、四肢百骸、皮毛肌腠；运化水液即滋润各脏腑、四肢百骸、皮毛肌腠，并能防止水饮在体内停留而产生病理变化。

脾主统血，是指脾气具有统摄血液在脉中运行，而不致逸出于脉外的作用。

（2）脾的生理特性

脾主升清，脾喜燥恶湿。

脾主升清，是指脾气具有将清气向上升举的作用，主要表现在：将清气上升至肺以进一步输布全身，清气上升至头面部以滋养清阳，升举内脏以保持内脏位置固定。

脾喜燥恶湿的特性与脾运化水液的生理功能密切相关。脾气上升，水液得以运化，则无内湿产生，同时也能抵抗外湿的侵害，故称"脾喜燥而恶湿"。

4. 肝

肝位于腹腔，膈之下，右胁之内。

（1）肝的生理功能

肝主疏泄和肝主藏血。

肝主疏泄，是指肝具有维持全身气机通畅条达的生理功能。其主要体现在调畅精神情志、促进胆汁泌泄、协调脾升胃降、维持津液输布、维持血液循行、调节排精行经各个方面。

肝主藏血，是指肝具有贮藏血液、调节全身血量的作用。

（2）肝的生理特性

肝为刚脏，肝体阴而用阳，肝主升发，肝喜条达而恶抑郁。

《温病条辨》说："肝为刚脏，内寄相火，非纯刚所能折。"肝具有刚强、躁急的生理特性，故称其为刚脏。

肝主藏血，血属阴，故称肝"体阴"；肝主疏泄，气属阳，故称肝"用阳"。肝阴肝阳，互根互藏，阴阳调和，刚柔相济。

肝气通于春，春天为阳气始发之时，内蕴升发之机，因此肝主升发。

肝在五行属木，木性条达、能屈能伸，肝类木而喜条达；在病理上，当肝失条达则会出现肝气郁结，从而导致气机阻滞，因此肝喜条达而恶抑郁。

5. 肾

肾位于腰部脊柱两侧，左右各一。

（1）肾的生理功能

肾主藏精、肾主水和肾主纳气。

肾主藏精，是指肾具有贮存和封藏精气以促进人体生长发育、生殖的生理功能。《素问·六节藏象论》说："肾者……精之处也。"

肾主水，是指肾具有主持和调节人体水液代谢的生理功能，最主要是调节尿液的生成和排泄。

肾主纳气，是指肾具有摄纳由肺吸入的清气而维持一定呼吸深度的生理功能。肾主纳气，实际上是肾主封藏在呼吸运动中的具体体现。

（2）肾的生理特性

肾主蛰藏，肾气上升。

《素问·六节藏象论》说："肾者，主蛰，封藏之本……"肾主蛰，指肾有封藏、潜藏、闭藏精气的生理特性，故又称肾为"封藏之本"。

肾气上升是相对心气下降而言的。肾气上升使肾水上济心火以抑制心火亢盛，从而达到阴阳协调平衡的作用。需要注意的是，肾气上升并非指肾主升。

二、六腑

六腑，是胆、胃、小肠、大肠、膀胱、三焦的合称。《素问·五藏别论》说："六腑者，传化物而不藏，故实而不能满也。"六腑的共同生理功能是受盛、传化水谷。

1. 胆

胆位于右胁，附于肝之短叶间。

（1）胆的生理功能

胆的生理功能包括贮藏、排泄胆汁和主决断。

胆汁由肝之精气所化生，贮藏于胆，由胆排泄，以助食物消化。肝具有调节全身气机通畅的功能，因此胆汁的排泄也受其影响。

胆主决断，是指胆具有对事物进行判断并作出决定的生理功能。肝与胆互为表里，肝主谋虑，胆主决断。

（2）胆的生理特性

胆囊中空，形似六腑，然其内贮藏胆汁，故也属于"奇恒之腑"之一。

2. 胃

胃位于膈下，腹腔中上部，上与食管相接，下与小肠相通，与脾以膜相连。

（1）胃的生理功能

胃的生理功能包括受纳和腐熟水谷。

胃主受纳，是指胃具有接受、容纳饮食物的生理功能，故胃具有"太仓""水谷之海"之称。可通过能食与不能食来判断胃主受纳功能的强弱。

胃主腐熟，是指胃具有将饮食物进一步消化为食糜的生理功能。这一功能与胃阳密切相关，胃阳虚衰时，会导致胃腐熟功能异常，从而出现完谷不化等病理表现。

（2）胃的生理特性

胃主通降，胃喜润恶燥。

胃属六腑，以通为和。胃气下降，是指胃具有将食糜向下运送至小肠的生理功能。胃气下降与脾气上升相宜，脾气上升以将精微之气输送至肺，胃气下降以将糟粕浊气运送至小肠、大肠，二者共同形成气机枢纽中心，使得"清气在上"，"浊气在下"。

胃在五行属土，为阳明燥土之腑，其病易成燥热之害，故胃的生理功能的正常有赖于胃津的濡润和滋养，因此胃喜润而恶燥。

3. 小肠

小肠位于腹中，上端接胃之幽门，迂曲回环盘积于腹腔之中，下端连大肠阑门。

小肠的生理功能：受盛化物、泌别清浊和主液。

小肠主受盛化物，是指小肠接受由胃腐熟的食糜，并将其进一步消化吸收，化为精微和糟粕的生理功能。

小肠主泌别清浊，是指小肠具有将食糜化为清浊两部分的生理功能。清者包括精微和津液，由小肠和脾转输至肺，以散布全身；浊者包括食物残渣和水液，食物残渣由小肠传至大肠，水液由三焦输送至膀胱，最终形成粪便和尿液排出体外。

小肠主液，是指小肠在吸收谷物精微的同时，吸收大量津液的生理功能。

4. 大肠

大肠位于腹腔之中，其上口与小肠相接于阑门处，回环腹腔，其下端与肛门相连。

大肠的生理功能：传导糟粕与主津。

大肠传导糟粕，是指大肠具有将小肠传送而来的食物残渣，通过吸收水分后，形成糟粕，再经肛门排出体外的生理功能。其与胃气通降、肺气肃降、脾气运化、肾气的推动与固摄密切相关。

大肠主津，是指大肠具有对食物残渣进一步吸收津液的生理功能。

5. 膀胱

膀胱位于下腹部，与肾相连，下有尿道，开口于前阴。

膀胱的生理功能：贮存和排泄尿液。

尿液是体内津液代谢的产物，水液在脾、肺、肾的作用下，输布至全身及体表，其代谢的浊液，下归于膀胱，由膀胱贮存。这一过程有赖于肾气及膀胱之气的固摄。

膀胱的开合控制着尿液的排泄，与肾气及膀胱之气的气化作用息息相关。

6. 三焦

三焦属六腑之一，《难经》称其为"有名而无形"。三焦具有运行津液和通行元气的生理功能。

三焦运行津液，指三焦是全身津液上下输布、运行的通道。通过三焦疏通水道、运行津液的功能，达到调节津液代谢的平衡，这个过程称作"三焦气化"。如果没有三焦水道的作用，水液运行就会出现阻塞，进而生成痰、饮、湿等病理产物。

三焦不仅是水液运行的通道，更是一身之气上下运行的通道。

上焦指横膈以上的部位，包括心、肺，以及头面部。《灵枢·营卫生会》说："上焦如雾"，是指心肺输布精微之气至全身的作用，也喻指上焦具有宣发卫气，敷布水谷精微、血和津液的作用，就如雾露之灌溉。

中焦指横膈以下、肚脐以上的部位，包括脾胃、小肠、肝胆等。《灵枢·营卫生会》说："中焦如沤"，是指脾胃、肝胆等脏腑对饮食物消化的作用，也喻指中焦消化饮食物的作用有如发酵酿造的过程。

下焦指肚脐以下的部位，包括大肠、肾、膀胱、胞宫、精室等。《灵枢·营卫生会》说："下焦如渎"，是指大肠、肾和膀胱排泄糟粕和尿液的作用，也喻指大肠、肾、膀胱等脏腑排泄二便的功能如同通导沟渠之过程。

三、奇恒之腑

奇恒之腑，是脑、髓、骨、脉、胆、胞宫的合称。奇恒之腑形态似腑，其多中空；功能似脏，藏精气而不泻，故其似脏而非脏、似腑而非腑，因此以"奇恒"名之。

1. 脑

脑为脑髓汇聚而成，藏于头部颅腔之中。

脑的生理功能，包括主宰生命活动、精神活动和主感觉运动。

脑为脑髓所聚，有"髓海"之称，而精是髓的物质基础，《灵枢·本神》说："两精相搏谓之神。"神即是指元神——先天之神，由此可见，元神藏于脑，脑为元神之府，因此脑是生命的枢机，主宰着人体的生命活动。人体的意识、思维、情志等精神活动皆与"脑为元神之府"相关。脑尚有统领肢体的作用，从而控制着四肢百骸的运动。

2. 髓

髓是膏脂状的精微物质，因存在的部位不同而分为脑髓、脊髓和骨髓。

髓的生理功能，包括充养脑髓、滋养骨骼、化生血液。

脑为脑髓汇聚而成，脑为髓海，髓乃肾精化生而来。肾精化生为髓，注入脊髓，沿督脉上行入脑，充养脑髓，从而使脑的生理功能得以维持正常。

骨为髓之府，髓为骨之充。肾主骨，肾精化生为髓，渗入骨骼中，以滋养之，使骨骼维持强健有力。

《诸病源候论》说："精者血之所成也。"精与血液之间可相互化生以充养彼此。因髓为精之所化，故髓是化生血液的重要物质基础，精充髓满，则化源充足。

3. 胞宫

胞宫位于小腹部正中，在膀胱之后，直肠之前，下口（即胞门，又称子门）与阴道相连，又称女子胞、子宫、子脏、子处、胞脏等。

胞宫的生理功能，包括主持月经和孕育胎儿。

《素问·上古天真论》中说："二七，而天癸至，任脉通，太冲脉盛，月事以时下，故有子。"月经，又称月事、月水、月信，是指在天癸的作用下，女子周期性子宫出血的生理现象。可见，月经的产生是脏腑经脉气血及天癸共同作用于胞宫的结果。

胞宫是女性孕育胎儿的器官，是两精相合的场所。"阴阳交媾，胎孕乃凝，所藏之处，名曰子宫"，可见胞宫具有孕育胎儿的生理作用。

4. 骨

骨，泛指人体的骨骼。骨为髓之府，具有贮藏骨髓、支持形体和保护内脏的功能。

5. 脉

脉即脉道、血脉，为封闭的管道，脉为血之府，因此脉具有使血液循着一定的方向运行的作用，从而防止血液外溢。

6. 胆

详见六腑。

培训课程 4　精、气、血、津液

《灵枢·本藏》曰："人之血气精神者，所以奉生而周于性命者也。"可见，精、气、血、津液是构成和维持人体生命活动的基础物质。精、气、血、津液与脏腑的功能活动息息相关，脏腑的功能活动产生精、气、血、津液，而精、气、血、津液则是脏腑功能活动的物质基础。

一、精

1. 精的概念

精是构成和维持人体生命活动的最基本物质。精分为广义之精和狭义之精，广义之精是指气、血、津液等人体的一切精微物质，而狭义之精则是指生殖之精。

2. 精的分类

按来源，精可分为先天之精和后天之精，其中生殖之精、脏腑之精对人体生命活动具有重要的意义。

（1）先天之精

先天之精禀受于父母的生殖之精，是构成胚胎的原始物质，是生命产生的根本。人体胚胎的形成是以母之阴血为基础，以父之阳气为护卫，阴阳交媾而成。

（2）后天之精

后天之精由后天脾胃运化的水谷之精及肺吸入的自然界清气所构成，是维持人体后天生命活动的基础物质。

先天之精与后天之精相辅相成，先天之精为后天之精提供物质基础，后天之精为先天之精提供物质充养，使一身之精生源不断。

（3）生殖之精

生殖之精来源于肾精，是由肾中的先天之精在后天之精的充养下，通过天癸的促发而形成，具有繁衍后代的功能。

（4）脏腑之精

脏腑之精是指各脏腑所藏的具有滋润、濡养作用的精微物质。脏腑之精由先天之精和后天之精相融合而形成，不同脏腑的脏腑之精具有不同的存在形式和生理功能。

3. 精的生成

精由来源于父母的先天之精与吸入的自然界清气、运化的水谷精微等后天之精相融合而生成。

4. 精的运行

（1）精的贮藏

精藏于脏腑身形当中。先天之精藏于肾，早在胎儿时期便分藏于各脏腑。后天之精则经脾肺等输送到各脏腑，从而化为各脏腑之精，同时将部分后天之精输送至肾中，以充养先天之精。

（2）精的施泄

精的施泄，一为分藏于各脏腑，以滋润、濡养脏腑，并化气以推动和调节脏腑功能活动；二为生殖之精的施泄以繁衍后代。

5. 精的功能

（1）繁衍生命

先天之精在后天之精滋养下而生成的生殖之精，具有繁衍后代的功能。

（2）濡养作用

精具有濡养和滋润脏腑、形体以及官窍的作用。

（3）化血作用

精具有化血的作用，是血液的生成来源之一，故有"精血同源"之说。

（4）化气作用

精具有化气的作用，《素问·阴阳应象大论》曰："精化为气。"精是气的化生本原。

（5）化神作用

《灵枢·平人绝谷》曰："神者，水谷之精气也。"精可化神，是神的物质基础。

（6）抗邪作用

精具有抵御外邪、保卫机体的作用。

二、气

1. 气的概念

气，是古代唯物主义哲学的一个基本概念，被引进中医学领域，在中医学中逐渐形成气的概念。

中医学认为，气是人体内活力极强且运动不息的极细微物质，是构成人体和维持人体生命活动的基本物质。《素问·宝命全形论》说："人以天地之气生。"人禀受天地之气而生，是自然界的产物。

2. 气的分类

人体之气，根据生成来源、分布部位以及功能特点的不同而有不同的名称。

（1）元气

元，原也，《难经》又称其为"原气"。

元气，是指以先天之精为基础，依赖于后天之精的充养，根源于肾的气，是人体最根本的气，是生命活动的原动力。元气通过三焦散布至全身。

元气的生理功能主要包括两个方面：一是推动和调节人体的生长发育和生殖功能；二是推动和调节各脏腑、经络、形体以及官窍的生理活动。

（2）宗气

宗气，是指由吸入的自然界清气与运化的水谷精气所化生而聚于胸中之气。

宗气的生理功能主要包括行呼吸、行气血、资先天三个方面。宗气聚于胸中，有三种分布途径：一是上出于肺，循喉咙而走息道，以推动呼吸；二是贯注心脉，以推动血行；三是沿着三焦向下运行至脐下丹田（即下气海），以资助元气。

（3）营气

营气，是指由水谷所化生的精气，与血液共行于脉内，因其富有营养，且在脉中营运不休，故称其为营气。营气与血关系密切，是血液的重要组成部分，二者可分不可离，故多以"营血"并称。

营气的生理功能，主要包括化生血液和营养周身两个方面，皆与营、血之间的关系息息相关。

（4）卫气

卫气，是指由水谷所化生的剽悍之气，行于脉外，因其具有卫护的作用，故称其为卫气。

卫气的生理功能，主要是防御外邪、温养全身以及调节腠理。

从分布、性质、功能等方面对营气与卫气进行比较，营气属于阴的范畴，卫气属于阳的范畴，故营气又称为"营阴"，卫气则又称"卫阳"，二者相互协调，维持人体正常生理活动。

此外，还有"脏腑之气""经络之气"等，皆由元气所衍生，具有推动和维持各脏腑、经络生理活动的功能。

3. 气的生成

人体之气，来源于先天之精所化生的先天之气、水谷之精所化生的水谷之气和吸入的自然界清气。气的生成与肺、脾胃、肾的生理功能密切相关，故有"肾为气之根""脾胃为气之源""肺为气之主"之说。

4. 气的运行

气是运动不息的，生命过程即是气的运行及其所产生的各种变化的过程。气的运行包括气的运动及其运动所产生的各种变化。

（1）气机

中医学将气的运动称为气机。

人体之气的运动形式，可归纳为升、降、出、入四种。升，是指气由下而上的运动；降，是指气由上而下的运动；出，是指气由内向外的运动；入，是指气由外向内的运动。气的升、降、出、入是人体生命活动的根本，没有气的升、降、出、入则意味着生命的终止。

（2）气化

中医学将气的运动所产生的变化称为气化。

气化具体表现为精、气、血、津液等生命物质的生成及其之间相互转化的过程。

气机和气化是生命最基本的特征，二者既相互区别又相互联系：气化强调的是气的运动变化，其基本形式是生命物质的新陈代谢过程；气机则强调的是气的运动，其基本形式是脏腑之气的升、降、出、入过程。可见，气化是以气机为前提，是由气的升降出入运动所产生和维持。

5. 气的功能

（1）推动作用

气具有促进、激发和兴奋等作用。其主要体现在：1）激发和促进人体的生长发育与生殖功能；2）激发和促进各脏腑经络的生理功能；3）激发和促进精、血、津液的生成与运行；4）激发和兴奋精神活动。

（2）温煦作用

阳气具有温煦人体的作用。其主要体现在：1）温煦机体，以维持相对恒定的体温；2）温煦脏腑、经络、形体及官窍，以维持其正常的生理活动；3）温煦精、血、津液，以维持其运行、输布与排泄。

（3）防御作用

气具有保卫机体、抗御邪气的作用。气的防御作用，一方面可以抵御外邪的侵入，如《素问·刺法论》曰："正气存内，邪不可干。"另一方面，则可以祛邪外出。

（4）固摄作用

气对体内液态物质具有固护和统摄，不使其丢失的作用。其主要体现在：1）统摄血液，防止其逸出脉外，以维持其正常循行；2）固摄汗液、尿液、胃液、肠液等，防止其丢失；3）固摄精液，防止其妄泄。

（5）气化作用

气具有主宰精、血、津液等生命物质的新陈代谢及其相互转化的作用，如水液经过气化作用转化为汗液、尿液而排出体外，水谷之精气经过气化作用而化生为血液，精、血二者之间通过气化作用以互相转化等。

三、血

1. 血的概念

血，即是血液，指行于脉中、循环流布于全身，具有极高营养和滋润作用的红色液态物质。《素问·调经论》曰："人之所有者，血与气耳。"血是构成和维持人体生命活动的基本物质之一。

脉是血液运行的通道，血必须在脉中正常运行，方能发挥其正常的生理效应。

2. 血的生成

血主要由营气和津液组成。营气和津液由脾胃运化的水谷之精所化生，故有"脾胃为气血生化之源"之说。

血的生成还赖心、肺的作用。血的生成有赖于心阳的推动及肺的呼吸作用。

肾中之精也可化生血液，成为血液生成来源之一，故有"精血同源"之说。

3. 血的运行

血液运行于脉中，其正常运行受多方面因素的影响。

血的运行有赖气的推动、温煦、固摄作用及脉道的完好无损和通畅无阻。气的推动作用为血的运行提供了动力，"气为血之母"，气行则血行，气滞则血停；气的温煦作用使血液保持着液体的状态，从而促进血的运行，"气血得温则行，得寒则凝"；气的固摄作用保证血在脉道中循行，而不致逸出脉外。

除此，各脏腑的功能活动也影响着血液的运行，其中心气的推动、肺气的宣降、肝气的疏泄是推动血液运行的重要因素，而脾统血、肝藏血则是固摄血液运行的重要因素。

4．血的功能

（1）濡养作用

血的濡养作用，是指血具有营养和滋润全身的生理功能。《素问·五藏生成》说："肝受血而能视，足受血而能步，掌受血而能握，指受血而能摄。"说明全身各个组织器官皆是在血液的濡养作用下才能得以正常发挥生理功能。血的濡养作用，主要反映在面色、皮肤、毛发、肌肉等方面。

（2）化神作用

血的化神作用，是指血是构成人体精神活动的主要物质基础，正如《素问·八正神明论》中："血气者，人之神，不可不谨养。"可见，人体的精神活动有赖于血液的濡养。

四、津液

1．津液的概念

津液，是人体内一切正常水液的总称，分为津和液，包括脏腑、形体及官窍的内在液体及其正常的分泌物，比如汗水、眼泪、鼻涕、涎沫、唾液等。津液也是构成和维持人体生命活动的基本物质。

2．津液的分类

津液分为津和液。津的质地清稀，流动性大，一般布散于体表皮肤、肌肉以及孔窍，并能渗入血脉之中，具有滋润作用；液的质地黏稠，流动性小，一般流注于骨节、脑、髓、脏腑之中，具有濡养作用。

津与液虽然有性质上的区别，但二者皆源于饮食水谷，由脾胃所化生，并可以相互转化、相互渗透，因此常以津液并称。

3．津液的生成

津液来源于水谷精微，其生成离不开脾胃的运化、小肠的泌别清浊以及大肠主津的生理功能。

胃主受纳和腐熟，饮食水谷摄入胃中，胃"游溢精气"，吸收了部分精微，其中便包括津液；食糜由胃进入小肠，在小肠泌别清浊的作用下，再次吸收肠中的津液；食物残渣由小肠排入大肠，在大肠主津的作用下，吸收食物残渣中剩余的津液，从而使得糟粕成形为粪便。胃、小肠及大肠吸收的津液，通过脾的运化作用布散至全身。由此可见，津液的生成主要与脾、胃、小肠、大肠密切相关。

4. 津液的运行

津液的运行包括津液的输布和津液的排泄。

（1）津液的输布

津液的输布，主要与脾、肺、肾、肝和三焦等脏腑的生理功能有关。《素问·经脉别论》曰："饮入于胃，游溢精气，上输于脾，脾气散精，上归于肺，通调水道，下输膀胱，水精四布，五经并行。"这是对津液输布的一个简要描述和概括。

1）脾气散精。脾气散精，精在这里指"津液"，是指脾气具有输布津液的作用。脾气输布津液主要表现在两个方面：一是将津液上输于肺，在肺气宣发肃降的作用下，使得津液输布于全身，以灌溉脏腑、形体及官窍；二是脾气直接将津液向四周布散，以达全身。

2）肺主通调水道。肺为华盖，位于最高处，因此在水液代谢方面，称"肺为水之上源"。肺主宣发肃降，对水液代谢具有重要意义。肺气宣发，能将津液向上向外输布至人体的上部和体表；肺气肃降，能将津液向下向内输布至肾、膀胱及人体的下部。

3）肾主水。肾主水，主要体现在两个方面：一是肾气以及肾阳肾阴对胃的"游溢精气"、脾气的散精、肺气的行水、三焦的决渎以及小肠的泌别清浊等具有促进和调节作用，以维持其输布津液的功能；二是肾自身通过气化作用，将肺气肃降输送至肾的津液，化为尿液。

4）三焦决渎。三焦主运行津液，为决渎之官，为津液输布全身提供了通道。三焦水道通畅，可保证津液输布无阻。

5）肝调畅气机以助行水。肝主疏泄，调畅一身之气机，气行则津布。故肝疏泄功能正常，可协助津液输布全身。

（2）津液的排泄

人体津液的排泄主要是通过汗液和尿液的排出来完成的，呼气和排便也可带走部分津液。可见，津液的排泄主要与肺、脾、肾三脏有关，又因为尿液是津液排泄的主要方式和途径，因此又以肾最为重要。

1）尿液的排泄。肾气将肺肃降至膀胱的津液，通过气化作用生成尿液后，贮存于膀胱内，经肾气的推动与调节，尿液得以正常排泄。这是津液排泄的最主要途径。

2）汗液的排泄。肺气宣发，将津液向外输送至体表皮毛，从而化为汗液，由汗孔排出体外。这是津液排泄的又一重要途径。

3）粪便的排泄。正常生理情况下，粪便的排出也会带走部分津液，但在病理情况下，大量津液会随粪便脱离机体，造成津液匮乏。

4）肺在呼气时会带走部分津液，也是一个津液排泄的途径。

综上所述，津液的运行与肺、脾、肾等密切相关，是各脏腑生理功能活动相互协调、配合而完成的。

5. 津液的功能

（1）津液具有滋润、濡养的作用

津的质地较清稀，以滋润为主，其布散于体表则能滋润肌肤、皮毛，输注于孔窍则能滋润九窍；液的质地较稠厚，以濡养为主，灌注脏腑以濡养之，渗入骨髓、脊髓、脑髓以充养之，流注骨节以滑利之。

（2）津液具有充养血脉的作用

津液和血液皆源于水谷之精，津液能渗入血脉，以化生血液，同时还起着濡养和滑利血脉的作用。二者相互滋生、相互转化，因此有"津血同源"之说。

五、精、气、血、津液之间的相互关系

精、气、血、津液是构成人体和维持人体生命活动的基本物质，彼此之间有着相互依存、相互制约的关系。

1. 精与气的关系

（1）精能化气

人体之气由人体之精所化生，先天之精化生先天之气，脏腑之精化生脏腑之气。精盈则气充，精亏则气虚。

（2）气能化精

先天之气能化生先天之精，脏腑之气能化生脏腑之精。气旺则精足，气衰则精亏。

除此，气的推动作用能促进精的运行，气的固摄作用能防止精的流失。气的推动和固摄作用是保证精能够正常运行、输布和施泄的重要条件。

2. 精、血、津液的关系

（1）精血同源

中医学将精与血之间相互滋生和相互转化的关系，称为"精血同源"。

1）精可化血。血液的生成离不开饮食水谷之精及肾中之精。饮食水谷之精可化生营气，与津液同入脉中，在心阳、肺气的作用下，"变化而赤，是谓血"；肾主藏精，

肾主髓，精、髓是化生血液的来源之一。肾中之精乃先天之精，因此肾精化血具有更为重要的意义。肾其华在发，肾精化血，以滋养毛发，故有"发为血之余"之说。

2）血可养精。血液循行以充养脏腑，可化生脏腑之精；血液濡养脾胃，可促进后天之精的化生；血液滋养肾脏，可充实肾中之精。

（2）津血同源

津液与血液同样由饮食水谷之精所化生，因此中医学将津液与血之间相互滋生和相互转化的关系，称为"津血同源"。

1）血可化津。血液主要由营气和津液构成。营气与津液同行脉中，化为赤血，以维持脉道中的血液；血行于脉中，其中之津液可渗出脉道而为脉外之津液，以补充体内的津液。因此，《灵枢·营卫生会》曰："夺血者无汗"，《伤寒论》更是提出"衄家不可发汗""亡血家不可发汗"等警示。故对于失血者应慎用发汗等耗伤津液的方法治疗。

2）津能生血。津液是构成血液的重要组成成分之一，当脉中血液不足时，脉外之津液可渗入脉中，与营气共同化而为血，以补充血量。因此，对于剧烈吐泻、大汗淋漓等津液耗伤者，应慎用破血逐瘀剂或放血等耗伤血液的方法治疗。

3. 气、血的关系

《素问·调经论》曰："人之所有者，血与气耳。"可见，气与血是人体生命的基本物质，二者相互依存、相互协调，共同调节人体的生命活动。

（1）气为血之帅

中医学将气对血的化生、推动、统摄等作用，称为"气为血之帅"。

1）气能生血：指气参与并推动血液的生成。营气是构成血液的重要成分。血液生成的动力来源于脾胃、心肺、肝肾等脏腑的气化功能。气旺则化生血液功能强，血液充足；气衰则化生血液功能弱，易导致血虚的病理改变。

2）气能行血：指气对血液的运行具有推动的作用。血液的运行离不开心气的推动、肺气的宣降及肝气的疏泄。气行则血行，气充则血液运行正常，气虚则血液运行迟缓，气滞则血液运行阻滞，气乱则血液妄行失常。

3）气能摄血：指气具有统摄血液使其在脉中循行而不逸出脉外的作用，主要体现在脾主统血。脾气健旺，统摄有力，则能保证血液循行于脉中而不逸出脉外；脾气虚弱，统摄无力，则导致血液逸出脉外，从而出现尿血、便血、崩漏等出血病证，中医学称为"脾不统血"或"气不摄血"。

（2）血为气之母

中医学将血为气的物质基础作用，称为"血为气之母"。

1）血能养气：指血对气的濡养作用。血液循行于全身，为一身之气供给营养，以保证其充足旺盛，血足则气旺，血少则气衰。

2）血能载气：指血是气的载体。血液携带气循环于周身，从而使气布散全身。实践中可以看到大出血的患者出现气脱的表现，称之为"气随血脱"。

4. 气与津液的关系

气与津液的关系类似于气与血的关系。

（1）气对津液的作用

1）气能生津：指气化作用能推动津液的生成。津液的生成依赖于脾胃、小肠、大肠等脏腑的气化功能。气化作用旺盛，则津液充盛。

2）气能行津：指气推动津液输布和排泄的作用。津液的输布、排泄有赖于气的推动作用以及脏腑之气的升降出入。脏腑之气旺盛，津液输布、排泄正常。

3）气能摄津：指气固摄津液以防止津液流失的作用。比如，卫气具有调节腠理以固摄汗液的作用，脾肾之气具有固摄唾涎的作用，肾和膀胱之气具有固摄尿液的作用等。

（2）津液对气的作用

1）津能化气：指津液在输布的过程中，可以化生为气的作用。津液亏虚，可导致气的衰少。

2）津能载气：指津液是气的载体。在脉道之外，气的运行依附于津液。因此，津液的丢失必定导致气的耗伤。

培训课程 5 经络腧穴基础知识

学习单元 1 经络基础知识

一、经络的概念及生理功能

1. 经络的概念

经络是经脉和络脉的统称。经，可理解为路径、直行主线，一般是纵向走行，旨在沟通内外，是经络系统中的主干，如十二经脉、奇经八脉；络，即网络，纵横交错，遍布于全身，较经脉浅表，是经脉别出的分支，如十五络脉等。除十五络脉外，络脉还包括浮络、孙络等。"浮络"为浮行于浅表部位的络脉，"孙络"是络脉中最细小的分支，"血络"是指细小的血管。

经络系统包括十二经脉、奇经八脉、十二经别、十五络脉、十二经筋和十二皮部。

2. 经络的生理功能

经络在生理、病理和诊治疾病等方面有很重要的意义，主要有沟通内外、联络脏腑、运行气血、营养全身、抗御外邪的作用。

（1）沟通内外、联络脏腑

《灵枢·海论》曰："夫十二经脉者，内属于腑藏，外络于肢节。"人体是有机的整体，五脏六腑、四肢百骸、五官九窍、皮肉筋骨等组织、器官，虽各司其职，有不同的生理功能，但同时又互相配合、相辅相成，通过经络系统沟通内外、联络脏腑，使人体保持协调统一。其中，十二经脉及十五络脉主要加强体表与体表、体表与脏腑之间的联系；十二经脉与奇经八脉加强经与经的联系；十二经的标本及气街、四海，加强人体上下及前后腹背的联系。

（2）运行气血，营养全身

气血是人体生命活动必不可少的物质，《灵枢·本藏》指出经络"行血气而营阴阳，濡筋骨，利关节"，气血通过经络的运行而输布于人体全身，从而温养濡润各个脏腑组织器官，使气血盛衰和机体功能维持相对平衡。

（3）抗御外邪、反映证候

孙络能"以溢奇邪，以通营卫"，起到保卫机体的作用。疾病发展的过程中，按照由表及里，由浅入深，从孙络、络脉、经脉逐步深入，由经络到脏腑，从而表现出相应的证候反应。经络反映的证候可以是局部的，也可以是整体的。

二、经络的分类及各自的循行规律、作用

经络系统由十二经脉、奇经八脉、十二经别、十五络脉、十二经筋和十二皮部组成。

1. 十二经脉

十二经脉是经络系统的主体，故又被称为"十二正经"。十二经脉在内与脏腑相联系，属于本脏或本腑，络于表里腑或表里脏，在外分布于四肢、头和躯干。

（1）命名与分类

十二经脉的名称由手足、阴阳及脏腑三部分构成。手、足指出了经脉在上下肢的

分布情况，阴、阳体现了经脉的阴阳属性，脏、腑体现了经脉的脏腑属性。三者结合的命名也可见于经别、络脉、经筋的名称。

根据各自在四肢的循行部位，十二经脉被分为手三阴经（手太阴肺经、手厥阴心包经、手少阴心经）、手三阳经（手阳明大肠经、手少阳三焦经、手太阳小肠经）、足三阳经（足阳明胃经、足少阳胆经、足太阳膀胱经）和足三阴经（足太阴脾经、足厥阴肝经、足少阴肾经）。

（2）循行规律

长沙马王堆汉墓出土的《足臂十一脉灸经》和《阴阳十一脉灸经》中经脉循行大多为从肢体远端到躯干头面；《灵枢·九针十二原》曰："所出为井，所溜为荥，所注为俞，所行为经，所入为合"，描述了经气循经脉从指（趾）端到肘膝部的走行路线。《灵枢·经脉》篇归纳总结了十二经脉的走行、交接及脏腑属络，形成连环不断的十二经脉循行。

1）分布。十二经脉左右对称地分布于人体全身，根据中医阴阳理论，四肢内侧为阴，外侧为阳，腹为阴，背为阳，是故六阴经在人体四肢内侧和胸腹，六阳经则位于人体四肢外侧和头面、躯干。

以正立姿势，足趾向前，拇指向前、小指向后的体位对十二经脉在手足四肢的分布进行描述，手足三阳经从前向后分别为阳明、少阳、太阳，手足三阴经从前向后分别为太阴、厥阴、少阴。其中，足三阴经在内踝上8寸以下从前向后为厥阴、太阴、少阴，至内踝8寸以上太阴交出厥阴之前。在头部和躯干，手三阴经联系胸部，手三阳经联系头部，足三阴经联系胸、腹部，足三阳经联系头部，足阳明行于身前，足太阳行于身后，足少阳行于身侧。

2）流注顺序。《灵枢·逆顺肥瘦》指出："手之三阴，从脏走手；手之三阳，从手走头；足之三阳，从头走足；足之三阴，从足走腹。"十二经脉的气血源于中焦，经肺气输送，散布于全身，故十二经脉的循行始于手太阴肺经，且"肺手太阴之脉，起于中焦"，具体流注顺序为手太阴肺经、手阳明大肠经、足阳明胃经、足太阴脾经、手少阴心经、手太阳小肠经、足太阳膀胱经、足少阴肾经、手厥阴心包经、手少阳三焦经、足少阳胆经和足厥阴肝经，再从肝经上注肺，返回至肺经，周流复始。

十二经脉大循环包括三个手阴经→手阳经→足阳经→足阴经小循环：手太阴→手阳明→足阳明→足太阴；手少阴→手太阳→足太阳→足少阴；手厥阴→手少阳→足少阳→足厥阴。

3）交接规律。十二经脉之间的连接也有一定规律，有的是两经直接相连，有的是由分支相互连接，相互连接的形式主要有以下三种。

相表里的阴经与阳经在手足部交接：手太阴经与手阳明经在食指交接，手少阴经与手太阳经在小指交接，手厥阴经与手少阳经在无名指交接，足阳明经与足太阴经在足大趾（内侧）交接，足太阳经与足少阴经在足小趾交接，足少阳经与足厥阴经在足大趾（外侧）交接。

同名阳经在头面部交接：手阳明经与足阳明经在鼻旁交接，手太阳经与足太阳经在目内眦交接，手少阳经和足少阳经在目外眦交接。

阴经与阴经在胸部交接：足太阴经与手少阴经交接于心中，足少阴经与手厥阴经交接于胸中，足厥阴经与手太阴经交接于肺中。

通过不同方式交接循行，气血在经脉中的运行，正应了《灵枢·营卫生会》所说的"阴阳相贯，如环无端"。

（3）作用

十二经脉是经络系统的主体，运行气血，濡养全身，沟通内外，将人体联系成一个有机整体。

2. 奇经八脉

奇经八脉包括督脉、任脉、冲脉、带脉、阳跷脉、阴跷脉、阳维脉和阴维脉共八条经脉。与十二正经不同，奇经八脉既不直属于脏腑，又无表里配合关系，"别道奇行"，故称为奇经八脉。其中，任、督二脉各有本经所属的腧穴，故与十二经相提并论，称为"十四经"。

（1）分布及循行规律

任、督、冲三脉皆起于胞中，出会阴而异行，即"一源三歧"。任脉行于前正中线，上达颏部；督脉行于后正中线，上至头面；冲脉别出后行于腹部第一侧线，交足少阴肾经；带脉起于胸胁下，横绕于腰腹一周，交会足少阳经；阴维脉起于小腿内侧，行于下肢内侧、腹第三侧线和颈部，交足少阴经及任脉；阳维脉起于足跗外侧，行于下肢外侧、肩和头项，交足少阳经及督脉；阴跷脉起于足跟内侧，伴足少阴经上行，至目内眦与阳跷脉交会；阳跷脉起于足跟外侧，随足太阳经上行，至目内眦与阴跷脉交会后，沿足太阳经于项后交足少阳经。

（2）作用

奇经八脉的作用主要是统率、联络诸经，调节气血盛衰。

1）统率、主导。奇经八脉中督脉统率六阳经，能调节全身阳经经气，故又名"阳脉之海"。任脉统率六阴经，能调节全身诸阴经经气及精血，亦称为"阴脉之海"。冲脉与任、督二脉均起于胞中，同出会阴，之后别道而行，称为"一源三歧"。冲脉与足阳明胃经、足少阴肾经联系，具有涵蓄十二经气血的作用，有"十二经脉之海"及"血海"之称。带脉约束纵行于躯干的诸条足经。阴阳维脉的"维"指维系、主持，其中阴维脉主一身之里，阳维脉主一身之表，故阴阳维脉维系一身之表里；阴阳跷脉的"跷"指足跟、矫捷，阴阳跷脉调节下肢运动、司寤寐。

2）沟通、联络。奇经八脉与十二经脉相互沟通，进一步加强了十二经脉之间的联系，如六阳经与督脉会于大椎，足三阴经与任脉会于关元、中极，足阳明、足少阴与冲脉相交，带脉则加强了纵行于躯干经脉之间的联系。

3）蓄积、渗灌。奇经八脉除了任督二脉之外，多数循行错综于十二经脉之间，也与正经在人体多处交会，对十二经气血有蓄积和渗灌作用。

在实际调理应用中，奇经八脉理论对诊断辨证及针灸治疗都有重要指导意义，八脉交会穴、飞腾八法和灵龟八法等都是奇经八脉理论的具体应用。

3. 十二经别

十二经别是从十二正经别行深入体腔的支脉，故称"别行之正经"。其循行分布有"离、入、出、合"的特点。

（1）循行规律

十二经别的循行具有"离、入、出、合"的分布特点，一般多从四肢肘膝关节附近的正经分出，谓之"离"，经过肢体躯干进入体腔以联系脏腑，谓之"入"，出体表并上行至头项部，谓之"出"，后在头项部，阳经的经别合于本经经脉，阴经的经别合于与其相表里的阳经经脉，谓之"合"，如足太阳经别合于足太阳经脉，足少阴经别也合于足太阳经脉。因此十二经别按阴阳表里关系组成了六对，称"六合"。

分布及循行规律：足太阳、足少阴经别，从腘中分出，入走肾与膀胱，上出于项合于足太阳膀胱经；足少阳、足厥阴经别从下肢分出，行至毛际，入走肝胆，上系于目，合于足少阳胆经；足阳明、足太阴经别从髀部分出，入走脾胃，上出鼻頞，合于足阳明经；手太阳、手少阴经别从腋部分出，入走心与小肠，上出目内眦，合于手太阳小肠经；手少阳、手厥阴经别分别从本经分出，进入胸中，入走三焦，上出耳后，合于手少阳三焦经；手阳明、手太阴经别从本经分出，入走肺与大肠，上出缺盆，合于手阳明大肠经。

（2）作用

1）加强表里相合关系。阴经经别一般走向阳经经别，与之会合，沟通了十二正经表里两经。为表里配穴提供了重要理论依据。

2）加强十二经脉与头部及心的联系。十二经别中不仅阳经经别上达头部，阴经经别亦会于头部，加强了十二经脉与头面部的联系，为十二经脉远端穴位治疗头面五官疾患及头针、颊针、耳针的应用奠定了理论基础。经别还加强了十二正经与心的关联，如《灵枢·经别》说："足阳明之正，上至髀，入于腹里，属胃，散之脾，上通于心"，说明了足阳明胃经通过其经别与心相联系。

4. 十五络脉

十二经脉在四肢部各分出一条支脉，称"别"，或"络脉"，再加任督二脉别络及躯干侧的脾之大络，共十五条，合称为十五络脉。十五络脉命名也以手足、阴阳及脏腑三部分构成，也有以十五络脉所发出的腧穴命名络脉者。

（1）分布及循行规律

在四肢部，十二络脉从相应络穴分出后，多与表里一经相联系，同时循本经脉浅层，上达头面部，或进入胸腹腔与脏腑相联系。任、督别络及脾之大络位于头部及躯干，任脉别脉从胸骨剑突下的鸠尾分出后散布于腹部，督脉别络从尾骨下的长强分出后散布于头，左右别走于背部两侧的足太阳膀胱经，脾之大络则从腋下的大包分出后散布于胸胁，分别沟通了腹、背和全身经气。

（2）作用

十五络脉纵横交错，周流全身，主要作用体现在两个方面。

1）沟通表里两经的经气。络脉能加强十二经表里两经的联系，阴经络脉与阳经相连，阳经络脉与阴经相连，阴阳经络脉相互沟通。络脉和经别都是经脉的分支，均有加强表里两经的作用，不同的是：络脉主外，经别主内。络脉行于外者为"阳络"，行于内者为"阴络"，内连五脏六腑，外接五官九窍、四肢百骸，经络系统中十二经脉由线状走行经过扩展为网状分布，将气血输布到人体各个部位，滋润荣养身体，以保持正常生理功能。

2）诊察疾病。通过观察络脉的颜色、大小等变化，可以推测经络脏腑的病变。

5. 十二经筋

十二经筋是指十二经脉之气"结、聚、散、络"于筋肉、关节的体系。

筋是相对于"脉、肉、皮、骨"而言的，目前认为，"筋"指除骨以外的肌肉骨骼系统软组织，包括肌肉、筋膜、肌腱、腱鞘、韧带、关节囊、关节软骨、关节盘、椎间盘等。"筋"可分为两类，一类是骨端关节的韧带、关节囊组织，有束骨的作用；另一类是骨骼肌，附着于骨之关节处，收缩时有活动关节的作用。《说文解字》中"筋"指"肉之力也"，是指人体肉中能产生力量的部分，即骨骼肌及其筋膜、肌腱。"脉"

行于肌肉之间，通行血气，渗灌滋养皮、肉、筋、骨。以十二经脉为中心，将围绕经脉、被经脉气血所充养的筋肉分别归于十二经脉而形成十二经筋。

（1）经筋分布及循行规律

十二经筋走行与十二经脉大致相同，但范围比十二经脉更广泛。《灵枢·经筋》将筋肉依据十二经脉的循行部位，分为十二经筋，并对十二经筋的起止循行作了详细的论述。

十二经筋均起于四肢指、趾端，结、聚于踝、膝、臀、腕、肘、肩、腋等关节处，终于头身，呈向心性循行。经筋病症是所过者支转筋痛，与肌肉骨骼系统软组织损伤者相仿。经筋起于四肢末端，结聚于骨骼、关节及肌肉丰厚处，与邻近其他经相连接，有的会进入胸腹腔，但不入内脏。其中，手三阳经筋起于手指，沿着臑外侧上行到达头目，手三阴经筋也起于手指，沿着臑内侧上行到胸膈；足三阳经筋起于足趾，沿着股外侧上行结于面部；足三阴经筋也起于足趾，沿着股内侧上行结于腹部。前阴是宗筋所聚，足三阴与足阳明经筋在此处汇聚。散，诸经筋主要散于胸腹。络，《灵枢·经筋》云："足厥阴之筋……结于阴器，络诸筋。"足厥阴肝经除了结于阴器，还起总络诸筋的作用。

（2）作用

十二经筋的作用主要体现在以下两个方面。

1）约束骨骼。"筋"以束"骨"，全身各骨节关节相连形成骨骼，构成坚硬的骨支架，支持体重，保护内脏，赋予人体基本形态。

2）维持姿势及活动关节。骨骼肌及筋膜围绕骨骼，构成人体的基本轮廓，在神经系统支配下，维持人体正常体位姿势及运动功能。

6. 十二皮部

（1）循行规律

十二皮部是指十二经脉相应的皮肤部分，属十二经脉及其络脉散布的部位。《素问·皮部论》说："欲知皮部以经脉为纪者，诸经皆然"，说明皮部是根据十二经脉在人体的分布范围划分的。相对于经脉的线条状分布、络脉的网状分布，皮部可视为面状分布。

（2）作用

1）抗御外邪。十二皮部位于人体最外层，内与经络气血相通，既受十二经脉及其络脉运行的气血所濡养，又把来自体外环境的各种信息随时传递到人体体内，然后针对外界环境的变化进行自身调节，从而起着卫外护内的作用，是机体抗御外邪的卫外屏障，起保卫机体的作用。肺主皮毛，皮部卫外护内的作用靠肺向上宣发卫气来温养，反过来，皮部的宣散作用协助了肺的吸清呼浊功能。某些疾病的发生是邪气外袭皮毛，通过皮部到络脉进而入侵经脉甚至深达六腑五脏的结果。所以，皮部是机体的屏障，也是外邪入侵的突破口。

2）反映病候。皮部还能反映机体的证候。"欲知其内者，当以观乎外，诊于外者，斯以知其内，盖有诸内者形诸外。"疾病传变的过程历经皮—络—经—腑—脏，故内部经络脏腑的病变会导致十二皮部相应部位出现疼痛、红肿、斑疹、划痕瘙痒、敏感等异常反应。因此，利用皮部理论进行诊断辨证不限于察络脉观颜色，还包括望皮肤、视形态、察感觉等方法，司外揣内，通过这些外部的诊察和施治来推断和治疗内部的疾病。

总之，皮部具有抗御外邪、保卫机体和反映病候、协助诊断的作用。

学习单元2 腧穴基础知识

一、腧穴概论

1. 腧穴的概念

腧穴，是指人体脏腑经络之气输注于体表的特殊部位，也是疾病的反应点和针灸等治疗方法的刺激点。腧，有输注、转输之意。穴，即孔隙的意思，是经气所居处、经脉气血的聚集点。在《内经》中，腧穴又有"节""会""骨空""气穴""气府"等名称，在皇甫谧的《针灸甲乙经》中称为"孔穴"，在宋代《太平圣惠方》中称"穴道"，在《铜人腧穴针灸图经》中则称"腧穴"。

腧穴的生理功能主要是将脏腑经络气血输注于体表，加强体表与体内脏腑的联系。腧穴是气的出入点，《素问·气府论》将腧穴解释为"脉气所发"，《灵枢·九针十二原》曰："所言节者，神气之所游行出入也，非皮肉筋骨也。"《灵枢·海论》曰："夫十二经脉者，内属于腑脏，外络于肢节。"经络之气内通于脏腑，外注于腧穴，腧穴之气与经络、脏腑之气关系密切。脏腑气血的盛衰会直接影响经脉气血的运行，脏腑病变可通过经络反映至相应腧穴。《灵枢·九针十二原》曰："五脏有疾也，应出十二原，十二原各有所出，明知其原，睹其应，而知五脏之害矣。"

关于"腧""俞""输"的应用，在古代三者均指腧穴，然而在现代意义有所不同。

腧穴是所有穴位的总称，一般穴位都可被称为腧穴；俞穴指位于足太阳膀胱经上的背俞穴，如肺俞、心俞、大肠俞等；输穴则专指五输穴"井、荥、输、经、合"中的第三个，如手太阴肺经的输穴为太渊穴。

2. 腧穴的分类

人体的腧穴可分为经穴、经外奇穴、阿是穴三大类。一般将归属于十二经脉和任、督二脉的腧穴称为"经穴"（十四经），未归入或不便归入十四经但有具体位置和名称的经验效穴被统称为"经外奇穴"，按压痛点或其他反应点称为"阿是穴"。

（1）十四经穴

十四经穴是指归属于十二正经及任、督二脉上的腧穴，有具体的穴位名称和明确的定位，是腧穴体系的主要部分。腧穴可分为单穴和双穴，一般为双穴，如十二经脉的经穴，左右对称分布，不同的是任、督二脉因其位于人体前、后正中，是一名一穴。

（2）经外奇穴

经外奇穴是指未归入经穴范围，而有具体的穴位名称和定位的腧穴，简称"奇穴"。这类穴位主治范围比较单一，多为经验效穴，对某些病症有特殊疗效，如金津玉液治疗消渴、四缝治疗小儿疳积、定喘治疗哮喘等。

有的奇穴不是单一的穴位，而是由多个穴位组合而成，例如十宣、八风、八邪等；有的奇穴实际上就是经穴，如四花实际就是胆俞、膈俞四穴。

（3）阿是穴

阿是穴是指无固定名称，也无固定位置，而是以压痛点、病变局部或其他反应点作为针灸施术的部位的一类腧穴，因其没有固定的部位，亦称"不定穴""天应穴"。通常这类腧穴既不是经穴，又不是奇穴，只是根据压痛点选取的穴位。

3. 腧穴的作用

腧穴是人体经气汇聚的地方，其作用主要体现在诊断和治疗这两个方面。

（1）诊断

腧穴有反映病症、协助诊断的作用。腧穴是气血输注的部位，也是邪气所客之处。在病理状态下，一些腧穴会出现敏化现象，反映五脏的病变情况。比如，有胃肠疾患者可在足三里出现压痛过敏，在第9至第12胸椎棘突附近触到软性异物；有肺脏疾患者常可以在肺俞、中府等穴有压痛、过敏及皮下结节。故可以通过观察腧穴部位皮肤的色泽、瘀点、丘疹、脱屑和局部肌肉的隆起、凹陷，并以手指触摸分辨肿胀、硬结、压痛、凉热情况及局部肌肉的坚实虚软程度来推断对应经络脏腑的病情，协助诊断。

（2）治疗

腧穴是气血输注的部位，是邪气所客之处，也是针灸防治疾病的刺激点。针灸相关腧穴能够疏通经络、调和气血，使人体保持正常的生命活动。按病症部位与腧穴位置的关联性，将腧穴的治疗作用分为以下几个方面。

1）近治作用。腧穴的近治作用是指腧穴能治疗其所在部位及邻近部位组织、器官的病症，体现了"腧穴所在，主治所在"的特点，是经穴、奇穴和阿是穴三者共有的治疗作用。比如，耳区的听宫、翳风等都能治疗耳病；眼区的睛明、攒竹、承泣等都能治疗眼病；胃部的中脘、梁门等都能治疗胃病；颈部的风池、颈百劳等能治疗颈椎病；膝关节的鹤顶、膝眼等能治疗膝关节骨性关节炎；阿是穴能够治疗所在局部部位的疼痛。

2）远治作用。腧穴的远治作用是指腧穴能治疗本经循行所到达的远隔部位的组织、器官、脏腑病症，即人们常说的"经络所过，主治所及"。如《四总穴歌》中"肚腹三里留"指足三里穴能治疗它所在的胃经循行的胃肠及更高部位的病症等；"腰背委中求"指治疗腰背部疼痛可以针刺委中或在委中用三棱针点刺放血；"头项寻列缺"即头项部的疾患可以通过按摩、针灸经过头项部的手阳明大肠经上的列缺进行治疗；"面口合谷收"指合谷穴能治疗腧穴所在手阳明大肠经循行的颈部和头面部病症，因手阳明大肠经经过下齿，故合谷穴也能治疗下齿的疼痛。

3）整体作用。大部分腧穴具有整体性的调治作用，对一个腧穴的针灸刺激可引发全身性反应。比如，手阳明经的合谷、曲池可治外感发热；足三里、关元、气海、膏肓俞、命门等保健强壮要穴能够提高人体免疫力，强身健体。刺激腧穴还有双向调整作用，如腹泻时刺灸天枢穴可止泻，便秘时针刺天枢穴则可通便。

4）特殊作用。特殊作用是指有些腧穴除了近治作用、循经远治作用、整体作用之外，还有相对特异的治疗作用。如落枕穴治疗落枕，至阴穴矫正胎位，胆囊穴治疗胆绞痛，阑尾穴治疗阑尾炎等。

4. 腧穴定位方法

腧穴定位方法亦称取穴法，是指确定腧穴位置的基本方法。常用的腧穴定位方法有四种，分别是体表解剖标志定位法、骨度折量定位法、指寸定位法及简便定位法。

（1）体表解剖标志定位法

体表解剖标志定位法指以人体解剖学的各种体表标志为主要依据来确定腧穴位置的方法，重点是肌性标志和骨性标志，这些标志又分为固定标志和活动标志两大类。

1）固定标志：指人体自然姿势下可见的骨节或肌肉等组织形成的凸起或凹陷等比较明显的标志，是常用的取穴定位方法，如鼻尖取素髎，两乳中间取膻中，剑突到肚脐连线中点取中脘，两眉中间取印堂，肚脐正中取神阙，腓骨小头前下方凹陷处取阳陵泉。两骨分开处也是常见的固定标志，如胸骨下端与肋软骨分开处取中庭，锁骨肩峰端与肩胛冈分开处取巨骨等。背腰部取穴也常用到骨性固定标志，如肩胛冈平第 3 胸椎棘突，肩胛骨下角平第 7 胸椎棘突，髂嵴平第 4 腰椎棘突。

2）活动标志：指人体在活动姿势下，关节、肌肉、肌腱、皮肤随活动而出现的孔隙、凹陷、皱纹、尖端等标志。如微张口时，耳屏正中与下颌骨髁突之间的凹陷中取听宫，耳屏上切际与下颌骨髁状突之间的凹陷中取耳门，耳屏间切际与下颌骨髁突之间的凹陷中取听会；闭口时，颧弓下缘凹陷中取下关；屈肘时，肘横纹头处取曲池；屈臂外展时，肩峰外侧缘前后端前一较深凹陷中取肩髃；手拇指充分外展和后伸时，手背外侧部拇指长伸肌腱与拇指短伸肌腱之间形成的凹陷中取阳溪穴。

人体全身常用体表解剖标志如下。

第 2 肋：平胸骨角水平，锁骨下可触及的肋骨。

第 4 肋间隙：男性乳头平第 4 肋间隙。

第 7 颈椎棘突：颈后隆起最高且能随头旋转而转动的棘突。

第 3 胸椎棘突：直立，两手下垂时，两肩胛冈内侧端连线与后正中线的交点。

第 7 胸椎棘突：直立，两手下垂时，两肩胛骨下角水平线与后正中线的交点。

第 4 腰椎棘突：两髂嵴最高点连线与后正中线的交点。

第 2 骶椎：两髂后上棘连线与后正中线的交点。

骶管裂孔：取尾骨上方左右的骶角，与左右骶角平齐的后正中线上。

腕掌侧远端横纹：在腕掌部，与豌豆骨上缘、桡骨茎突下连线相平。

腕背侧远端横纹：在腕背部，与豌豆骨上缘、桡骨茎突下连线相平。

内踝尖：内踝最凸起处。

外踝尖：外踝最凸起处。

（2）骨度折量定位法

骨度折量定位法古称"骨度法"，是以体表骨节为主要标志测量周身各部的长度和宽度，并依其尺寸按比例折算作为定穴的标准。分部位折寸时要以宾客本人的身材为依据。所以不论男女老幼、高矮肥瘦，一概都以此标准折量作为量取腧穴的依据。

（3）指寸定位法

指寸定位法亦称"手指同身寸定位法"，是指以被取穴者本人的手指为标准进行测量取穴的方法。常见有中指同身寸、拇指同身寸和横指同身寸。

1）中指同身寸。中指同身寸是以被取穴者拇指、中指屈曲成环形时中指中节桡侧两端纹头之间的距离为1寸。

2）拇指同身寸。拇指同身寸是以被取穴者拇指指间关节的宽度为1寸。实践时，有"一横指""两横指""四横指"的应用，也就是用横指比拟骨度分寸，把一横大拇指比作1寸，两横指（示指和中指）比作1寸半，四横指（示指至小指）比作3寸。相比用中指的宽度测量，唐代医学家孙思邈更推崇拇指同身寸。

3）横指同身寸。横指同身寸是以被取穴者第2～5指并拢时中指中节横纹水平的四指宽度为3寸，四指相并为"一夫"，故横指同身寸又名"一夫法"。

手指同身寸是在骨度折量定位法的基础上，参照被取穴者自身手指进行辅助定位，所以不能以指寸代替其他取穴方法，体表解剖标志定位法和骨度折量定位法是取穴的基本方法，手指同身寸是一种配合方法。

（4）简便定位法

简便定位法是指运用于取穴的简便易行的方法，常用的有：两手伸开，于虎口自然平直交叉，一手示指压在另一腕后高骨的上方，当示指端处取列缺；半握拳，当中指端所指处取劳宫；直立垂手，掌心贴于大腿时，中指尖所指凹陷中取风市；垂肩屈肘于平肘尖处取章门；折耳，两耳尖连线向上连线的中点取百会等。这些取穴方法是取穴定位时的辅助方法，实际操作中要以骨度折量定位法为准。

二、十四经穴及主治规律

1. 十四经穴及常见主治病症

十二正经加督脉、任脉合成十四经脉。十四经脉的腧穴又称"十四经穴"，与"经外奇穴"相对而言。十四经穴是人体腧穴的主要组成部分。

《黄帝内经》分经论穴，记载穴名150个，总穴数为295个；《针灸甲乙经》系统分类，计有任督二脉单穴49个，十二经双穴150对，共有经穴349个。据中华人民共和国国家标准《经穴名称与定位》记载，十四经穴共有双穴309对，单穴53个，分别为肺经11对、大肠经20对、胃经45对、脾经21对、心经9对、小肠经19对、膀胱经67对、肾经27对、心包经9对、三焦经23对、胆经44对、肝经14对、督脉29个、任脉24个。

（1）手太阴肺经

手太阴肺经共有经穴11个，从胸到手依次为中府、云门、天府、侠白、尺泽、孔最、列缺、经渠、太渊、鱼际、少商。

本经腧穴主治范围包括咽喉、胸、肺部疾病，以及经脉循行部位的病症。如咳嗽，气喘，少气不足以息，伤风，胸部胀满，咽喉肿痛，缺盆部及手臂内侧前缘痛，肩背部寒冷疼痛等。

（2）手阳明大肠经

手阳明大肠经共有经穴 20 个，从手到头依次为商阳、二间、三间、合谷、阳溪、偏历、温溜、下廉、上廉、手三里、曲池、肘髎、手五里、臂臑、肩髃、巨骨、天鼎、扶突、口禾髎、迎香。

本经腧穴主治范围包括头面部、五官、咽喉部疾病、热病，以及经脉循行位置的病症。如咽喉肿痛，齿痛，鼻流清涕或出血，本经循行位置疼痛、热肿或寒冷等。

（3）足阳明胃经

足阳明胃经共有经穴 45 个，从头至足依次为承泣、四白、巨髎、地仓、大迎、颊车、下关、头维、人迎、水突、气舍、缺盆、气户、库房、屋翳、膺窗、乳中、乳根、不容、承满、梁门、关门、太乙、滑肉门、天枢、外陵、大巨、水道、归来、气冲、髀关、伏兔、阴市、梁丘、犊鼻、足三里、上巨虚、条口、下巨虚、丰隆、解溪、冲阳、陷谷、内庭、厉兑。

本经腧穴主治范围包括胃肠病，头面、目、鼻、口、齿痛，神志病及经脉循行位置的病症。如肠鸣腹胀，水肿，胃痛，呕吐，消谷善饥，口渴，咽喉肿痛，鼻衄，热病，发狂，以及膝髌等本经循行位置疼痛等。

（4）足太阴脾经

足太阴脾经共有经穴 21 个，从足至头依次为隐白、大都、太白、公孙、商丘、三阴交、漏谷、地机、阴陵泉、血海、箕门、冲门、府舍、腹结、大横、腹哀、食窦、天溪、胸乡、周荣、大包。

本经腧穴主治范围包括脾胃病、妇科病、前阴病及经脉循行位置的病症。如胃脘痛，食欲不振，呕吐嗳气，腹胀便溏，黄疸，身重无力，舌根强痛，下肢内侧肿胀、厥冷等。

（5）手少阴心经

手少阴心经共有经穴 9 个，从胸至手依次为极泉、青灵、少海、灵道、通里、阴郄、神门、少府、少冲。

本经腧穴主治范围包括心、胸、神志及经脉循行位置的病症。如心痛，咽痛，口渴，目黄，胁痛，上臂内侧痛，手心发热等。

（6）手太阳小肠经

手太阳小肠经共有经穴19个，从手至头依次为少泽、前谷、后溪、腕骨、阳谷、养老、支正、小海、肩贞、臑俞、天宗、秉风、曲垣、肩外俞、肩中俞、天窗、天容、颧髎、听宫。

本经腧穴主治范围包括头、项、耳、目、咽喉病，热病，神志病及经脉循行位置的病症。如少腹痛，腰脊痛引起睾丸疼痛，耳鸣，耳聋，目黄，颊肿，咽喉肿痛，肩臂外侧后缘痛等。

（7）足太阳膀胱经

足太阳膀胱经共有经穴67个，从头至足依次为睛明、攒竹、眉冲、曲差、五处、承光、通天、络却、玉枕、天柱、大杼、风门、肺俞、厥阴俞、心俞、督俞、膈俞、肝俞、胆俞、脾俞、胃俞、三焦俞、肾俞、气海俞、大肠俞、关元俞、小肠俞、膀胱俞、中膂俞、白环俞、上髎、次髎、中髎、下髎、会阳、承扶、殷门、浮郄、委阳、委中、附分、魄户、膏肓、神堂、譩譆、膈关、魂门、阳纲、意舍、胃仓、肓门、志室、胞肓、秩边、合阳、承筋、承山、飞扬、跗阳、昆仑、仆参、申脉、金门、京骨、束骨、足通谷、至阴。

本经腧穴主治范围包括头、项、目、背、腰、下肢病症及神志病；背部第一侧线的背俞穴及第二侧线相平的腧穴，主治与其相关的脏腑病症和有关的组织器官病症。如小便不通，遗尿，癫狂，疟疾，目疾，见风流泪，鼻塞多涕，鼻衄，头痛，项、背、腰、臀部以及下肢后侧本经循行位置疼痛等。

（8）足少阴肾经

足少阴肾经共有经穴27个，从足至头依次为涌泉、然谷、太溪、大钟、水泉、照海、复溜、交信、筑宾、阴谷、横骨、大赫、气穴、四满、中注、肓俞、商曲、石关、阴都、腹通谷、幽门、步廊、神封、灵墟、神藏、彧中、俞府。

本经腧穴主治范围包括妇科病，前阴病，肾、肺、咽喉病及经脉循行位置的病症。如咳血，气喘，舌干，咽喉肿痛，水肿，大便秘结，泄泻，腰痛，脊股内后侧痛，痿弱无力，足心热等。

（9）手厥阴心包经

手厥阴心包经共有经穴9个，从胸到手依次为天池、天泉、曲泽、郄门、间使、内关、大陵、劳宫、中冲。

本经腧穴主治范围包括心、胸、胃、神志病以及经脉循行位置的病症。如心痛，胸闷，心悸，心烦，癫狂，腋肿，肘臂挛急，掌心发热等。

（10）手少阳三焦经

手少阳三焦经共有经穴 23 个，从手到头依次为关冲、液门、中渚、阳池、外关、支沟、会宗、三阳络、四渎、天井、清冷渊、消泺、臑会、肩髎、天髎、天牖、翳风、瘛脉、颅息、角孙、耳门、耳和髎、丝竹空。

本经腧穴主治范围包括头、耳、目、咽喉、胸胁病，热病以及经脉循行位置的病症。如腹胀，水肿，遗尿，小便不利，耳聋，耳鸣，咽喉肿痛，目赤肿痛，颊肿，耳后、肩臂肘后外侧疼痛等症。

（11）足少阳胆经

足少阳胆经共有经穴 44 个，从头至足依次为瞳子髎、听会、上关、颔厌、悬颅、悬厘、曲鬓、率谷、天冲、浮白、头窍阴、完骨、本神、阳白、头临泣、目窗、正营、承灵、脑空、风池、肩井、渊腋、辄筋、日月、京门、带脉、五枢、维道、居髎、环跳、风市、中渎、膝阳关、阳陵泉、阳交、外丘、光明、阳辅、悬钟、丘墟、足临泣、地五会、侠溪、足窍阴。

本经腧穴主治范围包括头、目、耳、咽喉病，神志病，热病以及经脉循行位置的病症。如口苦，目眩，疟疾，头痛，颔痛，目外眦痛，缺盆部肿痛，腋下肿，胸、胁、股及下肢外侧痛，足外侧痛，发热等。

（12）足厥阴肝经

足厥阴肝经共有经穴 14 个，从足至头依次为大敦、行间、太冲、中封、蠡沟、中都、膝关、曲泉、阴包、足五里、阴廉、急脉、章门、期门。

本经腧穴主治范围包括肝病，妇科病，前阴病及经脉循行位置的病症。如腰痛，胸满，呃逆，遗尿，小便不利，疝气，少腹疼痛等。

（13）督脉

督脉共有经穴 29 个，从下至上依次为长强、腰俞、腰阳关、命门、悬枢、脊中、中枢、筋缩、至阳、灵台、神道、身柱、陶道、大椎、哑门、风府、脑户、强间、后顶、百会、前顶、囟会、上星、神庭、印堂、素髎、水沟、兑端、龈交。

本经腧穴主治范围包括神志病，热病，腰骶、背、头项局部病症及相应的内脏病症。如脊柱强痛，角弓反张等。

（14）任脉

任脉共有经穴 24 个，从下至上依次为会阴、曲骨、中极、关元、石门、气海、阴交、神阙、水分、下脘、建里、中脘、上脘、巨阙、鸠尾、中庭、膻中、玉堂、紫宫、华盖、璇玑、天突、廉泉、承浆。

本经腧穴主治范围包括腹、胸、颈、头面部病症及相应的内脏器官疾病，少数腧穴可治疗神志病或有强壮作用。如疝气，带下，腹中结块等。

2. 十四经穴主治规律

每个腧穴都有较广泛的主治范围，可通过分部、分经两方面进行归纳。

分部主治规律是指处于身体某一部位的腧穴均可治疗该部位病症及某类病症，即腧穴的主治作用与腧穴的位置特点相关。头面、颈项、躯干及四肢肘膝关节以上的腧穴以治局部病症为主，膝关节以下的腧穴除治局部病症外，还可治头面、脏腑及全身性疾患。

分经主治规律是指某一经脉所属的经穴均可治疗该经循行部位及其相应脏腑的病症。古代医家在论述针灸治疗时，往往只选取有关经脉而不列举具体穴名，即所谓定经不定穴。分经主治既能治本经的病症，又能主治二经或三经相同的病症。

三、特定穴

在经穴中，还有一类称为"特定穴"的腧穴，是指具有特殊治疗作用并按特定称号归类的经穴，包括在四肢肘、膝关节以下的五输穴、原穴、络穴、郄穴、八脉交会穴、下合穴，分布于胸腹、背腰部的募穴、背俞穴，在四肢躯干的八会穴以及分布于全身经脉的交会穴。这些腧穴在针灸学的基本理论和实践应用方面有着极其重要的意义。

1. 五输穴

十二经脉在肘膝关节以下各有称为井、荥、输、经、合的5类特定穴，合称"五输穴"。有关记载首见于《灵枢·九针十二原》："所出为井，所溜为荥，所注为输，所行为经，所入为合。"这是按经气由小到大、由浅而深所做的排列。六阴经五输穴及五行配属见表3-1。六阳经五输穴及五行配属见表3-2。

表3-1 六阴经五输穴及五行配属表

六阴经	井（木）	荥（火）	输（土）	经（金）	合（水）
肺（金）	少商	鱼际	太渊	经渠	尺泽
心（火）	少冲	少府	神门	灵道	少海
心包（相火）	中冲	劳宫	大陵	间使	曲泽
脾（土）	隐白	大都	太白	商丘	阴陵泉
肾（水）	涌泉	然谷	太溪	复溜	阴谷
肝（木）	大敦	行间	太冲	中封	曲泉

表 3-2 六阳经五输穴及五行配属表

六阳经	井（金）	荥（水）	输（木）	经（火）	合（土）
大肠（金）	商阳	二间	三间	阳溪	曲池
小肠（火）	少泽	前谷	后溪	阳谷	小海
三焦（相火）	关冲	液门	中渚	支沟	天井
胃（土）	厉兑	内庭	陷谷	解溪	足三里
膀胱（水）	至阴	足通谷	束骨	昆仑	委中
胆（木）	足窍阴	侠溪	足临泣	阳辅	阳陵泉

2. 原穴

十二经脉在腕、踝关节附近各有一个腧穴，是脏腑元气输注、经过、留止的部位，称为"原穴"，合称"十二原"。十二原穴见表 3-3。

表 3-3 十二原穴表

经脉	经脉——原穴		
手三阴	肺经——太渊	心经——神门	心包经——大陵
手三阳	大肠经——合谷	小肠经——腕骨	三焦经——阳池
足三阴	脾经——太白	肾经——太溪	肝经——太冲
足三阳	胃经——冲阳	膀胱经——京骨	胆经——丘墟

3. 络穴

十五络脉由经脉分出之处各有一个腧穴，称为络穴。十二经在肘膝关节以下各有一络穴，加上躯干前的任脉络穴鸠尾、躯干后的督脉络穴长强和躯干侧的脾之大络大包，合称"十五络穴"。十五络穴见表 3-4。

表 3-4 十五络穴表

经脉	经脉——络穴		
手三阴	肺经——列缺	心经——通里	心包经——内关
手三阳	大肠经——偏历	小肠经——支正	三焦经——外关
足三阴	脾经——公孙	肾经——大钟	肝经——蠡沟
足三阳	胃经——丰隆	膀胱经——飞扬	胆经——光明
任、督、脾大络	任脉——鸠尾	督脉——长强	脾大络——大包

4. 郄穴

郄穴指各经脉在四肢部经气深聚的部位，郄与"隙"通，是空隙、间隙的意思，除了胃经郄穴之外，都分布于四肢肘膝关节以下。十二经脉、阴阳跷脉和阴阳维脉各有一郄穴，共计为十六郄穴。阴经郄穴主治血证，如孔最治咳血。阳经郄穴主治急性疼痛，如胃脘痛取梁丘。十六郄穴见表3-5。

表3-5　十六郄穴表

阴经	郄穴	阳经	郄穴
手太阴肺经	孔最	手阳明大肠经	温溜
手厥阴心包经	郄门	手少阳三焦经	会宗
手少阴心经	阴郄	手太阳小肠经	养老
足太阴脾经	地机	足阳明胃经	梁丘
足厥阴肝经	中都	足少阳胆经	外丘
足少阴肾经	水泉	足太阳膀胱经	金门
阴维脉	筑宾	阳维脉	阳交
阴跷脉	交信	阳跷脉	跗阳

5. 八脉交会穴

八脉交会穴是指十二经脉四肢部脉气通向奇经八脉的8个腧穴。此八穴均分布于肘膝关节以下，通过十二经脉与奇经八脉相通。歌诀云："公孙冲脉胃心胸，内关阴维下总同；临泣胆经连带脉，阳维目锐外关逢；后溪督脉内眦颈，申脉阳跷络亦通；列缺任脉连肺系，阴跷照海膈喉咙。"八脉交会穴见表3-6。

表3-6　八脉交会穴表

经属	八穴	通八脉	会合部位
足太阴脾经	公孙	冲脉	胃、心、胸
手厥阴心包经	内关	阴维脉	
手少阳三焦经	外关	阳维脉	目外眦、颊、颈、耳后、肩
足少阳胆经	足临泣	带脉	
手太阳小肠经	后溪	督脉	目内眦、颈、耳、肩胛
足太阳膀胱经	申脉	阳跷脉	
手太阴肺经	列缺	任脉	胸、肺、膈、喉咙
足少阴肾经	照海	阴跷脉	

6. 下合穴

下合穴是指六腑之气下合于足三阳经的 6 个腧穴，也称"六腑下合穴"，《灵枢·邪气藏府病形》提出了"合治内腑"的理论，说明六腑病应取其下合穴。"胃合于三里，大肠合入巨虚上廉，小肠合入于巨虚下廉，三焦合入于委阳，膀胱合入于委中央，胆合入于阳陵泉。"

7. 募穴

募穴是指脏腑之气结聚于胸腹部的腧穴，也称为"腹募穴"，五脏六腑各有一个募穴，合 12 个。

8. 背俞穴

背俞穴是指脏腑之气输注于背腰部的腧穴，也称为"俞穴"。背俞穴位于背腰部足太阳膀胱经的第一侧线上，腧穴名称以脏腑命名。脏腑俞募穴见表 3-7。

表 3-7　脏腑俞募穴表

脏腑	背俞穴	募穴
肺	肺俞	中府
心包	厥阴俞	膻中
心	心俞	巨阙
肝	肝俞	期门
胆	胆俞	日月
脾	脾俞	章门
胃	胃俞	中脘
三焦	三焦俞	石门
肾	肾俞	京门
大肠	大肠俞	天枢
小肠	小肠俞	关元
膀胱	膀胱俞	中极

9. 八会穴

八会穴是指脏、腑、气、血、筋、脉、骨、髓等精气会聚的 8 个腧穴。"八会穴"首次记载于《难经·四十五难》："腑会太仓[①]，脏会季胁[②]，筋会阳陵泉，髓会绝骨，血

---

① 太仓：中脘。
② 季胁：章门。

会鬲俞，骨会大杼，脉会太渊，气会三焦外一筋直两乳内[①]也"。

10. 交会穴

交会穴是指两经或数经相交会合的腧穴，多分布在头面部、躯干部。交会穴不但能治本经疾病，还能兼治所交经脉的其他病症。如关元、中极是任脉经穴，又与足三阴经相交会，所以可治任脉病症，也可治足三阴经的病症。

四、经外奇穴

经外奇穴指不归属于十四经，但具有一定名称、固定位置和一定主治作用的腧穴，简称为奇穴。经外奇穴一般都是在阿是穴的基础上发展来的，其中部分穴位如膏肓俞、厥阴俞等，后来还补充到十四经穴中，可见经外奇穴本身又是经穴发展的来源。

经外奇穴的分布比较分散，大多不在十四经循行路线上，但与经络系统仍有一定关系。有的经外奇穴并不专指某一个部位，而是指一组腧穴，如十宣、八邪、八风等。经外奇穴在实际应用上针对性较强，如四缝治疳积、太阳治目赤等。

中华人民共和国国家标准《经外奇穴名称与定位》（GB/T 40997—2021）中包含51个经外奇穴，常用的有四神聪、鱼腰、太阳、耳尖、球后、上迎香、内迎香、金津玉液、颈百劳、子宫穴、定喘、夹脊、胃脘下俞、痞根、腰宜、腰眼、十七椎、中泉、中魁、大骨空、小骨空、腰痛点、外劳宫、八邪、四缝、十宣、鹤顶、内膝眼、胆囊、阑尾、八风、气端。

学习单元3 人体部位经脉循行及穴位相关知识

一、颈肩部经脉循行分布及常用穴位

1. 颈肩部经脉循行分布

循行于颈肩部的经脉有任脉、督脉、手三阳经、足三阳经。

任脉位于颈前正中线，督脉位于后项部正中线。

手三阳经、足三阳经在颈项枕部的循行分布规律为阳明经在前，少阳经在中，太阳经在后。由任脉向后，分别是足阳明胃经、手阳明大肠经、手太阳小肠经、手少阳

[①]　两乳内：膻中。

三焦经、足少阳胆经、足太阳膀胱经。肩部经脉循行由前向后分别为足少阳胆经、手阳明大肠经、手少阳三焦经、手太阳小肠经。

2. 颈肩部常用穴位

（1）天突（任脉）

【定位】颈前部，胸骨上窝中央，前正中线上。

【主治】①咳嗽、哮喘、咽喉肿痛等肺系病症；②瘿气、梅核气、噎膈等气机不畅病症。

【功效】宣肺平喘，止嗽开音。

（2）大椎（督脉）

【定位】颈后部，第7颈椎棘突下凹陷中，后正中线上。

【主治】①咳嗽、热病等外感病症；②痤疮、风疹；③骨蒸潮热；④癫、狂、痫证、小儿惊风；⑤脊痛、项强。

【功效】解表散寒，清热解毒。

（3）人迎（足阳明胃经）

【定位】颈前部，横平甲状软骨上缘（约相当于喉结处），胸锁乳突肌前缘，颈总动脉搏动处。

【主治】①瘰疬，咽喉肿痛；②头痛，眩晕；③高血压；④气喘。

【功效】理气降逆，利咽散结。

（4）肩髃（手阳明大肠经）

【定位】肩带部，三角肌上，臂外展或向前平伸时，当肩峰前下方凹陷处。

【主治】①风疹；②上肢不遂，肩臂痛。

【功效】活血祛风，通络止痛。

（5）风池（足少阳胆经）

【定位】颈部，枕骨之下，胸锁乳突肌上端与斜方肌上端之间的凹陷中。

【主治】①中风、眩晕等内风所致病症；②鼻塞、感冒等外风所致病症；③颈项强痛。

【功效】清利头目，祛风解毒。

（6）肩井（足少阳胆经）

【定位】颈后部，第7颈椎棘突与肩峰最外侧点连线的中点。

【主治】①颈项强痛，肩背疼痛，上肢不遂；②滞产、乳痈、乳癖；③瘰疬。

【功效】理气散结，通经活络。

（7）肩贞（手太阳小肠经）

【定位】肩带部，肩关节后下方，腋后纹头直上1寸。

【主治】①肩臂疼痛，上肢不遂；②瘰疬。

【功效】清热散结，通络止痛。

（8）天宗（手太阳小肠经）

【定位】肩带部，肩胛冈中点与肩胛骨下角连线上1/3与下2/3交点凹陷中。

【主治】①肩胛疼痛、肩背部损伤；②乳痈；③气喘。

【功效】行气宽胸，通乳散结，疏经活络。

（9）安眠（经外奇穴）

【定位】项部，在翳风穴与风池穴连线之中点处。

【主治】①失眠；②心悸；③眩晕；④癫狂。

【功效】宁心安神。

二、腰背部经脉循行分布及常用穴位

1. 背腰部经脉循行分布

背腰部经脉主要为督脉和足太阳膀胱经。督脉循行在背腰部后正中线；足太阳膀胱经分列第一侧线、第二侧线，分别位于后正中线旁开1.5寸、3寸。

2. 背腰部常用穴位（见图3-3）

（1）腰阳关（督脉）

【定位】腰部，第4腰椎棘突下凹陷中，后正中线上。

【主治】①腰骶疼痛，下肢痿痹；②月经不调、带下等妇科病症；③遗精、阳痿等男科病症。

【功效】补肾强腰。

（2）命门（督脉）

【定位】腰部，第2腰椎棘突下凹陷中，后正中线上。

【主治】①腰脊强痛，下肢痿痹；②月经不调、带下、不孕等妇科病症；③阳痿、精冷不育等肾阳虚病症；④小腹冷痛，腹泻。

【功效】固精壮阳，培元补肾。

（3）肺俞（足太阳膀胱经，肺之背俞穴）

【定位】背部，第3胸椎棘突下，后正中线旁开1.5寸。

【主治】①咳嗽，气喘，鼻塞；②骨蒸潮热，盗汗；③皮肤瘙痒，风疹。

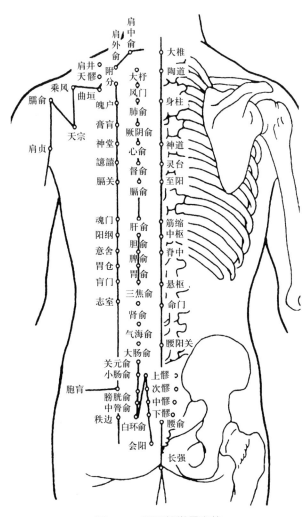

图 3-3 背腰部常用穴位

【功效】宣肺理气，滋阴清热，祛风止痒。

（4）心俞（足太阳膀胱经，心之背俞穴）

【定位】背部，第5胸椎棘突下，后正中线旁开1.5寸。

【主治】①心烦，失眠，健忘；②咳嗽。

【功效】宁心安神，宽胸理气。

（5）膈俞（足太阳膀胱经，八会穴之血会）

【定位】背部，第7胸椎棘突下，后正中线旁开1.5寸。

【主治】①血瘀诸证；②气喘、呕吐、吐血等上逆之证；③隐疹，皮肤瘙痒；④潮热，盗汗。

【功效】和胃降逆，清热凉血，养血止血，益气养阴。

（6）肝俞（足太阳膀胱经，肝之背俞穴）

【定位】背部，第9胸椎棘突下，后正中线旁开1.5寸。

【主治】①胁痛、黄疸等肝胆病症；②目视不明、夜盲等目疾；③癫、狂、痫；④背痛。

【功效】清肝明目，疏肝利胆，息风活血止痉。

（7）脾俞（足太阳膀胱经，脾之背俞穴）

【定位】背部，第11胸椎棘突下，后正中线旁开1.5寸。

【主治】①呕吐、腹胀、水肿等脾胃肠腑病症；②多食善饥，消瘦；③背痛。

【功效】健脾利湿，疏经活络。

（8）胃俞（足太阳膀胱经，胃之背俞穴）

【定位】背部，第12胸椎棘突下，后正中线旁开1.5寸。

【主治】①胃脘痛、呕吐等胃肠病症；②多食善饥，消瘦。

【功效】健脾和胃。

（9）肾俞（足太阳膀胱经，肾之背俞穴）

【定位】腰部，第2腰椎棘突下，后正中线旁开1.5寸。

【主治】①耳鸣、腰痛等肾虚病症；②阳痿、不育等男科病症；③月经不调、带下、不孕等妇科病症；④消渴。

【功效】补肾填精。

（10）大肠俞（足太阳膀胱经，大肠背俞穴）

【定位】腰部，第4腰椎棘突下，后正中线旁开1.5寸。

【主治】①腹泻、便秘等胃肠病症；②腰腿痛。

【功效】通调肠腑，疏经活络。

（11）次髎（足太阳膀胱经）

【定位】骶部，第2骶后孔中。

【主治】①月经不调、带下等妇科病症；②小便不利、遗精、阳痿等泌尿生殖系统病症；③疝气；④腰骶痛，下肢痿痹。

【功效】通调下焦，疏经活络。

（12）夹脊（经外奇穴）

【定位】脊柱区，第1胸椎至第5腰椎棘突下两侧，后正中线旁开0.5寸，一侧17穴。

【主治】①上胸部穴位治疗心肺、上肢疾病；②下胸部穴位治疗脾胃、肝胆疾病；③腰部穴位治疗肾病、腰腹疾病、下肢疾病。

【功效】调理脏腑，通利关节。

（13）腰眼（经外奇穴）

【定位】腰部，横平第 4 腰椎棘突下，后正中线旁开约 3.5 寸凹陷中。

【主治】①腰痛；②月经不调，带下。

【功效】补肾强腰。

三、胸腹部经脉循行分布及常用穴位

1. 胸腹部经脉循行分布

胸腹部经脉主要有任脉、足三阴经、足阳明经。

任脉位于胸腹前正中线，由任脉向身体两侧依次排列有 3 条经脉。

第一条经脉：足少阴肾经，腹部正中线旁开 0.5 寸，胸部前正中线旁开 2 寸。第二条经脉：足阳明胃经，腹部前正中线旁开 2 寸，胸部前正中线旁开 4 寸；第三条经脉：足太阴脾经，腹部前正中线旁开 4 寸，胸部前正中线旁开 6 寸。

胸腹部侧面弯曲循行的经脉为：足厥阴肝经、足少阳胆经。足厥阴肝经、足少阳胆经大致前后排列。

2. 胸腹部常用穴位（见图 3-4）

（1）中极（任脉，膀胱之募穴）

【定位】下腹部，脐中下 4 寸，前正中线上。

【主治】①遗尿、癃闭等前阴病；②阳痿、不育等男科病症；③不孕、月经不调、阴痒、带下等妇科病症。

【功效】清利湿热，益肾调经，通阳化气。

（2）关元（任脉，小肠之募穴）

【定位】下腹部，脐中下 3 寸，前正中线上。

【主治】①中风脱证、虚劳等元气虚损病证；②疝气，少腹疼痛；③腹泻、痢疾、脱肛等肠腑病症；④遗精、阳痿、早泄等男科病；⑤月经不调、带下、恶露不尽等妇科病症。

【功效】培元固脱，温肾壮阳，调经止带。

（3）气海（任脉）

【定位】下腹部，脐中下 1.5 寸，前正中线上。

【主治】①气虚病证；②月经不调、带下等妇科病症；③小便不利、遗尿等前阴病；④遗精，阳痿；⑤疝气，少腹痛；⑥腹胀、腹泻、便秘等肠腑病症。

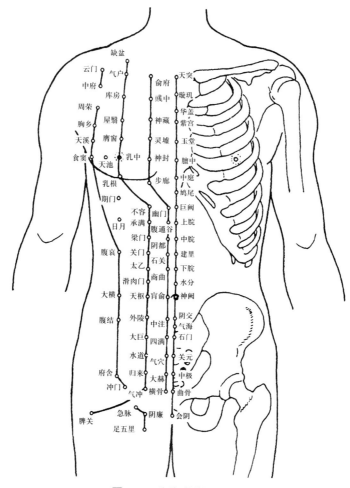

图 3-4 胸腹部常用穴位

【功效】培元固本，补气健脾，调理下焦。

（4）神阙（任脉）

【定位】上腹部，脐中央。

【主治】①虚脱、中风脱证等元阳暴脱；②腹痛、腹泻、便秘、脱肛等肠腑病症；③水肿，小便不利。

【功效】温阳救逆，利水消肿。

（5）中脘（任脉，胃之募穴，八会穴之腑会）

【定位】上腹部，脐中上 4 寸，前正中线上。

【主治】①腹胀、呕吐、呃逆等脾胃病；②黄疸；③癫、狂，脏躁。

【功效】温中健脾，和胃化湿。

（6）膻中（任脉，心包之募穴，八会穴之气会）

【定位】前胸部，横平第 4 肋间隙，前正中线上。

【主治】①咳嗽、胸闷等胸中气机不畅病症；②乳痈、乳癖等胸乳病症。

【功效】宽胸理气，止咳平喘。

（7）肓俞（足少阴肾经）

【定位】上腹部，脐中旁开 0.5 寸。

【主治】①腹痛、腹泻、便秘等胃肠病症；②疝气；③月经不调。

【功效】止泻通便，理气止痛。

（8）天枢（足阳明胃经，大肠之募穴）

【定位】上腹部，横平脐中，前正中线旁开 2 寸。

【主治】①腹痛、腹泻等胃肠病症；②月经不调、痛经等妇科病症；③水肿、疝气。

【功效】调腑理肠，调经止痛。

（9）大横（足太阴脾经）

【定位】上腹部，脐中旁开 4 寸。

【主治】腹痛、腹泻、便秘。

【功效】通腑理肠。

（10）期门（足厥阴肝经，肝之募穴）

【定位】前胸部，第 6 肋间隙，前正中线旁开 4 寸。

【主治】①呕吐、吞酸、胸胁胀痛等肝胃病症；②郁病，奔豚；③乳痈。

【功效】疏肝和胃，平肝潜阳。

四、上肢部经脉循行分布及常用穴位

1. 上肢部经脉循行分布

手三阴经行于上肢内侧，太阴在前，厥阴在中，少阴在后；手三阳经行于上肢外侧，阳明在前，少阳在中，太阳在后。

2. 上肢部常用穴位（见图 3-5）

（1）尺泽（手太阴肺经，合穴）

【定位】肘前侧，肘横纹上，肱二头肌腱桡侧缘凹陷中。

【主治】①咽痛、咳嗽等肺系实热病症；②中暑、小儿惊风等急症；③肘臂挛痛。

【功效】滋阴润肺，宽胸理气，通络止痛。

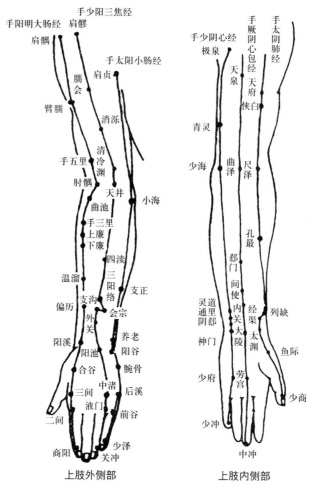

图 3-5　上肢部常用穴位

（2）孔最（手太阴肺经，郄穴）

【定位】前臂前外侧，腕掌侧远端横纹上 7 寸，尺泽与太渊连线上。太渊穴在腕前区，腕掌侧远端横纹桡侧，桡动脉搏动处。

【主治】①咽痛、鼻衄、咳血等肺系病症；②痔疮；③肘臂挛痛。

【功效】清热利肺，凉血止血，通络止痛。

（3）列缺（手太阴肺经，络穴，八脉交会穴 - 通于任脉）

【定位】前臂外侧，腕掌侧远端横纹上 1.5 寸，拇短伸肌腱和拇长展肌腱之间，拇长展肌腱沟的凹陷中。两手虎口自然平直交叉，一手食指按于另一手桡骨茎突上，指尖下凹陷中是穴。

【主治】①咽痛、咳嗽、气喘等肺系病症；②头痛、项强痛、口眼歪斜等头面部病症；③手腕痛。

【功效】宣肺理气，祛风散邪。

（4）鱼际（手太阴肺经，荥穴）

【定位】手掌，第1掌骨桡侧中点赤白肉际处。

【主治】①咽痛、咳嗽、咯血等肺系实热病症；②掌中热；③小儿疳积。

【功效】宣肺利咽，清热解表。

（5）少商（手太阴肺经，井穴）

【定位】手指，拇指末节桡侧，指甲根角侧上方0.1寸。

【主治】①咽痛、高热等肺系实热病症；②癫、狂、昏迷等急症。

【功效】宣肺利咽，清热解暑，醒脑开窍，通络止痛。

（6）内关（手厥阴心包经，络穴，八脉交会穴 - 通于阴维脉）

【定位】前臂前侧，腕掌侧远端横纹上2寸，掌长肌腱与桡侧腕屈肌腱之间。

【主治】①胸闷、心悸等心系病症；②胃痛、呕吐等胃腑病症；③中风，偏瘫，偏头痛；④失眠、郁证、癫、狂、痫等神志病症；⑤肘、臂、腕挛痛。

【功效】宁心安神，宽胸理气，和胃降逆，镇静止痛。

（7）中冲（手厥阴心包经，井穴）

【定位】手指，中指末端最高点。

【主治】①中风昏迷、中暑、小儿惊风等急症；②热病，舌下肿痛；③小儿夜啼。

【功效】回阳救逆，醒神通络。

（8）通里（手少阴心经，络穴）

【定位】前臂前内侧，腕掌侧远端横纹上1寸，尺侧腕屈肌腱的桡侧缘。

【主治】①心悸、怔忡；②舌强不语，暴喑；③腕臂痛。

【功效】宁心安神，利窍开咽，通络止痛。

（9）神门（手少阴心经，腧穴，原穴）

【定位】腕前内侧，腕掌侧远端横纹尺侧端，尺侧腕屈肌腱的桡侧缘。

【主治】①怔忡、失眠、痴呆、癫、狂、痫等心与神志病症；②胸胁痛。

【功效】宁心安神。

（10）商阳（手阳明大肠经，井穴）

【定位】手指，示指末节桡侧，指甲根角侧上方0.1寸。

【主治】①咽痛、齿痛、耳鸣等五官病；②热病、昏迷。

【功效】清热利窍，疏经活血。

（11）合谷（手阳明大肠经，原穴）

【定位】手背，第1掌骨和第2掌骨之间，约平第2掌骨桡侧的中点。

【主治】①头痛、齿痛、耳聋、口眼歪斜等头面五官病症；②外感病症；③汗证；④痛经、滞产等妇产科病症；⑤针刺麻醉常用穴。

【功效】镇痛利窍，清热解表，调经利产，疏经活络。

（12）手三里（手阳明大肠经）

【定位】前臂后外侧，肘横纹下2寸，阳溪与曲池连线上。

【主治】①腹痛，腹泻；②手臂无力、疼痛，上肢不遂；③齿痛，颊肿。

【功效】理气通腑，清热止痛，疏经活络。

（13）曲池（手阳明大肠经，合穴）

【定位】肘外侧，尺泽与肱骨外上髁连线的中点处。

【主治】①咽痛、目赤肿痛等五官热性病症；②热病、惊痫；③湿疹、瘰疬；④腹痛、吐泻等肠胃病症；⑤癫、狂；⑥手臂痹痛，上肢不遂。

【功效】清热利窍，祛风凉血，理气通腑，活血调经，疏经活络。

（14）外关（手少阳三焦经，络穴，八脉交会穴 – 通于阳维脉）

【定位】前臂后侧，腕背侧远端横纹上2寸，尺骨与桡骨间隙中点。

【主治】①热病；②头痛、目赤肿痛、耳聋等头面五官病症；③瘰疬；④胁肋痛；⑤上肢痿痹。

【功效】和解少阳，疏肝泻火，清利头目。

（15）支沟（手少阳三焦经，经穴）

【定位】前臂后侧，腕背侧远端横纹上3寸，尺骨与桡骨间隙中点。

【主治】①便秘；②热病；③耳鸣，暴喑；④瘰疬；⑤胁肋痛。

【功效】调气通腑，畅达三焦。

（16）后溪（手太阳小肠经，腧穴，八脉交会穴 – 通于督脉）

【定位】手背，第5掌指关节尺侧近端赤白肉际凹陷中。

【主治】①耳聋，目赤；②疟疾；③癫、狂、痫；④头项强痛、腰背痛、手指及肘臂痛。

【功效】清热利窍，安神定志，通督截疟，疏经活络。

（17）养老（手太阳小肠经，郄穴）

【定位】前臂后侧，腕背横纹上1寸，尺骨头桡侧凹陷中。

【主治】①目视不明；②肩、背、肘、臂酸痛。

【功效】清热明目，舒筋活络。

（18）四缝（经外奇穴）

【定位】手指，第 2 ～ 5 指掌面的近侧指间关节横纹的中央，一手 4 穴。

【主治】①小儿疳积；②百日咳。

【功效】消食化积，祛痰导滞。

五、下肢部经脉循行及常用穴位

1. 下肢部经脉循行

足三阴经行于下肢内侧，在小腿下半部及足背为厥阴在前，太阴在中，少阴在后；至内踝上 8 寸变为太阴在前，厥阴在中，少阴在后。足三阳经行于下肢后外侧，阳明在前，少阳在中，太阳在后。

2. 下肢部常用穴位（见图 3-6）

（1）梁丘（足阳明胃经，郄穴）

【定位】股前外侧，髌底上 2 寸，股外侧肌与股直肌肌腱之间。

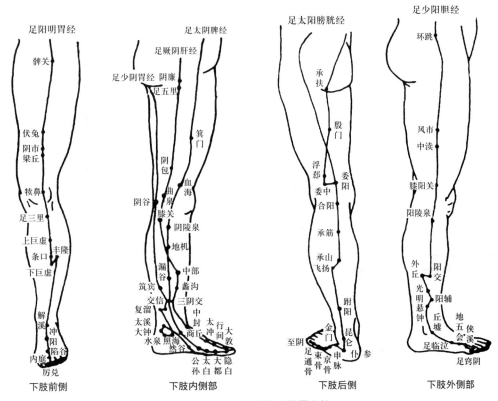

图 3-6　下肢经脉及常用穴位

【主治】①急性胃痛；②乳痈、乳痛；③膝肿痛、下肢不遂。

【功效】理气和胃，通经活络。

（2）犊鼻（足阳明胃经）

【定位】膝前侧，髌韧带外侧凹陷中。

【主治】膝痛，下肢麻痹，脚气。

【功效】通经活络，消肿止痛。

（3）足三里（足阳明胃经，合穴，胃之下合穴）

【定位】小腿外侧，犊鼻下3寸，胫骨前嵴外1横指处，犊鼻与解溪连线上。解溪穴在踝区，踝关节前面中央凹陷中，拇长伸肌腱与趾长伸肌腱之间。

【主治】①胃痛、呕吐、腹泻、便秘等胃肠病证；②乳痈、肠痈等外科疾患；③癫狂；④虚劳；⑤下肢痿痹。

【功效】健脾和胃，强壮保健，疏经活络。

（4）丰隆（足阳明胃经，络穴）

【定位】小腿外侧，外踝尖上8寸，胫骨前肌的外缘。

【主治】①咳嗽、痰多等痰饮病症；②癫狂；③头痛，眩晕；④腹胀，便秘；⑤下肢痿痹。

【功效】健脾化痰，清窍安神，疏经活络。

（5）内庭（足阳明胃经，荥穴）

【定位】足背，第2、第3趾间，趾蹼缘后方赤白肉际处。

【主治】①咽痛、齿痛、鼻衄等五官热性病症；②热病；③腹泻、便秘等胃肠病症；④足背肿痛。

【功效】清热消肿，健脾和胃。

（6）环跳（足少阳胆经）

【定位】臀部，股骨大转子最凸点与骶管裂孔连线的外1/3与内2/3交点处。

【主治】腰胯痛、下肢痿痹、半身不遂等腰腿疾患。

【功效】祛风湿，利腰腿。

（7）阳陵泉（足少阳胆经，合穴，胆之下合穴，八会穴之筋会）

【定位】小腿外侧，腓骨头前下方凹陷中。

【主治】①胁痛、口苦、黄疸等肝胆犯胃病症；②小儿惊风；③肩痛；④膝肿痛、下肢痿痹及麻木。

【功效】清热息风，消肿止痛，疏经活络。

（8）悬钟（足少阳胆经，八会穴之髓会）

【定位】小腿外侧，外踝尖上 3 寸，腓骨前缘。

【主治】①痴呆、中风等髓海不足疾患；②颈项强痛，下肢痿痹。

【功效】益髓生血，疏经活络。

（9）委中（足太阳膀胱经，合穴，膀胱之下合穴）

【定位】膝后侧，腘横纹中点。

【主治】①隐疹，丹毒；②急性吐泻、腹痛等急症；③小便不利，遗尿；④腰背痛、下肢痿痹。

【功效】通调胃肠，凉血解毒，利水通淋，疏经活络。

（10）秩边（足太阳膀胱经）

【定位】臀部，横平第 4 骶后孔，骶正中嵴旁开 3 寸。

【主治】①痔疾，便秘，小便不利；②阴痛；③腰骶痛、下肢痿痹。

【功效】通调下焦，疏经活络。

（11）承山（足太阳膀胱经）

【定位】小腿后侧，腓肠肌两肌腹与肌腱交角处。

【主治】①痔疾，便秘；②腰腿痛。

【功效】通调大肠，疏经活络。

（12）昆仑（足太阳膀胱经，经穴）

【定位】踝后外侧，外踝尖与跟腱之间的凹陷中。

【主治】①后头痛，项强；②癫痫；③滞产；④腰骶疼痛，足踝肿痛。

【功效】息风止痉，转胎催产，疏经活络。

（13）申脉（足太阳膀胱经，八脉交会穴 - 通于阳跷脉）

【定位】足外侧，外踝尖直下，外踝下缘与跟骨之间凹陷中。

【主治】①头痛，失眠，癫、狂、痫；②腰腿痛。

【功效】通络清脑，安神定志，强腰健膝。

（14）公孙（足太阴脾经，络穴，八脉交会穴 - 通于冲脉）

【定位】足内侧，第 1 跖骨底的前下缘赤白肉际处。

【主治】①胃痛、腹泻等脾胃肠腑病症；②失眠、狂证等神志病症；③奔豚等冲脉病症。

【功效】健脾和胃，镇静安神，调理冲脉。

（15）三阴交（足太阴脾经）

【定位】小腿内侧，内踝尖上 3 寸，胫骨内侧缘后际。

【主治】①阴虚证；②月经不调、带下、不孕等妇产科病症；③阳痿、遗精等男科病症；④湿疹、神经性皮炎等皮肤科病症；⑤腹胀、肠鸣等脾胃虚弱证；⑥下肢痿痹。

【功效】健脾利湿，调和肝肾，调经助产，疏经活络。

（16）阴陵泉（足太阴脾经，合穴）

【定位】小腿内侧，由胫骨内侧髁下缘与胫骨内侧缘形成的凹陷中。

【主治】①水肿，黄疸；②痛经，遗精；③小便不利，遗尿；④膝痛。

【功效】健脾渗湿，通利下焦，通络止痛。

（17）血海（足太阴脾经）

【定位】股前内侧，髌底内侧端上 2 寸，股内侧肌隆起处。

【主治】①月经不调、痛经等妇科病症；②湿疹、丹毒等血热型皮肤病症；③膝股内侧痛。

【功效】健脾化湿，调经统血。

（18）行间（足厥阴肝经，荥穴）

【定位】足背，第 1、2 趾间，趾蹼缘后方赤白肉际处。

【主治】①中风、癫痫、头痛等肝经风热病证；②月经不调、带下等妇科病症；③阴中痛，疝气；④遗尿、癃闭。

【功效】平肝潜阳，泻热安神，凉血止血。

（19）太冲（足厥阴肝经，输穴，原穴）

【定位】足背，第 1、2 跖骨间，跖骨底结合部前方凹陷中，或触及动脉搏动。

【主治】①小儿惊风、头痛、目赤肿痛等肝经风热病证；②黄疸、呕逆等肝胃病症；③月经不调、带下等妇科病症；④癃闭，遗尿；⑤下肢痿痹痛。

【功效】平肝息风，疏肝养血，疏经活络。

（20）蠡沟（足厥阴肝经，络穴）

【定位】小腿前内侧，内踝尖上 5 寸，胫骨内侧面的中央。

【主治】①月经不调、带下、阴痒等妇科病症；②疝气，睾丸肿痛；③小便不利，遗尿；④足胫痛。

【功效】疏肝理气，调经止带。

（21）涌泉（足少阴肾经，井穴）

【定位】足底，屈足卷趾时足心最凹陷中。

【主治】①小儿惊风、中暑；②头晕，目眩，失眠；③咽痛、失音等肺系病症；④奔豚气；⑤便秘，小便不利；⑥足心热。

【功效】醒神开窍，平肝息风，滋阴清热。

（22）太溪（足少阴肾经，输穴，原穴）

【定位】踝后内侧，内踝高点与跟腱之间的凹陷中。

【主治】①失眠、健忘、阳痿等肾虚证；②咽痛、耳聋等阴虚性五官病证；③咳嗽、气喘、咳血等肺系疾患；④消渴，小便频数；⑤月经不调；⑥腰背痛，下肢厥冷，内踝肿痛。

【功效】补益肾气，温阳散寒，滋阴利窍。

（23）照海（足少阴肾经，八脉交会穴 – 通阴跷脉）

【定位】足内侧，内踝尖下 1 寸，内踝下缘边际凹陷中。

【主治】①月经不调、带下等妇科病症；②小便频数，癃闭；③失眠、癫痫等神志病症；④咽痛、目赤肿痛等五官热性病证。

【功效】滋阴调经，宁心安神，清热利咽。

六、头面部经脉循行及常用穴位

1. 头面部经脉循行分布

头面部循行的经脉有手三阳经、足三阳经、足厥阴经、任脉、督脉。手、足三阳经在头面部经脉循行分布规律为阳明经在前，少阳经在侧，太阳经在后。手足阳明经分布于面额部；手太阳经分布于面颊部；足太阳经分布于头顶、枕项部；手足少阳经分布于耳颞部；足厥阴经上入咽部，连目系上出额部，与督脉会于颠顶。督脉至风府，入属于脑，上巅，循额，至鼻柱，经素髎等穴，入龈交。任脉至咽喉，上颐循面入目。

2. 头面部常用穴位（见图 3-7）

（1）迎香（手阳明大肠经）

【定位】面部，鼻翼外缘中点旁，鼻唇沟中。

【主治】①鼻塞、鼻衄；②口歪。

【功效】通利鼻窍。

（2）耳门（手少阳三焦经）

【定位】面部，耳屏上切迹与下颌骨髁突之间的凹陷中。

【主治】①耳鸣、耳聋等耳疾；②齿痛，颈颔肿。

【功效】聪耳开窍，祛风通络。

（3）听宫（手太阳小肠经）

【定位】面部，耳屏正中与下颌骨髁突之间的凹陷中。张口取穴。

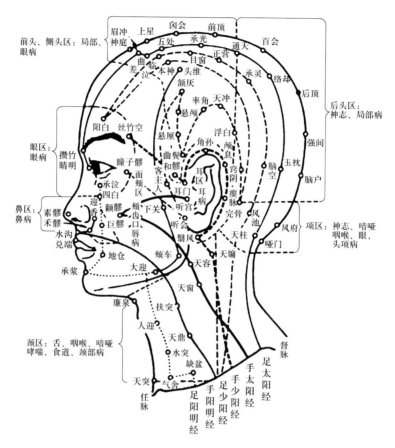

图 3-7 头面颈部经脉及常用穴位

【主治】①耳鸣、耳聋；②齿痛。

【功效】聪耳开窍，安神定志，疏经活络。

（4）四白（足阳明胃经）

【定位】面部，眶下孔处。

【主治】①目翳、目痛等眼部病症；②口眼歪斜、面痛等面部病症；③头痛、眩晕等头部病症。

【功效】清热明目，息风止痉，通络止痛。

（5）地仓（足阳明胃经）

【定位】面部，口角旁开 0.4 寸。

【主治】齿痛，面痛，口角歪斜。

【功效】疏风止痉，通络止痛。

（6）颊车（足阳明胃经）

【定位】面部，下颌角前上方一横指。闭口咬紧牙时咬肌隆起，放松时按之有凹陷处。

【主治】齿痛、牙关不利、颊肿等局部病症。

【功效】祛风清热，通络止痛。

（7）下关（足阳明胃经）

【定位】面部，颧弓下缘中央与下颌切迹之间凹陷中。

【主治】①口眼歪斜、齿痛等面口病症；②耳聋、耳鸣等耳疾。

【功效】聪耳通络，消肿止痛。

（8）头维（足阳明胃经）

【定位】头部，额角发际直上 0.5 寸，头正中线旁开 4.5 寸。

【主治】目眩、目痛、头痛等头目病症。

【功效】疏风明目，通络止痛。

（9）听会（足少阳胆经）

【定位】面部，耳屏间切迹与下颌骨髁突之间的凹陷中。

【主治】①耳鸣、耳聋等耳疾；②口眼歪斜、下颌关节脱位等面口病症。

【功效】聪耳开窍，安神活络。

（10）睛明（足太阳膀胱经）

【定位】面部，目内眦内上方眶内侧壁凹陷中。

【主治】①夜盲、近视等目疾；②急性腰扭伤，坐骨神经痛；③心悸，怔忡。

【功效】清热明目，疏经活络。

（11）攒竹（足太阳膀胱经）

【定位】面部，眉头凹陷中，额切迹处。

【主治】①呃逆；②口眼歪斜、目赤肿痛等目疾；③头痛，眉棱骨痛。

【功效】疏风止痛，通络明目，宽胸利膈。

（12）承浆（任脉）

【定位】面部，颏唇沟的正中凹陷处。

【主治】①癫、狂、痫；②暴喑；③口眼歪斜、齿龈肿痛。

【功效】祛风通络，镇静消渴。

（13）百会（督脉）

【定位】头部，前发际正中直上 5 寸。

【主治】①痴呆、健忘等神志病症；②脱肛、胃下垂等气虚下陷性病症；③头痛，眩晕。

【功效】开窍宁神，升阳固脱。

（14）水沟（督脉）

【定位】面部，人中沟的上 1/3 与中 1/3 交点处。

【主治】①昏迷、中风等急危重症；②癔症、癫、狂、痫等神志病；③鼻塞、口歪等面鼻口部病症；④闪挫腰痛。

【功效】醒脑开窍，通经活络。

（15）印堂（督脉）

【定位】头部，两眉毛内侧端中间的凹陷中。

【主治】①失眠、健忘、痴呆等神志病症；②小儿惊风，子痫；③鼻衄，鼻渊；④头痛，眩晕。

【功效】镇惊安神，活络疏风。

（16）四神聪（经外奇穴）

【定位】头部，百会前后左右各旁开 1 寸，共 4 穴。

【主治】①失眠、健忘等神志病症；②头痛，眩晕。

【功效】镇静安神，清利头目，醒脑开窍。

（17）太阳（经外奇穴）

【定位】头部，当眉梢与目外眦之间，向后约一横指的凹陷中。

【主治】①头痛；②目疾；③面瘫。

【功效】清热祛风，解痉止痛。

培训课程 6　病因、发病及病机相关基础知识

一、病因概念、分类及致病特点

病因，即导致疾病发生的原因。基于对疾病病因的认识，古人对各种病因进行了归类。《金匮要略·脏腑经络先后病脉证》中将病因分为三类："千般疢难，不越三条：一者，经络受邪入脏腑，为内所因也；二者，四肢九窍，血脉相传，壅塞不通，为外

皮肤所中也；三者，房室、金刃、虫兽所伤。以此详之，病由都尽。"宋代陈无择进一步提出"三因学说"，将六淫邪气侵袭归为外因，将七情所伤归为内因，将饮食劳逸、跌仆金刃、虫兽所伤归为不内外因。

中医病因学重在研究病因的性质和致病特点，同时也探讨各种致病因素所致病症的临床表现，以更好地指导疾病诊治及健康调理。

1. 六淫及致病特点

六淫是风、寒、暑、湿、燥、火六种病邪的统称。在正常情况下，风、寒、暑、湿、燥、火称为"六气"，是自然界六种不同的气候变化。当六气超过人体抵抗能力，就会导致邪气入侵而致病，此时"六气"便称"六淫"，亦称"六邪"。自然界之气四季常在，其可致病，不外乎其气太过，超过了人体正气的抗邪能力，或人体虚弱，正气不足以抵抗四季常气。

六淫致病有以下几个特性。①外感性：六淫为外邪，由外界侵犯人体，多从肌表或口鼻而入，故有"外感六淫"之称。②季节性：如春季多风病，夏季多暑病，长夏初秋多湿病，深秋多燥病，冬季多寒病。③地域性：六淫致病多与生活地区及工作环境相关，如久居湿地者易受湿邪侵犯。④相兼性：六淫常可联合致病，如风寒外感、风寒湿痹等。

了解六淫各自的一般属性，有利于保健调理时的精确辩证。

（1）风邪

风为春季的主气，但四季皆有风，故风邪致病多见于春季，但不限于春季，四季皆可受风邪入侵。《素问·风论篇》提出："风者，善行而数变。"认为风邪致病有游走不定的特点。历代医家经过对风邪致病的临床观察，总结出以下几个致病特点。

1）风性轻扬开泄。风为阳邪，易于伤及人体上部（头面）、肌表、项背等阳位，出现头晕头痛、项背强痛。风性轻扬升散，具有升发、向上、向外的特性，其性开泄，故风邪侵袭肌表，可出现汗出、恶风等症状。

2）风性善行数变。"善行"是指风邪易行而无定处，故其致病有病位游移、行无定处的特性。如风疹、荨麻疹之发无定处，此起彼伏；风寒湿痹中的风痹多见游走性关节疼痛。"数变"，是指风邪致病具有变化无常和发病急骤的特性。如风疹、荨麻疹之时隐时现。

3）风为百病之长。风邪是六淫病邪的主要致病因素，寒、湿、燥、热诸邪往往依附于风邪而侵袭人体，故风邪多为外邪致病的先导。风邪多与六淫诸邪相合为病，而见风寒、风热、风湿等，故称风为百病之长。

（2）寒邪

寒为冬季主气，寒病多发于冬季，但也可见于其他季节，在气温较低的冬季或气温骤降时，人体常易感受寒邪，其致病特性有以下几点。

1）寒为阴邪，易伤阳气。人体抵御寒邪需靠周身阳气与之对抗，"阴盛则阳病"，寒邪伤人，可理解为阳气战败，寒邪入侵。寒邪致病，全身或局部有明显的寒象。寒邪从肌肤入侵者，卫阳被遏，可见恶寒发热、鼻塞流清涕；寒冷食物直伤脾胃之阳，可见胃脘冷痛、泄泻、完谷不化等。

2）寒性凝滞而主痛。寒邪伤人，会使人体气血凝结，经脉阻滞不通。不通则痛，故寒邪伤人多见疼痛症状。寒邪凝滞，得温则减，喜温是寒痛的特征之一。

3）寒性收引。"收引"即收缩、牵引。寒则气收，寒邪侵袭肌表，毛窍腠理闭塞，卫阳被遏，可见恶寒发热、无汗。颈肩部受寒可见颈肩肌肉僵硬不适，关节受寒则屈伸不利，寒中脾胃，胃肠痉挛可见胃脘部、腹部冷痛。

（3）暑邪

暑为阳邪，其致病有炎热、升散、与湿邪相兼等特性。

1）暑性炎热。暑气伤人，以阳热为主，出现高热烦心、面红目赤、小便赤涩等症状。

2）暑性升散。暑为阳邪，上行则侵犯头目，表现为头昏目眩、腠理开泄汗出，甚者高热昏倒，不省人事。

3）暑多挟湿。湿气袭人，暑湿相杂，则汗出不畅，倦怠困重，大便溏泄不爽。

（4）湿邪

湿为阴邪，其致病特性可归结为重着、黏腻、趋下等方面。

1）湿性重着黏腻。湿邪致病，常出现有沉重感和附着感的病症，如周身困重、清窍蒙昧不清等。在病程上表现为缠绵难愈，反复发作；在症状上表现为分泌物和排泄物黏滞不爽，如汗出黏和大便不尽感。此外，湿邪阻遏气机，气机升降失常，表现为胸膈脘腹胀满，舌苔厚腻等症状。

2）湿性趋下。趋下，即向下走，水往低处流，表现为下肢的水肿，小便混浊，妇人带下等病症，多考虑湿邪。

（5）燥邪

燥邪为具有干燥特性的外邪，燥易犯肺，又肺主皮毛，故燥邪的特性为干涩、易伤津液。

"燥胜则干"，燥邪易耗损津液，导致机体干燥，出现皮肤皲裂、毛发不荣、大便干结等状况。燥邪伤肺伤津，出现口鼻干燥，干咳少痰或黏痰等症状。

（6）火邪

火热之邪，旺于夏季，致病具有炎热升腾的特性。

1）火热燔灼趋上。火热为阳邪，侵犯人体易出现咽喉、齿龈、耳内等部位肿痛、目赤、头面项背生疔疮等，并有高热、恶热、脉洪数等。

2）火热伤津耗气，易生风动血。伤津耗气，易出现高热抽搐、角弓反张等症状。火热入血，则迫血妄行，出现异常出血情况，如衄血、便血。

2. 疠气及其致病特点

疠气是一类具有强烈传染性的病邪的统称，在中医文献记载中，又有"瘟疫""疫毒""戾气"等名称。疠气致病具有发病急骤、病情危笃、症状相似、传染性强、易于流行等特点。

其可通过空气侵入口鼻致病，或由食物污染、蚊虫和动物咬伤、血液和性接触等途径传播，包括了现代许多传染病和烈性传染病。

（1）发病急骤，病情危笃

疠气为非时之气，其性暴戾，发病急骤，变化难测，病情险恶，死亡率高。

（2）传染性强，易于流行

疠气发病初有地域限制，无论男女老少，触之多可发病，若处置不当，则大范围流行。

（3）症状相似

同一疠气感染不同人群，其发病规律基本一致，有清晰的临床特点和传变规律，易于辨别。

3. 七情及其致病特点

七情指喜、怒、忧、思、悲、恐、惊七种情志变化，为人体的不同精神状态。七情为人体正常的情志活动，一般不会使人致病，只有过于强烈或持久的情志刺激，超过了人体生理和心理的适应和调节能力，使人体气机紊乱，脏腑阴阳气血失调，才会引发疾病。由于七情是造成内伤病的主要致病因素之一，故又称"内伤七情"，其致病特点有以下几个方面。

（1）直接影响内脏

《素问·阴阳应象大论》曰："人有五脏化五气，以生喜怒悲忧恐"，五脏与五气、七情密切相关。不同的情志刺激会对相应脏器产生损伤，如怒伤肝，喜伤心，忧伤肺，思伤脾，恐伤肾。五脏之中，以心、肝、脾三脏最易受情志所伤。如郁怒之人可出现两胁胀满、善太息等肝气不舒表现；思虑劳神过度，可出现失眠、纳差等心神不宁、脾失健运等表现。

（2）影响脏腑气机

情志影响脏腑气机，使气的升降出入失常而生病变。《素问·举痛论》曰："怒则气上，喜则气缓，悲则气消，恐则气下，……惊则气乱，……思则气结。"

怒则气上，指过度愤怒使肝气上逆，血随气逆，表现为面红目赤、头脑胀痛，甚者昏厥猝倒。

喜则气缓，指暴喜过度使心气涣散，神不守舍，表现为神色游离不定、精神不集中等。

悲则气消，指悲伤过度使肺气耗伤，意志消沉，影响肺的宣发肃降功能，表现为胸闷气短、咳嗽、精神低沉等。

恐则气下，指恐惧过度使肾气不固，气泄以下，表现为二便失禁、梦遗失精等症状。

惊则气乱，指惊吓过度使气机逆乱，表现为惊慌失措，心无所倚，神无所归，心律不齐，呼吸不调等。

思则气结，指思虑劳神过度使脾气运化无力，表现为纳呆、脘腹胀满、便溏、精神萎靡不振等。

良好的情绪有利于疾病的康复，而情志异常波动可能使病情加重或迅速恶化。

4. 饮食不宜及致病特点

饮食是人体获取后天精微物质的重要来源。人体对食物的摄取主要依靠脾胃的消化吸收，故饮食不宜致病首伤脾胃，后及他脏。饮食失宜包括饮食不洁、饮食不节、饮食偏嗜。

（1）饮食不洁

饮食不洁指进食不洁净的食物或腐败变质、有毒的食物，其致病多以胃肠疾病为主，表现为腹痛腹泻、恶心呕吐等，严重者可危及生命。

（2）饮食不节

饮食不节指饮食量失宜，即过饱或过饥。进食过多或强食超过脾胃受纳、运化能力，会出现脘腹胀满、嗳腐泛酸、厌食吐泻等食伤脾胃表现，长期则出现食滞化湿、化热、化痰。摄食不足，气血生化之源不足，无法满足身体的日常消耗，久之则气血衰少而为病，或营养不良，或抵抗力低下。

（3）饮食偏嗜

饮食偏嗜的表现有三种。一是寒热偏嗜，久食寒性或热性食物，体内阴阳失衡。

二是种类偏嗜，导致体内摄取成分不均衡。三是五味偏嗜，五味入五脏，如多食咸则肾气盛，心气被克，易导致心血管疾病。

5. 劳逸失度

劳逸结合则形体气血通畅，而过劳或过逸均不利于身体健康。

（1）过劳

过劳包括劳力过度、劳神过度、房劳过度。

劳力过度指长时期过度用力。"劳则气耗"，过劳可致气少力衰、神疲消瘦。"久立伤骨，久行伤筋"，过劳可致形体受损、机能低下，神疲乏力等。

劳神过度指长期思虑过度，耗伤心脾。心神失养可见心悸、健忘、失眠、多梦；脾虚失运可见纳呆、腹胀、便溏等。

房劳过度指房事过度，耗伤肾精，可见腰膝酸软、眩晕耳鸣、夜尿频多、早泄、滑精，甚或阳痿等。

（2）过逸

过逸包括形体过逸和脑力过逸。形体过逸即活动少，导致人体气血不畅、脾胃功能减弱，易出现形体困重，肢体软弱无力或发胖臃肿，动则心悸、气喘、汗出。脑力过逸则精神不振，头部发懵，反应迟钝。

6. 其他致病因素

其他致病因素包括痰饮、瘀血、外伤、药邪、先天因素等方面。

（1）痰饮及其致病特点

痰饮是体内水液代谢失常而产生的病理产物，清稀者为饮，稠浊者为痰。

外感六淫或饮食、七情内伤使肺、脾、肾及三焦脏腑气化功能失常，水液代谢障碍，停滞聚集而成痰饮。痰饮形成后可直接或间接作用于脏腑、组织而导致各种病症。

饮即水液停留于人体局部，以留积于肠胃、胸胁及肌肤多见。饮在肠间则肠鸣沥沥有声；饮溢于肌肤则肌肤水肿、身体重着。

痰不仅指可以咯吐而出的肺和气管之中的痰液，还包括皮下的瘰疬、痰核以及停留在脏腑经络中的痰液。痰可随气的升降而流行，内至脏腑，外至筋骨皮肉，因此有"百病多由痰作祟"之说。如痰阻于心，可见胸闷心悸；痰火扰心，可见失眠多梦；痰停于胃，可见胃脘痞满、恶心呕吐；痰在经络筋骨，可见瘰疬痰核、肢体麻木或半身不遂；痰蒙脑窍，可见头蒙眩晕；痰气凝结于咽喉被称为"梅核气"，自觉咽中梗阻，吞之不下，吐之不出。

（2）瘀血

瘀血指停滞于体内脏腑经络的血液，可分为血行不畅致瘀与血出致瘀。气虚、气滞、血寒、血热等都可使血行不畅而导致血瘀。瘀血既是病理产物，又是某些病症的致病因素。瘀血致病多见疼痛，疼痛性质多为刺痛，痛处固定不移，拒按，夜间痛甚。瘀血积于肌肤局部，可见青紫肿胀；瘀血阻滞经脉，可见络脉曲张；瘀血积于体内，则形成症瘕积聚，按之有痞块，扪之坚硬难移；瘀阻胃肠可见大便色黑如漆；瘀阻胞宫可见少腹疼痛，月经不调、痛经或闭经，经色紫黯成块，或见崩漏；望诊可见面色口唇紫暗，舌有瘀点瘀斑，肌肤甲错等。

（3）外伤致病

外伤多导致形体损伤，多由表层至里层组织，有明确的外伤史。外伤包括外力损伤、烧烫伤、冻伤、虫兽所伤等。机械暴力引起的创伤，可伤及肌肤、筋骨、血脉，引起局部瘀肿、出血、筋肉撕裂、脱臼、骨折等不同程度损伤。烧烫伤以火热之毒为主，轻者灼伤皮肤，引起局部红肿疼痛及皮损，重者引起坏死。冻伤多发生于手足、耳廓局部，全身性冻伤会出现体温下降、昏睡，易致死亡。虫兽所伤轻者出现瘙痒肿痛，重者头晕、心悸，甚至昏迷死亡。

（4）药邪

药邪指药物使用不当导致不良后果。轻者舌麻、恶心呕吐、腹泻；重者心悸、昏迷乃至死亡。

（5）先天病因

先天病因分胎弱和胎毒两种。胎弱表现为发育异常，如发育迟缓、先天畸形等。胎毒指由母体传给胎儿的毒邪，如母体寒热偏盛导致胎儿先天体质不良，或母体中药物毒或患某些传染性疾病，导致胎儿出生即患病等。

二、发病的概念、原理及其影响因素

1. 发病的概念和基本原理

发病，是指机体从正常状态到病理状态的过程。从阴阳角度而言，正常状态为阴平阳秘，病理状态为阴阳失调；从正邪关系而言，正气是决定发病的内在因素，邪气是发病的重要条件。

（1）正气与发病

正气是相对邪气而言的一类在机体内具有抗病、祛邪、调节、修复及对外环境适应等作用的精微物质。正气是否强盛取决于脏腑及经络的功能是否正常协调与精气血津液是否充足。

正气的强弱对疾病的发生发展及转归起主导作用：1）正气虚，无力抗邪而致病；2）正气调节脏腑经络的功能下降，百病内生；3）正气强盛与邪相搏则为实证，正气虚，抗邪无力则为虚证；4）正气来复，祛邪外出则病退，正气不足，邪气入里则病进。

（2）邪气与发病

邪气指各种存在于外界或由人体内产生的各种具有致病作用的因素，包括内因、外因、不内外因。

邪气可导致脏腑经络功能紊乱，可导致精气血津液代谢异常从而发病；通常外感病发病较急，内伤病发病缓慢，外伤病则伤及皮肉脉筋骨等。邪气也容易导致机体出现偏颇体质。

（3）邪正相搏与发病

正邪相搏的结果决定发病与否。正气存内，邪不可干，正胜邪退则不发病，邪胜正负则发病。正邪状态与发病时证的类型相关，以邪气盛为主而正气未虚多形成实证，以正气虚为主而邪气亦偏衰多形成虚证，正虚邪胜则表现为虚实夹杂的病证。

2. 发病的主要影响因素

正邪相搏结果决定是否发病，正气、邪气的力量对比与环境、体质及精神心理等有关。环境因素、体质因素、精神心理因素既可能是正气、邪气的一部分，也可能影响正邪相搏的结果。

（1）环境与发病

环境是指人类生存的空间及其中可以直接或间接影响人类生活和发展的各种自然因素，包括气候、地域、工作生活空间等。

六淫邪气本为自然界寒热温凉变化的正常六气，而气候异常改变及高温、低温环境则可直接伤及机体或影响机体的阴阳消长平衡而导致疾病。不同地域的气候、水土使该地域人群容易罹患某一类型疾病，且发病有广泛性和相似性。社会环境对人体的情志方面影响较大，并会影响人体对病邪的适应与调节能力。

（2）体质与发病

体质反映着正气的盛衰与机体内环境的倾斜方向，影响疾病的发生、发展和变化。体质强则正气充沛、不易发病，体质弱者反之。体质类型决定了对某些病邪的易感性，如阳虚者易受寒邪侵扰，阴虚者易受燥邪影响；年老者脏腑功能衰退，正气不足，抗邪、修复能力下降，易发病。体质也决定某些疾病发生的证候类型，同一邪气致病，在不同体质人群中表现证型有所差别，如阳热体质感湿邪多表现为湿热证，而阳虚体质感湿邪多表现为寒湿证。

（3）精神状态与发病

精神状态对人体的气血运行影响较大，情志舒畅则气机调和，病无以生；情志不调会导致气血逆乱，变生他患。

3. 发病类型

（1）感邪即发

感邪即发指感受病邪后即刻发病，如外邪强盛，来势迅猛，正气抵御不及，触之立发。

（2）徐发

徐发指感邪后缓慢发病，如饮食不节等损伤脾胃功能，其发病较慢，病势慢慢加重。

（3）伏而后发

伏而后发指感受病邪后，邪气在体内潜伏，在一定诱因作用下引发疾病，多见于外感性疾病及外伤病因。如感受湿邪，遇寒而发，出现关节痹痛；狂犬病等也属于伏而后发的范畴。

（4）继发

继发指在原疾病未愈基础上变生新的疾病，继发病的发生建立在原发病的基础上，如气行不畅，产生瘀血致病。

（5）合病

合病指两个以上的部位或经络同时受邪发病，多因正气不足，邪气较盛，感邪即生传变。如伤寒六经辨证中的太阳与阳明合病，表里同时受邪致病。

（6）复发

复发指疾病初愈或病情好转阶段，因某些因素导致疾病再度发作或病情加重。根据病邪的性质、正气的强弱、邪正交正状态，复发类型包括疾病少愈即复发，休止与复发交替，急性发作与慢性缓解交替等。凡是助邪伤正的诱因，都可导致疾病复发。如重感致复，指在疾病初愈，因重感外邪导致疾病复发；食复，指在疾病初愈，因饮食失宜导致疾病复发；劳复，指在疾病初愈，因劳累过度致使疾病复发；药复，指药物调理失常，导致疾病复发；情志致复，指疾病初愈，因情志失调引起疾病复发。

三、病机的概念及其变化规律

病机，即疾病发生、发展与变化的机理。以阴阳五行、气血津液、藏象、经络、病因和发病等基础理论，探讨和阐述疾病发生、发展、变化的机理及其基本规律，即病机学说。《素问·至真要大论》提出"审察病机，无失气宜""谨守病机，各司其属"，指出了分析、判断病机在中医诊疗中的重要性。

疾病的发生、发展与变化，与患病机体的体质强弱和致病邪气的性质密切相关。阴阳学说是解释人体生理病理的基本理论，阴阳消长平衡是机体的健康生理状态，阴阳偏盛、偏衰或阴不制阳、阳不制阴为病理状态。气血津液是构成人体的基本物质，是脏腑、经络等器官组织进行生理活动的物质基础，故邪正盛衰、阴阳失调、气血津液失常这些人体疾病发生、发展与变化的规律被称为疾病的基本病机，而从脏腑、经络角度研究疾病发生、发展、变化的规律被称为脏腑病机、经络病机，探讨某一病症发生、发展、变化的规律被称为某一疾病的病机或某一证的病机。

基本病机主要指邪正盛衰、阴阳失调、气血津液失常。

1. 邪正盛衰

疾病的发生发展过程就是邪气与正气相抗争，邪正盛衰转变的过程。邪正盛衰关系疾病的发生，也影响疾病的发展和转归，影响病症的虚实变化。

（1）邪正盛衰与疾病虚实

疾病的虚实取决于邪气和正气的盛衰，"邪气盛则实，精气夺则虚"。

实，主要指邪气亢盛，是以邪气盛为主要特征的病理状态，该状态或邪气势力与机体正气都比较强盛，或邪气盛而机体正气未衰，正邪抗争，表现为有余的证候。实证多见于体质壮实者，常见于外感六淫致病的初期和中期，或见于痰饮水湿、瘀血、食积等滞留体内。高热、烦躁、痰涎壅盛、腹痛拒按、大便秘结、脉实有力、舌苔厚腻，都属于实证表现。

虚，主要指正气不足，是以正气亏为主要特征的病理状态，该状态机体气血津液亏乏或经络、脏腑功能低下，对邪气无法形成抗争，表现为不足的临床证候。虚证多见于素体虚弱或久病者。大汗、大吐、大泻、大出血后可见正气不足。神疲体倦、面色苍白或萎黄、精神萎靡、心悸气短、自汗盗汗、形寒肢冷或五心烦热、大便溏泄、小便频数失禁、舌少苔或无苔、脉虚无力，都属于虚证表现。

实践中应该区别虚中夹实与实中夹虚。虚中夹实，以正虚为主，再生实邪为患，多为脏腑亏虚，虚则功能失调导致痰湿、水饮、瘀血、食积等实邪内生。实中夹虚，为邪盛正虚的状态，外邪侵犯人体，耗损正气，如热邪耗气伤津，寒邪耗损阳气等。保健按摩师应准确辨别病邪与正气的盛衰，分清虚实病证。

（2）邪正盛衰与疾病转归

正胜邪退，指在患病过程中，正气存内，邪气无法进一步侵犯人体，或正气渐复，逐邪外出，疾病渐向好转方面变化。

邪胜正衰，指在患病过程中，邪气强盛，或素体正气虚衰，或正气耗损过多，不足以抗邪，表现出病情加重或恶化的趋势。

邪正相持，指在患病过程中，正邪气相均衡，邪气羁留，病情处于不进不退的状态。

邪去正虚，指在患病过程中，正气与邪气抗争日久，邪气虽去，正气亦受耗损，表现为病愈后正气未复的虚弱状态。

患病的过程为邪正相争的过程，故治疗时应祛邪兼顾扶正。

2. 阴阳失调

阴阳失调，是指机体在疾病的发生发展过程中，由于各种致病因素的影响，导致机体的阴阳消长失去平衡，从而形成阴阳偏盛、偏衰，或阴不制阳、阳不制阴，甚至阴阳互损、格拒、亡阴亡阳等病理状态。同时，阴阳失调也是脏腑、经络、气血、营卫等相互关系失调，以及表里出入、上下升降等气机失常的概括。阴阳失调是疾病发生、发展的内在根据。

（1）阴阳偏盛

阴阳偏盛指体内阴或阳一方出现病理性偏盛的状态。"邪气盛则实"，阴阳偏盛主要为实证。

"阳盛则热"，阳偏盛多为阳盛而阴未虚的实热证，表现为高热、面红、烦躁、口干口渴、舌红、苔黄、脉数等。阳偏盛多由于感受温热阳邪，或虽感受阴邪但从阳化热，也可由于情志内伤、五志过极而化火，或气滞、血瘀、食积等郁而化热。

"阴盛则寒"，阴偏盛多为阴盛而阳未虚的实寒证，表现为形寒肢冷、腹部冷痛、泄泻、喜热饮、脉沉迟等。阴偏盛多由于感受寒湿阴邪，或过食生冷、寒湿内阻。

（2）阴阳偏衰

阴阳偏衰指人体阴阳二气中一方虚衰不足的病理状态。"精气夺则虚"，阴阳偏衰主要为虚证。

"阳虚则寒"，阳偏衰多为阳气不足而阴气相对亢盛的虚寒证，表现为畏寒喜暖、喜静蜷缩、小便清长、脉沉弱等。阳偏衰多由于先天禀赋不足、脾肾阳虚，或后天饮食失养、劳倦内伤，或久病损伤阳气。

"阴虚则热"，阴偏衰多为阴气不足而阳气相对亢盛的虚热证，表现为五心烦热、潮热盗汗、舌红少苔、脉细数等。阴偏盛多由于阳邪伤阴，或五志过极、化火伤阴，或久病耗伤阴液。

阳胜则阴病，阴胜则阳病。阴阳相互制约，阳偏盛会导致阴偏衰，阴偏盛会导致阳偏衰。阳盛则阴病，常见阳盛而耗伤机体阴液，疾病可能从阳偏盛的单纯实热证转化为实热兼阴亏证，甚至转化为虚热证。阴盛则阳病，常见阴寒内盛与阳气不足同时出现。

（3）阴阳互损

阴阳互损，是指在阴或阳任何一方虚损时，病变发展影响到相对的一方，从而形成阴阳两虚的病机。阴阳互根互用，阳损及阴，阴损及阳。

阳损及阴为阳气虚损，则阴无以化生，形成以阳虚为主的阴阳两虚病理状态。

阴损及阳为阴液亏虚，累及阳气生化不足，或阴虚阳无所依附而耗散，形成以阴虚为主的阴阳两虚病理状态。

（4）阴阳格拒

阴阳格拒，指阴阳某一方过于强盛把较弱一方格拒于外的病理状态，分为阴盛格阳与阳盛格阴。

阴盛格阳为阴盛至极，阴寒之邪壅盛于内，逼迫阳气浮越于体表。表现为在原有畏寒肢冷、蜷缩萎靡、脉沉紧等阴寒证的基础上，出现面红、烦热、口渴脉大等假热之象，为真寒假热。

阳盛格阴为阳热内盛，但阳气被遏，深伏于里，不能外达肢体。表现为在原有壮热、烦渴、脉洪大等实热证的基础上，出现四肢厥冷、脉沉伏等假寒之象，为真热假寒。

（5）阴阳亡失

阴阳亡失指机体的阳气或阴气突然大量亡失，导致生命垂危的病理变化。

亡阳为津液耗损过多或素体虚弱而过度劳累，导致阳气暴脱，出现大汗淋漓、肌肤手足逆冷、脉微欲绝等危重证候。

亡阴为热邪内灼津液或津液外泄过多而补充不足，导致机体阴液大量损耗，出现烦躁不安、手足虽温而汗多欲脱、脉数躁疾等危重证候。

3. 精、气、血、津液失常

精、气、血、津液是构成人体的基本物质，精、气、血、津液失常会导致人体生理机能失调，进而引发疾病。

（1）精的失常

精由先天之精与后天之精结合而成。先天之精禀受于父母，藏于肾，受后天水谷精微充养。机体生长发育的生、长、壮、老、已与肾精盛衰密切相关，齿、骨、发的生长状况是肾精盛衰的外在标志。肾精损耗过度，则出现腰酸腿软、眩晕、耳鸣、健忘、滑精、早泄、不育等表现。

（2）气的失常

气的病理状态归为气虚和气的升降出入失常，如气滞、气陷、气逆、气脱和气闭等。

气虚指气不足而表现出相应功能低下的病理变化，与肺、脾、肾三脏密切相关，气虚多表现为精神萎靡、自汗、嗜睡、脉虚无力等。

气滞指气在机体内运行不畅、郁滞不通的病理变化，与肝、肺、脾、胃相关，气滞多出现闷、胀、疼痛等不适症状。

气陷为气虚升举无力而下陷的病理变化，与脾脏相关，气陷常出现眼睑下垂、胃下垂、脱肛等症状。

气逆为气升之太过而下降不及，以气逆上冲为特征的病理变化，与肝、肺、胃相关，肺气上逆则咳嗽，胃气上逆则呃逆、嗳气甚至呕吐，肝气上逆则出现头胀痛、目赤、发怒等症状。

气脱为气大量亡失，多见于久病正气耗散、气不内守，或气随津脱、随血泄，出现冷汗淋漓、目闭口开、二便失禁、脉微弱等生命机能接近衰竭的症状。

气闭为清窍闭塞，气外出不能、闭阻于里的病理状态，气闭以突然昏厥、不省人事为特点，待气通顺后可自行缓解。

（3）血的失常

血失常包括血容量失常与血运行失常，容量失常为血虚，运行失常表现为瘀血与出血。

血虚为血液不足，濡养机体的能力下降的病理状态，血虚表现出面色无华、肌肤皲裂、头晕乏力、脉微细等症状。

瘀血为血液循行不畅、循环缓慢甚至停滞不前的病理状态。瘀血表现为痛有定处、舌紫暗有瘀斑、舌下络脉曲张、脉涩等症状。

出血为血溢脉外的病理状态。出血轻则血虚，重则血竭而亡。

（4）津液代谢失常

津液的生成、输布及排泄过程障碍均可导致其代谢失常。津较清稀，以水分为主，起充盈脉管、滋润机体的作用；液较稠腻，含大量精微物质，起濡养机体的作用。

1）津液不足为津液数量的亏少，各种原因导致津液不足，会出现肌肤孔窍干燥、口干口渴、眼窝深陷等症状。

2）津液输布排泄障碍，主要指津液转化为汗液和尿液的功能减退，与肺、脾、肾相关，脾失健运，则津液不能输布，聚而为湿浊；脾肺失调，津停为饮，饮凝成痰；脾、肺、肾、肝等功能失调，则津液输布失常，潴留于局部，发为水肿或腹水。

4. 内生"五邪"

内生"五邪"指机体自身由于脏腑功能异常而出现化风、化火、化寒、化燥、化湿等病理变化。

（1）风气内动

风气内动指脏腑气血失调，机体阳气亢盛致风动的病理变化，阳盛则动、动则生风。

（2）寒从中生

寒从中生指机体阴寒内盛或阳气虚衰，虚寒内生的病理变化，过食生冷、久病伤阳等是脾肾阳虚的主要病因。

（3）湿浊内生

湿浊内生指脾的运化水液功能障碍导致水湿停滞的病理状态，各种因素损伤脾胃，脾失健运则水液代谢失调，湿浊内生。

（4）津伤化燥

津伤化燥指体内津液耗损而濡润失职、燥邪内生的病理表现，津液亏少，不足以内溉脏腑、外润肌窍，即出现干燥病症。

（5）火热内生

火热内生指体内阴阳失调，阳热之邪内生的病理变化，常常出现阳气偏盛、火热内扰的症状。

5. 疾病传变机理

疾病的不同阶段对人体的影响是动态变化的，受正邪抗争的结果与脏腑功能强弱的影响，疾病的动态变化包括病位的传变及病性的转变。

（1）病位传变

邪气侵犯人体致病，其病变部位有一定规律可循。按机体内外划分，中医将人体分为表、半表半里、里三个层面，按此传变途径多为外感病邪；内生病邪主要由脏腑功能失调所变生，其疾病传变途径多以脏腑间传变为主。

1）表里出入。表病入里，为外邪侵袭人体，病邪由表向里。若正不胜邪，则邪气进一步入里，邪气入里为疾病进展加重的一种表现。里病出表，病邪位于人体里层，因正气渐复，祛邪外出，病势好转或趋于痊愈。

2）内伤传变。内伤病的病位在脏腑，其疾病的传变多为脏与脏之间、脏与腑之间。

（2）病性转变

在疾病过程中，疾病性质的改变包括寒热的转化与虚实的转化。

1）寒热转化。在疾病过程中，疾病性质由寒转化为热或由热转化为寒，主要为疾病过程中机体阴阳的消长与转化所致。

2）虚实转化。当体内邪正盛衰发生转化时，疾病的虚实性质随之变化。

疾病的传变受多方面因素的影响。一是个人体质，二是病邪性质，三是地域与气候因素，四是生活因素，五是疾病治疗因素，以上因素对疾病诊治调理起到重要作用。

培训课程 7　中医防治原则

中医防治原则分为预防与治疗（治则）两部分。

一、预防

预防是采取一定的措施，防止疾病的发生与发展。即《黄帝内经》提出的"治未病"的预防思想。

中医保健调理属于预防的范畴。保健即保护健康，中国传统称之为"养生"，即养护生命。保健养生调理指根据生命发展的客观规律，采取适宜的方法使人体保持健康，远离疾病，达到延年益寿的目的。

中医保健调理是以中医药理论和实践经验为基础，运用按摩、拔罐、刮痧、艾灸、砭术等中医特色调理技术，配合饮食调理、运动调理、情志调理等方法，维持机体整体的动态平衡，使机体达到阴平阳秘的理想状态。

为保护和增强人体健康而采取的各种措施统称为保健方法。保健方法虽然很多，保健原则却是相同的。《黄帝内经》说："圣人不治已病治未病，不治已乱治未乱。"在"治未病"理念的指导下，逐渐形成了未病先防、既病防变、愈后防复三大保健调理原则。

1. 未病先防

（1）定义

"未病先防"指在疾病未发生之前，采取各种措施培养正气，预防邪气，防止疾病的发生。

（2）方法

1）调养身体，固护正气。"正气存内，邪不可干"，调养机体正气是未病先防的根本。

①顺应四时变化。春温、夏热、秋凉、冬寒，一年四季气候变化，自然万物循此规律以生长化收藏，人亦如此。《素问·四气调神大论》讲述四季人体生活起居的调摄方法，如春三月天地俱生，万物以荣，应夜卧早起；夏三月天地气交，万物华实，应夜卧早起；秋三月天气以急，地气以明，应早卧早起；冬三月水冰地坼，无扰乎阳，应早卧晚起。"春夏养阳，秋冬养阴"，顺应四季变化，以养机体的生、长、收、藏。

②顺应生命发展规律。生、长、壮、老、已是完整的生命过程，在每个生命阶段，人体的机能各不相同，不同阶段应从事适宜的生命活动，以免造成机体损害。如小儿阳气旺盛，喜欢跑动；老人阴阳具虚，喜欢静养，这都是生命阶段的本性体现。

③锻炼身体。适当的锻炼可提高人体对环境的适应能力和恢复能力。动则生阳，气机通畅，不动则易瘀滞不通。适当合理的锻炼，如五禽戏、易筋经、八段锦等，可调动形体气血、松筋易骨。

④饮食调摄。后天水谷精气来自饮食，适量饮食、均衡饮食是调养身体最重要的方面。食物四气五味属性不同，会充养相应的脏腑。寒则温之，热则寒之，燥则润之，可进食当地应季食物，如夏日西瓜可消暑，秋日梨可润肺。

⑤调节情志。"恬淡虚无，真气从之，精神内守，病安从来。"良好的情志状态有利于维持脏腑及气血的正常功能。心情舒畅、精神愉快，则气机调畅、气血平和。应避免剧烈的情志刺激，如大喜、大悲、暴怒等过激的情感反应。

⑥保健调理技术纠偏。通过保健调理技术调节人体的亚健康状态，使人体从将欲发病状态纠正为正常状态。推荐推拿、针灸、火罐等非药物疗法，可通过对经络系统的刺激，使整体的气血阴阳恢复平衡，恢复对疾病的抵抗能力。

2）预防病邪侵袭

①躲避邪气。邪气是发病的重要条件，避之则病无以生。邪气分外感之邪、内生之邪、其他致病因素。对外感之邪的预防，应该做到"虚邪贼风，避之有时"。对于内

生之邪的预防在于调护脏腑功能，避免或减少可能损伤脏腑的活动。如过食生冷耗损脾阳，煎炸食物易引起胃肠实热。对外伤、毒伤、虫兽伤等意外因素，在于加强个人防护。

②药物预防。药物除治疗作用，还起到预防作用，药物的预防作用体现在其能调整人体的阴阳气血平衡状态，增强抗邪能力。

2. 既病防变

（1）定义

"既病防变"指在疾病发生的初期进行早期诊治，防止疾病发展和传变。

（2）方法

1）及早诊治。及早诊治指在疾病初发阶段，正气未衰、邪气未盛之际，给予一定的治疗帮扶正气，防止邪气进一步损害机体。如外感风寒病初发时，多以表证为主，此时以发汗开表的方法，祛风散寒，病邪无以入里则体安。

2）防止传变。疾病的发展传变具有一定规律，根据疾病的特性，可推断其下一步可能侵犯的部位，先安未受邪之地。疾病的传变较多见于脏腑之间，如肝气郁结、木旺克土出现胃纳不佳的症状。经络的表里关系或同名经关系亦会出现疾病的传变，如手太阴肺经病会出现表里经手阳明大肠经病变，肺燥干咳伴有大便燥结，足太阴脾经病可出现同名经手太阴肺经病变，腹泻脾虚造成短气等肺虚表现。

3. 愈后防复

（1）定义

"愈后防复"指在疾病痊愈初期进行合理调护，防止疾病复发。

（2）方法

1）防止重感外邪。疾病初愈阶段，正气未复，抗邪能力下降，极易感受外邪而致病。病后体弱，应注意避风避寒以防止病情反复。

2）防止饮食致复。疾病初愈，切勿过饱过补。滥用补品会进一步损耗脾胃之气，影响正气恢复。应在饮食及二便恢复正常后，再逐渐进服滋补之品。

3）防止过劳致复。疾病初愈，气血未充，不适宜进行过度劳作。病初愈阶段的身体活动，宜动作缓慢，微微汗出即可。房劳也是过劳的一部分，应注意避免。

4）防止情志致复。情志异常最易引起气机的紊乱，会进一步成为致病因素。疾病初愈，保持心情舒畅，有利于身体康复。

5）培养正气，防治病复。大病初愈，人体虚弱，可选择合适的保健手段进行干预，有利于身体恢复正常。如胃病患者病愈后可对脾胃进行推拿或艾灸，激活经络气血，恢复胃肠正常功能。

保健调理的目的是保持健康，做到未病先防，既病防变，愈后防复。调理手段的选择以帮扶正气、祛除邪气、纠正人体失衡状态为主，使人体自我调节能力处于相对稳定的状态。

二、治则

治则是指治疗疾病的法则。中医治则包括治病求本、扶正祛邪、调整阴阳、调整脏腑、调整气血以及因时、因地、因人制宜。治则与治法的不同点在于，治则是治疗疾病的总则，用于指导治法的形成，而治法是治疗方法，是治则的具体化。治则是在中医整体观念和辨证论治理论指导下制定的。

1. 治病求本

治病求本是指寻找出疾病的根本原因，并针对根本原因进行治疗。"本"是相对于"标"而言的，标、本是一个相对概念，在中医中有多种含义。从邪正双方而言，正气是本，邪气是标；从病因与症状而言，病因是本，症状是标；从疾病先后而言，原发病、旧病是本，继发病、新病是标。

在运用"治病求本"这一治则时，必须处理好"正治与反治""治标与治本"。

（1）正治与反治

《素问·至真要大论》曰"逆者正治，从者反治"，是治病求本治则的具体运用。

正治是逆其证候性质而治，"寒则热之""热则寒之""实则泻之""虚则补之"，故又称为"逆治"。正治法是最常用的治疗法则。

反治是顺从疾病假象而治，如真寒假热证是阴寒内盛，格阳于外，患者可有面部泛红、烦热、口渴、脉大等假热之象，治疗应温阳以制其寒。其实质仍然是针对疾病本质的逆治，同样是"治病求本"。

（2）治标与治本

在复杂多变的病证中，常有标本主次的不同，在治疗上也应有先后缓急的不同。一般情况下是"治病求本"，但当标病甚急，可能危及患者生命或严重影响疾病时，则要采取"急则治其标，缓则治其本"的法则，以标病治疗为先，后治其本。对于标本兼重者，则"标本兼治"。

2. 扶正与祛邪

邪正盛衰是疾病的基本病机。疾病发生发展过程是邪气与正气相抗争，邪正盛衰转变的过程。"邪气盛则实，精气夺则虚"。其治疗方法是"实则泻之，虚则补之"，故补虚泻实是扶正祛邪法则的具体应用。对于正气虚而邪气不盛的虚性病证宜扶正，对于邪气盛而正气不衰的实性病证宜祛邪，对于邪气盛而正气虚的虚实夹杂者宜扶正与祛邪兼用。

3. 调整阴阳

疾病的发生，从根本上说是阴阳的相对平衡遭到破坏，出现偏盛偏衰的结果。《黄帝内经》提到"谨察阴阳所在而调之，以平为期"，恢复阴阳的相对平衡，促进阴平阳秘，乃是调理疾病的根本法则之一。

对于阴阳偏盛，即阴或阳的一方过盛有余的病证，宜"损其有余"。如对于阳热亢盛的实热证，可治热以寒，"热则寒之"，清泻其阳热；对于阴寒内盛的寒实证，可治寒以热，"寒则热之"，温散阴寒。

对于阴阳偏衰，即阴或阳的一方虚损不足或阴阳双虚的病证，宜"补其不足"。如对于阴虚阳亢的虚热证，可滋阴以制阳，"壮水之主，以制阳光"；对于阳虚内生阴寒，可补阳以制阴，"益火之源，以消荫翳"；对于阴阳两虚，可阴阳双补。

由于阴阳是辨证的总纲，表里出入、上下升降、寒热进退、营卫不和、气血不和等都属于阴阳失调。因此解表攻里、升清降浊、寒热温清、调和营卫、调理气血等治疗方法，都可属于调整阴阳的范围。

4. 调整脏腑功能

人体是一个有机的整体，脏与脏、腑与腑、脏与腑之间在生理上相互协调、相互促进，在病理上则相互影响。因此，在治疗脏腑病变时，不能单纯考虑一个脏或腑，而应注意调整各脏腑之间的关系，才能取得较好的治疗效果。

如脾脏病变，除本脏病变外，还可因肝、心、肾及胃等病变引起。肝失疏泄而致脾失健运者，应以疏肝为主；脾土虚而肝木乘之者，应扶土抑木；命火不足，火不生土者，应补火生土；胃失和降而致脾失健运者，应着重和胃，协调脾胃升降功能。

5. 调理气血关系

气血是各脏腑及其他组织功能活动的主要物质基础，气血各有其功能，又相互为用。调理气血是以"有余泻之，不足补之"为原则，使它们的关系恢复协调。

气能生血，气虚则生血不足，可致血虚或气血两虚，治疗以补气为主，兼补血养血。

气能行血，气虚或气滞可致气虚血瘀或气滞血瘀，治疗宜补气行血或理气活血化瘀。

气能摄血，气虚不能摄血可致血出脉外，治疗宜补气摄血。

6. 因时、因地、因人制宜

疾病的发生、发展和转归受多方面因素的影响，如时令气候、地理环境等，其中患者个体的体质因素，对疾病的影响更大。因此，在治疗疾病时，必须根据季节、地区以及人体的体质、性别、年龄等不同而制定适宜的治疗方法。

因时制宜，如暑邪致病有明显的季节性，且暑多夹湿，故暑天要注意解暑化湿。

因地制宜，如都是外感风寒，在严寒地区用辛温解表药量宜重，在温热地区用辛温解表药量宜轻。

因人制宜，如相对青壮年，老年人、小儿的药量宜轻；对于女性要考虑经、带、胎、产；诊病要考虑其固有疾病及体质。

职业模块 ④

中医健康管理

基础知识

本职业模块包括中医健康管理概述、健康信息采集、健康风险评估、健康指导与干预等。学习者通过学习本模块知识，可了解四诊法，即"望闻问切"四种中医健康信息采集方法，了解中医辨证论治框架，熟悉中医体质辨识及以五脏为中心的形气神健康评估方法，为艾灸、拔罐、刮痧、砭术调理技术运用提供依据。同时对本模块的学习将使保健调理师熟悉中医饮食、起居、传统功法、情志调理等基础知识，为中医养生保健指导打下基础。

培训课程 1　中医健康管理概述

一、中医健康管理相关概念

中医健康管理，指在"治未病""整体观念""辨证论治"等中医核心思想的指导下，结合现代健康管理学方法，对健康、亚健康以及患病等三种人群的信息进行全面的采集、监测、分析、评估，进而提供合适的中医健康咨询指导、中医健康教育以及对健康危险因素进行中医相关的各种干预，以此达到维护个体和群体健康的目的。

1. 健康的概念

1948 年，世界卫生组织提出"健康是身体上、精神上和社会适应上的完好状态，而不仅仅是没有疾病和虚弱"。1990 年世界卫生组织进一步阐述了健康的定义："健康不仅是没有疾病，而且包括躯体健康、心理健康、社会适应良好和道德健康。"

（1）躯体健康

躯体健康指人体生理功能上的健康状态，从生长发育、成熟到衰老的不同正常状态。体温、呼吸、心率、血压等体格检查及血液生化指标等，都处于人体正常范围，生理功能良好。

（2）心理健康

心理健康指心理的各个方面及活动过程处于一种良好或正常的状态。其理想状态是保持性格完好、智力正常、认知正确、情感适当、意志合理、态度积极、行为恰当、适应良好。

（3）社会适应良好

社会适应良好指人为了在社会更好生存而进行的心理上、生理上以及行为上的各种适应性的改变，即与社会达到和谐状态的一种执行适应能力，一定程度反映在一个人的社交能力、处事能力和人际关系能力上。

（4）道德健康

道德健康指不损害他人的利益来满足自己的需要，能按照社会认可的行为道德来约束自己及支配自己的思维和行动，具有辨别真伪、善恶、荣辱的是非观念和能力。

2. 现代医学健康标准细则

（1）有充沛的精力，能从容不迫地担负日常生活和繁重的工作，而且不感到过分紧张、疲劳。

（2）处世乐观，态度积极，乐于承担责任，大事小事不挑剔。

（3）善于休息，睡眠良好。

（4）应变能力强，能适应外界环境各种变化。

（5）能抵抗一般感冒和传染病。

（6）体重适当，身体匀称，站立时头、肩、臂位置协调。

（7）眼睛明亮，反应敏捷，眼睑不发炎。

（8）牙齿清洁，无龋齿，不疼痛，牙龈颜色正常，无出血。

（9）头发有光泽，无头屑。

（10）肌肉丰满，皮肤有弹性，走路轻松有力。

3. 中医健康的基本知识

中医关于健康认知的理论最早源于《黄帝内经》，"阴平阳秘，精神乃治"是中医对健康的整体概括。中医将健康的人称之为"平人"，也就是阴阳平衡、气血脏腑调和之人。

（1）阴平阳秘

中医学的阴阳理论可用来阐释人体的生命活动，阴阳之间是对立制约、互根互用的。人体的健康是一种阴阳动态平衡的状态，最终达到的健康状态是阴阳的调和与平衡，也即"阴阳匀平，以充其形。九候若一，命曰平人"的状态。

（2）形与神俱

形与神俱，是一种中医学的生命观。形神合一，是生命健康的重要标志之一。这里的"形"，主要指的是形体，包括脏腑、经络、精、气、血、津液等物质，"神"包括意识、思维、情感等精神活动。神是机体生命存在的根本标志，脏腑功能的正常发挥、心理状态的宁静都离不开神的统帅。所以说做到"形与神俱"是维持健康状态的重要一项内容。

（3）天人合一

天人合一，要做到的是人与自然的和谐相处，顺应自然规律。通过顺应自然界四时规律，让人体内环境与外界自然环境相适应，以养护正气，使"正气存内，邪不可干"，从而维持一种健康的状态。同时要修身养性，增强自我调节能力，积极适应社会环境，达到"天人合一"的状态。

4. 健康人的中医生理特征

形体壮实，比例恰当；须发润泽，柔亮有光。

面色红润，表情舒展；眼睛有神，灵气荡漾。

呼吸从容，不急不慢；食欲旺盛，美食三餐。

牙齿坚固，不蛀不伤；听觉灵敏，耳内不响。

声音洪亮，气息悠长；腰腿灵敏，不痛不酸。

二便便利，排放正常；舌红苔薄，脉象匀缓。

精力充沛，情绪乐观；感觉灵敏，意志坚强。

二、中医健康管理的发展

《素问》中指出，治疗的目的在于"消患于未兆""济赢劣以获安"，这里的"未兆"即未有显著疾病的征兆；"赢劣"则是略显虚损或不太健康，两词概括的是人们常说的亚健康状态。《素问》说："是故圣人不治已病治未病，不治已乱治未乱"，体现了治未病的重要性，同时也代表着"预防为主"的中医健康管理思想的雏形。此外，中医体质学说的建立和发展也为健康管理提供了重要理论基础与评估方法。近年来，随着各种中医药政策法规不断出台，中医健康管理实践在我国有了较大的发展。中华中医药学会健康管理分会、世界中医药学会联合会中医健康管理专业委员会、中加国际健康管理中心等组织成立，搭建了国际合作平台，拓展了中医健康管理领域的相互交流，使中医健康管理行业服务能力和学术水平得到了提升。《中医药健康服务发展规划（2015—2020 年）》指出，开展中医特色健康管理。将中医药优势与健康管理相结合，以慢性病管理为重点，以治未病理念为核心，探索融健康管理、健康保险和健康文化为一体的中医健康保障模式。《中国防治慢性病中长期规划（2017—2025）》和《"健康中国 2030"规划纲要》中提出，以健康促进和健康管理为手段，发挥中医药在防治慢性病中的优势和作用。以上种种，都为中医健康管理发展的定位及方向提供了指引，使其能更好地为满足人民群众健康需求提供多元化、个体化、规范化的健康管理服务。

三、中医健康管理的应用

1. 未病先防

积极了解各种疾病先兆症状，当其出现时，及时予以处理。积极预防，戒除过度饮酒和吸烟等不良嗜好，顺应四时变化，积极开展运动，保持心情放松，维持日常膳食均衡，起居有常。

2. 既病传变

内伤积损、劳欲过度、饮食不节和外邪入侵是各类疾病普遍具备的特征，病后应及早采取治疗措施，避免疾病发展和传变，延缓机体损伤。当属于"已病"的范畴时，应积极采取补救措施帮助机体恢复，祛除邪气，注意"防变"，加强对并发症的预防。

3. 病后防复

疾病恢复期应保持身心放松、心态平和，有助于机体气血调和、阴阳平衡，以加速机体恢复，降低其他并发症发生率。应注重疾病愈后调养，巩固疗效。如控制日常饮食，避免摄入高脂肪、高胆固醇食物，少吃生冷、辛辣食物，适当补充营养物质，多吃新鲜水果和蔬菜；同时应加强锻炼，活跃体内气血，提高抗病能力等。对于易复发疾病，还应定期检测相关指标，加强病情控制。

四、中医健康管理的常用服务流程

1. 中医健康状态信息采集与管理

中医健康状态信息包含传统中医四诊（望、闻、问、切）所收集的信息和保健调理师借助现代化中医诊断设备采集的信息，如体质问卷、舌诊、面诊、脉诊等。数据分析人员对采集到的信息进行数字化分析后，把信息存储于计算机中，建立宾客的中医健康档案。

2. 健康状态辨识与评估

保健调理师对采集到的中医健康状态信息进行分析之后，予以体质辨识、阴阳寒热虚实八纲辨识、脏腑气血辨识以及五态人格等相关中医特色辨识，并对检测者的健康状态和发展转归做出较客观准确的评估并对相关危险因素进行预警。

3. 健康养生与干预指导

根据评估结果，保健调理师对检测者在饮食起居、情志调摄、食疗药膳、经络穴位、茶饮药浴、运动锻炼等方面进行养生和干预指导，同时提供相关中医特色疗法的建议。

4. 干预效果评估

目前已经可以把体质问卷、脉诊、舌诊、面诊等信息管理做到"标准化""量化""图表化"，让保健调理师能一目了然。通过进行干预措施前后两次的检测结果对比，宾客可以知道自己的身体状况是否得到改善，哪些方面有明显改善，哪些方面还需要加强。

5. 各种慢性病管理的相关服务

对高血压、糖尿病、冠心病等慢性病患者，通过采集社区和大量人群的基本信息以及实施各种中医养生干预方法，保健调理师可以针对各种体质和疾病阶段制定一套行之有效和适宜的保养方法，以提高慢性病人群的生活质量，减少医疗支出。

五、中医健康管理的基本策略

中医健康管理是以现代健康概念和新的医学模式（生理－心理－社会）以及中医治未病的核心思想为指导，通过采用现代医学和现代管理学的理论、技术和方法，对个体和群体整体健康状况及其影响健康的危险因素进行全面检测、评估，并进行有效干预与连续跟踪服务的医学行为及过程，健康管理的目的是以最小的投入获取最大的健康效益。

中医健康管理的基本策略包括中医养生保健调摄、中医适宜技术保健调理和常见慢性病的中医健康管理。

1. 中医养生保健调摄

（1）饮食调摄

首先应保证合理膳食，即一日三餐所提供的营养满足人体生长、发育及各种生理活动的需要。另外，可根据体质选择合适的药膳养生，同时要戒烟限酒。应顺应四季养生，春宜升补，夏宜清补，秋宜平补，冬宜温补。

（2）起居调摄

起居调摄分为睡眠调摄、二便调摄及服饰调摄，即保证睡眠质量、保持二便通畅、顺应天气冷暖适时调整衣着。

（3）运动调摄

运动调摄要求在合适的地点，进行规律、适量的运动。中医传统运动养生功法是养生保健运动调摄的主要内容。

（4）情志调摄

情志调摄包括言语开导法、移情易性法、暗示解惑法、宁神醒志法及音乐疗法。

2. 中医适宜技术保健调理

（1）推拿

推拿是以按法、揉法、擦法、拿法等手法作用于全身各部，刺激皮部（包括皮肤、皮下组织）、经筋（包括筋膜、肌肉、韧带、关节囊等组织），使其受到良性刺激或使经筋张力发生改变的医疗技术。

（2）刮痧

刮痧是指应用刮痧器具或手指蘸取润滑介质在人体特定部位的皮肤表面进行反复刮动或提、捏、揪、扯、拧，使局部皮肤表面出现瘀点、瘀斑，即所谓"出痧"，从而达到治疗和预防疾病目的的一种物理疗法。

（3）拔罐

拔罐是以罐为工具，利用燃火、抽气等方法排除罐内空气，造成负压，使罐吸附于腧穴或应拔部位的体表，使局部皮肤充血、瘀血，以达到防治疾病目的的方法。

（4）艾灸

艾灸是灸法之一。将艾绒或其他药物放置在体表腧穴或病痛处，借热力和药物的作用达到治疗疾病和预防保健的目的。

（5）传统运动疗法及气功疗法

传统运动疗法及气功疗法包括太极拳、五禽戏、六字诀、易筋经、八段锦、回春功等。

（6）中医外治法

中医外治法包括中药贴敷、中药熏蒸、中药泡洗及中药热熨等。

3. 常见慢性病的中医健康管理

为患有高血压、糖尿病、颈椎病等慢性病的宾客建立健康档案，根据各疾病的病机进行辨证施治，选择合适的调养方式。同时动态监测病情变化，不断对调理方案进行调整及完善，并进行效果评估。

培训课程 2　中医健康信息采集

学习单元 1　人体主要生理指标及生命体征的采集技巧

人体的主要生理指标和生命体征是衡量一个人健康与否的重要标准，包括体温（T）、脉搏（P）、心率（HR）、呼吸（R）、血压（BP）、脉搏血氧饱和度（SpO_2）、血糖、血液相关指标、尿液相关指标等。

一、生命体征

生命体征是标志生命活动存在与质量的重要征象，是评估身体的重要项目，主要体征包括体温、脉搏、心率、呼吸、血压等。

1. 体温（腋下测量）

正常体温（腋温）为 36 ~ 37 ℃。

测量方法和技巧：先擦干腋窝汗液，将体温计中的水银甩至水银球泡端，然后将体温表的水银球泡端放于腋窝顶部，用上臂将体温表夹紧。5 min 后读数，正常值应为 36 ~ 37 ℃。此法不易发生交叉感染，是测量体温最常用的方法。正常人的体温会在 24 小时内有波动，一般情况下不超过 1 ℃。正常情况下，早晨略低，下午或运动、进食后稍高。老年人体温略低，妇女在经期前或妊娠时略高。

2. 脉搏

正常成人脉搏为 60 ~ 100 次 / 分，婴幼儿为 130 ~ 150 次 / 分，儿童为 110 ~ 120 次 / 分。老年人可慢至 55 ~ 75 次 / 分，新生儿可快至 120 ~ 140 次 / 分。

测量方法和技巧：脉搏的人工简易测量最常选用桡动脉搏动处，先让宾客安静休息 5 ~ 10 min，手平放在适当位置，坐卧均可。检查者将右手食指、中指、无名指并齐按在宾客手腕段的桡动脉处，压力大小以能感到清楚的动脉搏动为宜，计数 0.5 min 的脉搏数，再乘以 2 即得 1 min 脉搏次数。

3. 心率

一般情况下心率和脉搏是一致的，测量方法同脉搏的测量方法。但在心房颤动、频发性早搏等心律失常时，脉搏会低于心率，称为"短绌脉"。

4. 呼吸

正常成人呼吸为 16 ~ 20 次 / 分，儿童为 30 ~ 40 次 / 分。

测量方法和技巧：观察宾客胸腹部的起伏次数，或用棉絮放在鼻孔处观察吹动的次数，一吸一呼为一次呼吸。计数 1 min 的胸腹部起伏次数或棉絮摆动次数，即每分钟呼吸次数。

5. 血压

正常成人收缩压为 12 ~ 18.7 kPa（90 ~ 140 mmHg），舒张压为 8 ~ 12 kPa（60 ~ 90 mmHg）。

测量方法和技巧：一般选取上臂肱动脉为测量处，宾客取坐位；暴露并伸直肘部，手掌心向上。保健调理师打开血压计，平放，使宾客心脏的位置与测量位置和血压计上的水银柱的零点在同一水平线上。放尽袖带内的气体，保健调理师将袖带缚于宾客上臂防止过紧或过松，以能插入一到两根手指为宜，并塞好袖带末端。保健调理师戴上听诊器，在肘窝内摸到动脉搏动后，将听诊器的头放在该处，并用手按住稍加压力。打开水银槽开关，手握球囊，关闭气门后打气，一般使水银柱升到 21 ~ 24 kPa（160 ~ 180 mmHg）即可。然后微开气门，慢慢放出袖带中气体，当听到第一个微弱声音时，水银柱上的刻度就是收缩压。继续放气，当声音突然变弱或消失时水银柱上的刻度为舒张压。如未听清，保健调理师将袖带内气体放完，使水银柱降至零位，稍停片刻，再重新测量。

二、生理指标

除了体温、脉搏、心率、呼吸、血压等人体生命体征外还有其他相关指标。

1. 血氧饱和度

正常人体动脉血的血氧饱和度为 98%，静脉血为 75%。血氧饱和度正常应不低于 94%，在 94% 以下为供氧不足。

测量方法和技巧：一般使用指尖脉氧仪进行测量或抽取动脉血进行分析，血液的动脉血气分析数值更准确可靠。

2. 血液相关指标

血常规是指通过观察血细胞的数量变化及形态分布从而判断血液状况及疾病的检

查，以白细胞计数、红细胞计数、血红蛋白和血小板计数最具有诊断参考价值。除血细胞外，血常规还可检测存在于血液中的各种离子、糖类、脂类、蛋白质以及各种酶、激素和机体的多种代谢产物的含量，即血生化检查。成人血常规及血生化检查正常值参见表4-1。

表4-1　成人血常规及血生化检查正常值（具体数据以医院化验参考值为准）

指标名称	正常值	指标名称	正常值
红细胞数	男：（4.0 ~ 5.5）×10^{12}/L 女：（3.5 ~ 5.0）×10^{12}/L	血红蛋白	男：120 ~ 160 g/L 女：110 ~ 150 g/L
白细胞数	（4 ~ 10）×10^9/L	血小板数	（100 ~ 300）×10^9/L
血沉	男：0 ~ 15 mm/h 女：0 ~ 20 mm/h	血尿酸	男：208 ~ 428 μmol/L 女：155 ~ 357 μmol/L
血尿素氮	3.2 ~ 7.1 mmoL/L	血肌酐	男：54 ~ 106 μmol/L 女：44 ~ 97 μmol/L
甘油三酯	0.56 ~ 1.24 mmol/L	血清胆固醇	2.82 ~ 5.95 mmol/L
高密度脂蛋白	男：1.16 ~ 1.42 mmol/L 女：1.29 ~ 1.55 mmol/L	低密度脂蛋白	2.07 ~ 3.37 mmol/L
血清 Na^+	l35 ~ 145 mmol/L	血清 K^+	3.5 ~ 5.1 mmol/L

测量方法和技巧：现在的血常规检验都是由机器进行检测的。测量前应明确各项目是否需空腹采血，若需空腹采血，需要前一天晚上空腹，保证充足睡眠时间。

3. 空腹血糖

空腹血糖也属于血生化检查指标。随着家庭血糖仪的普及，近来已实现了血糖家庭检测。正常人的空腹血糖值为 3.9 ~ 6.1 mmol/L。

测量方法和技巧：测空腹血糖最好在清晨6：00—8：00取血，采血前不用降糖药、不吃早餐、不运动。如果空腹抽血的时间太晚，所测的血糖值很难真实反映被测者的治疗效果，其结果可能偏高或偏低。

4. 尿常规及尿生化检查

正常尿液透明，呈淡黄色，酸碱度（pH值）为4.6 ~ 8.0（平均值6.0）；尿比重（SG）为1.015 ~ 1.025；隐血为阴性（-）；尿蛋白（PRO）为阴性或仅有微量。

测量方法和技巧：容器必须清洁，一般采用医院提供的容器，以防止采集标本时被污染。女性应避开月经期，另外可在检查前一天清洁阴部，防止阴道分泌物混入。如果采集时有异物掉入，要重新取样。尿常规检查的尿液采集应取中段尿，须弃去尿液的头和尾。

做尿细菌培养、尿糖、尿蛋白、尿胆酸或妊娠检查均以清晨第一次尿为最佳。

学习单元 2　中医四诊检查基本技巧

"有诸内，必形诸外"，机体的外部表象与内部情况存在着确定的对应关系。观察患者外在的病理表现，可以揣测内在脏腑的病变情况。

望、闻、问、切四诊是中医健康信息的重要采集方式。通过望、闻、问、切全面获取个体健康状况的相关信息，通过"四诊合参"对所收集的资料进行综合分析，评估个体健康状况，以期给予个体或群体中医健康咨询指导，对存在的健康危险因素进行提前干预。

中医健康信息的采集是一门实践课程，只有通过不断的实践和探索，才能做到去伪存真、去粗取精，所以保健调理师一定要主动参与，积极进行实践。在与宾客沟通过程中，应注意沟通能力的培养，做到态度和蔼、体贴爱护、细致耐心。

由于中医诊断不属于保健调理师的工作范畴，故下面仅对四诊的方法和技巧进行简单介绍，供读者参考。

一、望诊

望诊是指医生通过视觉对人体全身、局部及排出物等方面进行有目的的观察，以了解人体的健康状况、测知病情的方法。

作为中医信息采集的首要诊法，望诊在诊法中占有重要的地位，《难经·六十一难》曰"望而知之谓之神"。中医理论认为，人是一个统一的有机整体，内在气血、津液、脏腑的病变，都能通过外在体表表现出来，因此，观察外在的变化，不仅能反映一个人的整体健康状况，还可以反映脏腑、气血、经络的虚实。

望诊过程中要注意充分暴露受检部位，光线以充足而柔和的自然光线为好，这样才能取得满意的望诊效果。另外，望诊所得要与其他三诊进行有机结合，四诊合参，综合判断。

望诊内容包括全身望诊和局部望诊，但在运用时无须严格区分。

1. 全身望诊

全身望诊主要是观察人体的神、色、形、态，即望神、望面色、望形体、望姿态，以推断体内的变化。

（1）望神

望神就是观察人体生命活动的外在表现，即观察人的精神状态和机能状态，属于脏腑功能活动的外在表现，是从整体状态判断人体健康的重要方法。

中医的神有广义与狭义之分。广义的神指整个人体生命活动的外在表现，神就是生命力，《灵枢·天年》说："失神者死，得神者生。"狭义的神指人体的精神活动。望神应重点观察患者的意识、精神和情志状态，面部表情、言谈举止、呼吸、形态动作、反应能力都能表现人的精神状态和情志变化，其中尤以眼神最为重要。

望神的判断包括得神、失神、假神，此外神气不足、神志异常等也应属于望神的内容。

1）得神：又称"有神"，即所谓"精充气足神旺"。表现为神志清楚、语言清晰，目光明亮，精彩内含，面色红润有光泽，表情丰富自然，形态舒展，反应灵敏，呼吸平稳。若得病后神气仍在，说明脏腑功能及正气未衰，病情预后较良好。

2）失神：又称"无神"，即所谓"精损气亏神衰"。表现为神昏谵语，循衣摸床，撮空理线，精神萎靡，眼神呆滞，表情淡漠或呆板，面色晦暗，体态不舒，反应迟钝，动作失灵，言语不清或语声低微断续，呼吸气微或喘。此种状态说明机体处于病情严重阶段，多是人体脏腑功能低下的表现，预后不良。

3）少神：又称"神气不足"，表现为精神不振，嗜睡，目光晦暗，两眼不灵活，健忘，面色多淡白，光泽度不足，倦怠乏力，少气懒言，反应不灵敏，动作迟缓。少神多是肾气不足、心神不足所致，多见于疾病的恢复阶段。

4）假神：古人喻为"回光返照"，指的是重病人突然出现一种暂时"好转"的假象，比如本来意识模糊，突然出现意识清醒，想见家人的现象；本来是滴水不进，突然出现食欲大增的现象。此种状态说明脏腑精气极度衰弱，即将出现阴阳离决的状态，是一个人临终的表现。

5）神乱：即神志异常，也是失神的一种表现，但与精气衰竭的失神有本质上的不同。神乱一般包括烦躁不安以及癫、狂、痫等。这些都是由特殊的病机和发病规律所决定的，其失神表现并不一定意味着病情的严重性。

狂病多表现为意识错乱，打人毁物，不避亲疏，妄行不休，少卧不饥，甚则登高而歌，弃衣而走。癫病表现为淡漠寡言，闷闷不乐，精神痴呆，喃喃自语或哭笑无常。痫病表现为突然昏倒，口吐涎沫，四肢抽搐，醒后如常。

（2）望色

望色是通过对一个人皮肤颜色和光泽进行判断来诊察病情的一种方法。中医将颜色分为5种：青、赤、黄、白、黑，称为五色诊。五色的变化以面部表现最为明显，故望色以观察患者面部颜色与光泽为主。

颜色指色调，光泽指明度。色泽是脏腑气血之外荣，根据阴阳五行和脏象学说，五脏应五色，即青入肝，赤入心，黄入脾，白入肺，黑入肾。光泽是气、神的体现，中国人的正常面色为红黄隐隐，明润含蓄。

面部常色分为主色和客色。一个人面部的原有色调，终生不变的为主色，木形之人青，土形之人黄，火形之人赤，金形之人白，水形之人黑。一个人的面色可因季节、生活条件而变化，称为客色。主色和客色都是正常生理现象。

实践中，以面部颜色和光泽判断疾病的轻重顺逆及预后。望色的时候要注意气候、昼夜、情绪和饮食的影响。比如天气炎热、情绪高亢时，体表脉络充盈，则面色多赤；人体情志抑郁之时，肝气瘀滞，面色稍青。

五色主病纲领如下。

1）青色：主寒证、痛症、瘀血、惊风。寒主收引，寒邪凝滞，经脉阻滞不通，气血运行不畅，或因阳气不足，阴寒内盛，可使面部发青。小儿眉间、鼻柱、口唇青紫多见于小儿惊风。

2）赤色：主热证，赤甚为实热，微赤为虚热。热盛而血脉充盈，故面色红赤，可见于外感发热或脏腑实热。若两颧潮红，多属阴虚火旺。久病、重病，面色苍白，而两颧泛红，可见于虚阳浮越的真寒假热证。

3）黄色：主脾虚、湿证。脾失健运，气血生化不足，面色不荣，故面色发黄。若面目一身具黄，多为黄疸。

4）白色：主虚证、寒证、失血、夺气。由于气血亏虚或失血过多，气血不能达于面部，可致面色惨白。若面色㿠白，多属阳虚致寒。

5）黑色：主肾虚、寒证、水饮、血瘀、疼痛。肾为水火之脏，具有温煦的作用，若肾虚，命门火衰，温煦不足，表现在面部就是黑色。面色黧黑，肌肤甲错，多是由于瘀血所致。

（3）望形体、姿态

1）望形体：主要是通过观察患者的形体强弱、胖瘦、体型来诊察疾病。观察形体时要将形体状态与精神状态（尤其是气的强弱）相结合，然后再加以判断。

2）望姿态：主要是通过观察患者的动静姿态和异常动作来诊察疾病。正常人的姿态是动作协调自然。

2. 局部望诊

局部望诊包括望头面、五官、颈项、躯体、四肢、二阴及皮肤等。

望头面主要是观察头颅大小，头发润泽度，面部形态是否异常等。

望五官主要是看目、耳、口、鼻、舌这五官的神色、形态的变化。

望颈项主要是看颈项的形态变化和强硬程度。

望躯体、四肢、前后二阴主要是看胸胁、腹部、四肢、二阴有无形态的变化。

望皮肤主要是看皮肤有无斑疹、水疱、疮疡等变化。

3. 望舌

望舌也属于局部望诊，但由于舌象能较客观地反映正气盛衰、病邪深浅、邪气性质、病情进退，被作为重要的辨证指标，故单列出。

舌诊的内容主要分望舌质和望舌苔。舌质即舌体，舌苔为舌体上附着的苔状物。正常舌象为"淡红舌，薄白苔"。

（1）望舌质

望舌质分为神、色、形、态四方面。

1）望舌神。舌之有神与否体现在舌是否红润有生气，若舌无神，则舌干枯死板、运动不灵活。

2）望舌色。舌色有淡红、淡白、红绛、青紫。淡红舌多见于健康人，也可见于外感表证，病情较轻浅；淡白舌主要见于气血两虚、阳虚；红绛舌主要见于热盛患者，多见于心火上炎和肝火旺盛；青紫舌多见于气血瘀滞。

3）望舌形。舌体的形状包括老嫩、胖瘦、点刺、裂纹、齿痕等。老舌表示实证，嫩舌表示虚证；舌质胖大多为脾肾阳虚，瘦小多为气血津液不足；点刺舌见于脏腑邪热炽盛；裂纹舌多见于阴液亏损，舌体失于濡润；齿痕舌见于脾虚湿盛。

4）望舌态。望舌态指舌的运动状态。正常舌态是舌体伸缩自如，运动灵巧。常见病态舌态有强硬、萎软、歪斜、颤动、吐弄、短缩。强硬舌见于热入心包、热盛伤津、风痰阻络；萎软舌见于气血俱虚；歪斜舌见于中风或中风先兆；颤动舌见于肝风内动；吐弄舌见于心脾有热；短缩舌见于寒凝、痰阻、血瘀、津伤。

（2）望舌苔

通过观察舌苔的形质和颜色来评估健康状况。

1）望苔质。望苔质主要看舌苔的厚薄、润燥、腻腐、剥落、偏全和真假苔。厚薄苔反映邪气盛衰；润燥苔反映津液输布和盈亏；腻腐苔主要是痰湿和食积，腐苔还代表内痛；剥脱苔是由于胃气不足、胃阴亏耗；偏苔见于邪气聚于某处；真假苔是判断疾病预后的重要一项。

2）望苔色。通过观察舌苔的颜色来判断病情变化。白苔是正常苔色也可见于寒证和表证；黄苔见于热证和里证；灰黑苔见于阴寒内盛或里热炽盛。

（3）舌质和舌苔的综合诊察

舌象能较客观地反映正气盛衰、病邪深浅、病邪性质、病情进退。

判断正气盛衰：舌质红润为气血旺盛，舌质淡白为气血虚衰。苔是胃气所生，苔薄白而润为胃气旺盛，舌光无苔为胃气阴两虚。

分辨病位深浅：苔薄多为疾病初期，邪入尚浅，病位在表；苔厚为病邪入里，病位较深。

区别病邪性质：黄苔多主热，白滑苔多主寒，腐腻苔多为食积痰浊，黄厚腻苔多为湿热，舌有瘀斑、瘀点则为瘀血。

推断病情进退：舌质和舌苔可以随正邪消长、病情进退而发生变化，综合两者可以推断病情进退。

舌质和舌苔既要分看，又要合看。一般情况下，舌质与舌苔的变化是统一的，其主病往往是两者的综合。如实热证多见舌红苔黄而干，虚寒证多见舌淡苔白而润。如若舌质与舌苔变化不一致者，需四诊合参，加以综合评判。

4. 望排出物

望排出物指通过望痰液、鼻涕、涎唾、呕吐物来判断疾病。痰液、涕、唾色清多为寒证，色黄多为热证；呕吐痰涎多为寒饮；呕吐酸臭，多为邪热犯胃；呕吐不消化食物多为伤食。

二、闻诊

闻诊指通过听声音和嗅气味来探查疾病。

1. 听声音

（1）发声

一般情况下语声高亢、声音洪亮多是阳证、实证、热证；语声低微、声音无力多是阴证、虚证、寒证。

（2）语言

语言的异常表现主要与心系疾病相关。若神志不清、语无伦次，多由邪热内扰神明所致；若神志不清、语言重复、时断时续、语声低微模糊，为郑声，多因心气大伤，属虚证；独自言语、见人就停止，为独语，常见于癫证；精神错乱、狂躁乱语，属狂证；语言謇涩、不流利，多见于中风后遗症，属风痰阻络。

（3）呼吸

呼吸气粗多为实证，呼吸气微多属虚证。

（4）咳嗽

咳声重浊多为实证；咳声虚微多为虚证。

（5）呃逆、嗳气、叹息

呃逆频发，声高有力，多属实证；呃逆声低，虚弱无力，多属虚证；嗳气酸腐，伴有腹部胀满，多属食物内停；嗳声低微，食少纳呆，多属虚证；叹息多是情志不舒的表现。

2. 嗅气味

口气酸臭多是食积胃肠，口气臭秽多是由于口腔清洁度差，龋齿、便秘、牙龈腐烂者均可出现；痰液、呕吐物、二便等若有腥臭多属实证，若清稀无臭多属虚证。

三、问诊

问诊是通过对家属或患者本人进行的有目的的询问，以了解患者健康状况的诊察方法。问诊包括一般情况（姓名、性别、年龄、婚否、民族、职业、籍贯、工作单位、现住址、联系方式等）、主诉（患者最感痛苦的症状、体征及持续时间）、现病史（从发病到就诊时疾病的发生、发展及诊治的过程）、既往史（平素身体状况和既往患病状况）、个人史（生活经历、饮食起居、婚育情况）、家族史（直系亲属患病的情况），其中重要的一项是问现在的症状，一般按"十问歌"进行："一问寒热二问汗，三问头身四问便，五问饮食六问胸，七聋八渴俱当辨，九问旧病十问因，再兼服药参机变，妇女尤必问经期，迟速闭崩皆可见，再添片语告儿科，天花麻疹全占验。"下面进行简单介绍。

1. 问寒热

恶寒发热是外感表证的表现。恶寒重发热轻是风寒表证，恶寒轻发热重是风热表证，发热轻而恶风是伤风表证。但寒不热是里寒证的表现，但热不寒多是阳盛或阴虚，寒热往来说明邪在半表半里。

2. 问汗

自汗，醒时出汗，汗出不止，动则尤甚，多见于气虚、阳虚；盗汗，睡着汗出，醒时自止，多见于阴虚；战汗，恶寒战栗而后汗出，是正邪交争的重要阶段；绝汗，病情危重，汗出不止，属亡阴或亡阳。

3. 问疼痛（头身胸腹耳目）

（1）问疼痛性质

胀痛是疼痛伴有胀感，属气滞；刺痛是痛如针刺，属血瘀；窜痛是疼痛部位走窜不定，多在胸胁、腹部等，属气滞；游走痛是疼痛部位游走不定，多在四肢关节，属风邪侵袭；冷痛属寒凝阻滞或虚证；绞痛是疼痛剧烈，痛如刀割，多为有形实邪阻滞气机；酸痛是疼痛伴有酸软，属湿邪侵袭或肾虚骨髓失养；空痛是疼痛伴有空虚感，属气血亏虚或肾精不足。

（2）问疼痛部位

头痛：前额连眉棱骨痛属阳明经，后头连项痛属太阳经，头两侧痛属少阳经，颠顶痛属厥阴经。

胸胁痛：胸痛伴咳吐腥臭脓痰属痰热壅肺，胸痛伴叹息多因气滞，胸部刺痛固定不移多属血瘀，胁肋两侧疼痛多因肝胆病变。

脘痛：胃脘热灼疼痛，消谷善饥，属胃火炽盛；胃脘剧痛，呈板状腹，多属胃肠穿孔，属急症；胃脘隐痛无规律，伴有消瘦、体重下降，多考虑胃癌可能。

腹痛：肚脐以上疼痛属脾胃，肚脐以下疼痛属肾、膀胱，少腹疼痛属肝胆。

背痛：背痛不可低头和仰头，属督脉；背痛连项部属寒邪伤太阳经。

腰痛：腰痛绵绵，酸软无力，多属肾虚；腰部冷痛，阴雨天加重，属寒湿；腰部疼痛固定不移或连及下肢，转侧俯仰不利，多属气滞血瘀所致；腰部疼痛，向少腹延伸，呈带状分布，多为带脉损伤所致。

4. 问睡眠

失眠是指不易入睡或睡后易醒，甚至彻夜不眠。虚证多是阴血亏虚、心胆气虚，实证多是痰热扰神或食积胃脘。嗜睡是指不论白天黑夜，经常困倦嗜睡，多为脾虚、痰湿、阳虚所致。

5. 问饮食口味

（1）问口渴

口不渴说明津液未伤，多见于寒证、湿证；口渴不欲饮，说明津伤程度不重，属津液输布障碍；口渴欲饮说明津液大伤。

（2）问食欲

食欲减退多见于脾胃亏虚或湿邪困脾；厌食，严重程度比食欲减退更甚，多是因为饮食停滞胃脘或者湿滞脾胃的程度较重；厌食亦可见于妇女妊娠早期；消谷善饥，属消渴病或胃强脾弱；饥不欲食，属胃阴虚。

（3）问口味

口淡多因脾胃虚弱或者寒湿内阻，口苦属肝胆火旺，口甜属脾胃湿热，口酸多因伤食，口咸属肾虚寒水上犯，口中黏腻属湿困中阻。

6. 问二便

大便秘结，腹痛拒按，舌苔黄腻，属热结肠燥；大便秘结，无力排出，面色无华，属气血亏虚；脘腹纳呆，腹痛泄泻，泄后痛减，属伤食；黎明前泄泻，伴腰膝酸软，属脾肾阳虚的"五更泻"；腹痛泄泻，伴有肛门灼热，小便短赤，属湿热泄；大便夹有未被消化的食物，属脾阳虚或伤食；大便时干时稀，多属肝郁脾虚。小便清长，多属阳虚、寒证；小便短赤，多属热证；小便浑浊如米泔，属中气下陷；小便浑浊如膏脂，属湿热下注膀胱；遗尿，多属肾气亏虚。

7. 问经带

月经先期多是血热妄行或气虚不摄；月经后期多是血虚、血瘀；月经先后不定期多是肝气郁滞。白带量多质清稀多属虚寒；白带量少色深质地黏稠，有臭味多属热证。

8. 问小儿

针对小儿的生理特点，需问及小儿的出生、发育情况，需要询问父母以了解小儿疾病的发病原因。

四、切诊

切诊主要包括脉诊和按诊两部分。切有按、压之意，是医生用手指或者手掌其他部位对患者进行触、摸、按、压等，从而了解疾病，探知健康状况的一种方法。

1. 脉诊

脉诊即按脉搏，脉诊通常指按寸口脉。

（1）切脉部位

寸口脉切脉的部位是桡骨茎突处的寸口脉（桡动脉）。"高骨定关"，与桡骨茎突（高骨）相平处为关部，关前（与腕横纹相平，关部远端）为寸部，关后（关部近端）为尺部。两手各有寸、关、尺三部，共六部脉。寸口脉寸、关、尺三部分候脏腑，根据"上竟上，下竟下"的原则，一般左寸候心，右寸候肺，左关候肝胆，右关候脾胃，两尺候肾。

（2）切脉方法

脉诊通常要求在安静的环境进行，避免内、外环境对患者和医生的影响。

患者先休息片刻，取坐位或仰卧位，前臂自然向前，与心脏同一水平，手腕伸直，手掌朝上，腕关节下垫一软硬适中的脉枕。医生也应平静，呼吸自然均匀。

切脉时分三部九候。三部指寸、关、尺，九候指浮、中、沉。

布指分三部，医生食指、中指、无名指三指呈弓形，指头平齐，以指腹按触寸口脉的寸部、关部、尺部。中指按于掌后高骨内侧的关脉部位，以食指、无名指分别按于关前的寸脉、关后的尺脉。

运指分总按、分按和浮中沉。三指平布同时按脉，称为总按。为了重点体会某一脉象，可用一指单按某一脉象，其余两指微微提起，称为单按。切脉时总按、单按常配合使用。切脉时分浮、中、沉，又称举、寻、按。"轻手循之曰举，重手取之曰按，不轻不重，委曲求之曰寻。"用轻指力按于皮肤称为举，即浮取；用重指力按于筋骨间称为按，即沉取；指力不轻不重称为寻，即中取。切脉时必须注意体会浮取、中取、沉取时的脉象变化。为小儿切脉可用一指定三关。

每次诊脉，须满五十动，以辨清脉象。

脉象主要通过位、数、形、势四个方面来体察：浮沉是脉位的不同，浮沉定表里；虚实是力量（脉势）的强弱，有力无力定虚实；大小、长短、软硬是脉形的不同，定气血多少。有些脉象是几个方面的结合。

（3）脉象分类

1）平脉。正常脉象，三部皆有脉，一息四五至（72～80次/分），不浮不沉，不大不小，不疾不徐，从容和缓，柔和有力，节律一致，尺部沉取有一定力量。

2）病脉。疾病反映于脉象的变化。常见病脉有浮脉、沉脉、迟脉、数脉等。

①浮脉：轻取即得，重按稍减而不空，一般见于表证。

②沉脉：轻取不应，重按始得，一般主里证，有力为里实，无力为里虚。

3）迟脉：脉来迟缓，一息不足四至（相当于每分钟脉搏在60次以下），多见于寒证，有力为寒积，无力为虚寒。

4）数脉：脉来急促，一息五六至（相当于每分钟脉搏在90次以上），主热证，有力为实热、无力为虚热。

5）虚脉：三部脉举之无力，按之空虚，主虚证，气血两虚及脏腑诸虚。

6）实脉：三部脉举按均有力，多见于实证。

7）洪脉：脉体宽大，来盛去衰，如波涛汹涌，见于阳明热盛。

8）大脉：脉体阔大，但无汹涌之势，诸邪盛病进，又主虚，辨邪正盛衰，区别在于大脉之有力、无力。

9）细脉：脉如细线，但应指明显，主虚证或湿证。

10）滑脉：往来流利，如盘走珠，主痰湿、食积和热证。

11）涩脉：往来涩滞不畅，如轻刀刮竹，主气滞、血瘀、食积内停、精伤、血少。

12）弦脉：端直且长，如按琴弦，见于肝胆病、疼痛、痰饮等。

13）长脉：首尾端直，超过本位，主肝阳有余、阳盛内热等有余之证。

14）短脉：首尾俱短，不能满部，有力为气郁，无力为气虚。

15）结脉：脉来缓而时有一止，止无定数，主阴盛气结，寒痰血瘀，症瘕积聚。

16）代脉：脉来一止，止有定数，良久方来，主脏器衰微，七情惊恐等。

2. 按诊

按诊是通过按胸胁、脘腹、肌肤、手足、腧穴等来诊察疾病的方法。

（1）按胸胁

按虚里（心尖搏动处）可判断宗气的强弱、疾病的虚实、预后的吉凶。按胸部可了解心、肺、乳房等的情况。按胁部可了解肝胆脾的病变。

（2）按脘腹

脘部症状多属脾胃病。上腹疼痛属肝胆、胰、结肠，下腹疼痛见膀胱、胞宫等疾病。

（3）按肌肤

按肌肤可探明肌表的寒热、润燥以及疼痛、肿胀、疮疡等情况。按之发热多属热证、实证；按之寒冷多属寒证、虚证。肌肤干燥，属津液亏虚；肌肤甲错，属瘀血内阻。按之疼痛减轻，喜揉喜按，属虚证；痛则拒按，属实证。疮疡按之不起，为脓未成；疮疡按之有波动感，为脓已成。

（4）按手足

手足俱冷，属阳虚寒证；手足俱热，属阳盛热证。手足背面较热者为外感发热，手足心较热者为内上发热。

（5）按腧穴

若穴位上出现明显的条索、结节、压痛等现象，则可以探知内脏的某些疾病。

培训课程 3　中医健康风险评估

中医健康调理具有系统性，应基于中医基础理论，在收集健康相关资料的基础上评估健康风险，并设计调理方案及具体干预方法。

中医理论体系还存在多种诊治框架。中药治疗、膳食调理讲求辨证论治，理法方药；按摩推拿、针刺、艾灸、拔罐、刮痧等外治法和保健调理方法也讲求辨证论治，但更强调筋骨、经络穴位理论及相应技法施用。

刮痧、拔罐、艾灸、砭术都属于外治法，要做到中医理论与调理技术的合拍。中医辨证体系包括病因辨证、八纲辨证、脏腑辨证、气血津液辨证、经络辨证、六经辨证、三焦辨证等，针灸更注重经络辨证，除了问诊外，还要进行体表经络及穴位望诊、触诊，以确定病变所在。拔罐、灸法、刮痧、砭术操作都倾向于身体体表较浅部位的刺激，其作用首先是体表局部的功能调节，同时可以引发深部脏腑功能的变化，而体表－脏腑相关性理论是体表刺激调节脏腑功能的基础，需要进行脏腑辨证并将疾病归于某一经脉、对某一经脉及穴位进行刺激，这是脏腑疾病的脏腑气血辨证、经络辨证的有机结合。"筋脉肉皮骨"五体理论也是健康调理的重要方面，调形对调气、调神有重要影响。因此中医健康风险评估，除中医整体阴阳、气血、脏腑辨证外，尚需考虑经络辨证、形气神辨证。

本章在介绍中医辨证方法的基础上，强调与保健调理更密切的体质辨证和以五脏为中心的形气神辨证。

学习单元 1　中医辨证基础知识

一、中医辨证论治概念及分类

辨证论治，是中医学认识、诊治疾病的基本原则，在预防和康复等医疗保健的实践过程中亦起着相当重要的作用。中医学辨证论治的核心，不仅强调辨证论治的重要性，还重视辨证与辨病相结合。

1. 中医辨证论治相关基本概念

（1）症的概念

症，指症状与体征。症状是指疾病发生、发展过程中所表现出的特定现象，如寒战、咳嗽或腹痛腹泻等。体征则是客观的表现，是医者在评估、调理疾病过程中观察到的征象，如舌象、脉象等。

（2）证的概念

证，即证候，是对疾病发展过程中某一阶段或某一类型的概括。证候是对一系列有内在关联的、表现相对固定的症状及体征的提炼、概括，内容包括病变的部位、病变的原因、疾病的性质、邪正盛衰的变化和机体对疾病的抵抗能力。证是中医学对治则、治法及方药选择的重要依据。

（3）病的概念

病，即疾病，是指病邪入侵人体之后，机体阴阳调节功能失调、脏腑组织出现损伤或发生功能障碍的一个病变过程。具体表现为某些特定的症状、体征以及疾病在特定阶段时相对应的证候。

病、证、症各不相同，又有紧密的联系。病与证，两者皆为对疾病本质的认识，但病指的是疾病发生的全过程，证则更偏重于在某个特定阶段，而症状或体征则是病与证的基本要素。

（4）辨证论治的概念

辨证，是指将望、闻、问、切四诊所收集到的各种信息汇总后进行分析，从而辨清疾病发生的原因、病变的性质、发生的部位以及邪正之间的关系，最后将其概括、判断为某一性质的证候的过程。论治，即在辨证的基础上，选择合适的调理保健方法。辨证是决定疾病调治的前提和依据，论治是治疗疾病的手段和方法。辨证论治，是保健调理师评估并调理疾病的必要方法。

2. 中医辨证论治的要点

医者在进行辨证时，需要辨清疾病从发生到转归的总体病机，即辨明疾病发生的原因、病变的部位、疾病的性质及其发展变化趋势。

（1）辨病因

辨病因即辨明疾病发生的原因，根据中医病因理论分析疾病的症状和体征，探求疾病发生的原因和机理。

（2）辨病位

辨病位即分析、确定疾病所在的部位。如邪气侵袭人体皮肤腠理，称为"表证"；情志内伤、饮食不节等，直接损伤脏腑精气，称为"里证"；胸闷、心悸病位多在心，腰酸病位多在肾。

（3）辨病性

辨病性即确定疾病的虚实寒热等性质。如外感寒邪或阴盛阳虚，表现为"寒证"；外感热邪或阳盛阴虚，则表现为"热证"。

（4）辨病势

辨病势即掌握疾病的变化趋势及转归。《伤寒论》将外感热病分为六个阶段，其传变规律为：太阳→阳明→少阳→太阴→少阴→厥阴；又如用卫气营血和上中下三焦表示温热病和湿热病的传变规律。

（5）同病异治与异病同治

同病异治，是指同一种病由于发病的时间、地区不同，或所处疾病的阶段及类型不同，或由于患者的体质差异，反映出不同的证，因而治疗上选择不同的方法。

异病同治，则是指不同的疾病在发展过程中由于病机相近，表现出相似的证，因而采用基本相同的治法和方药进行调治。

（6）辨证与辨病相结合

辨病能让保健调理师对疾病的病因病机进行分析，再对当时的表现和检查结果进行辨证，将辨证与辨病相结合，有助于保健调理师能力的提高。

3. 中医辨证论治的分类

常用的辨证方法有以下几种：病因辨证、八纲辨证、脏腑辨证、气血津液辨证、经络辨证、六经辨证、三焦辨证、卫气营血辨证等，下面主要介绍八纲辨证、气血津液辨证、脏腑辨证和经络辨证。

二、中医八纲辨证基础知识

八纲，是指表里、寒热、虚实、阴阳四对纲领，是基于各种证的普遍规律而总结出来的共性纲领。表里是用于辨别病位浅深的基本纲领；寒热、虚实则可辨别疾病性质；阴阳是区分疾病类别、归纳病症的一对纲领，因其可涵盖表里、寒热、虚实六纲，又被称为八纲中的总纲。

1. 八纲基本证

（1）表里辨证

1）表证。表证是指六淫、疫疠等邪气，经皮肤、口鼻入侵机体的初期，正气抗邪于肌表，以新起恶寒、发热为主要表现的证。

【症候表现】新起恶风、恶寒，或发热，头痛，鼻塞，流涕，咽痒或痛，或兼有咳嗽、气喘，舌淡红、苔薄，脉浮。

2）里证。里证是指病变部位在内，即脏腑、气血、骨髓等部位发病，是病邪导致脏腑受损或功能失调的一种病证。

【症候表现】里证的范围较广，其表现形式较为多样，除表证（及半表半里证）的特定证以外，一般来说皆可归属于里证的范畴。里证具体表现以脏腑症状为主。

3）半表半里证。半表半里证是指病变部位不可归在表，又非完全入里，病变部位处于表里之间，以寒热往来等为主要表现的证。

【症候表现】寒热往来，胸胁苦满，心烦喜呕，默默不欲饮食，口苦，咽干，目眩，脉弦。

（2）寒热辨证

1）寒证。寒证是指机体感受寒邪，或素体阳虚阴盛，以致机体功能受抑制而表现出具有"冷、凉"等特点的证。由于阴盛或阳虚都可表现为寒证，故寒证可分为实寒证和虚寒证。

【症候表现】恶寒，或畏寒喜暖，肢冷蜷卧，局部冷痛，口淡不渴，痰、涕、涎液清稀，小便清长、大便溏，面色白，舌淡、苔白，脉迟或紧等。

2）热证。热证是指机体感受热邪，或脏腑阳气亢盛，或阴虚阳亢，导致机体功能活动亢进而表现出具有"温、热"等症状特点的证。由于阳盛或阴虚都可表现为热证，故热证又分实热证与虚热证。

【症候表现】恶热喜冷，口渴欲饮，面赤，烦躁不宁，痰、涕黄稠，小便短赤，大便干结，舌红、苔黄燥少津，脉数等。

（3）虚实辨证

1）虚证。虚证是指人体阴阳、气血、津液、精髓等正气亏虚，以"不足、松弛、衰退"为主要症状表现的证。其基本病理为正虚邪少。

【症候表现】由于人体阴阳、气血、津液、精髓等受损程度的不同及所影响脏腑的差异，虚证的表现也各不相同。因此，虚证的典型证候难以概括。

2）实证。实证是指人体感受外邪，或疾病过程中阴阳气血失调，体内病理产物堆积，以"有余、亢盛、停聚"为主要症状的证。其基本病理为邪实正盛。

【症候表现】由于感受邪气的性质与病理产物不同，或者病邪侵袭、停积部位有差别，实证的表现也各不相同，同样难以简单概括。

（4）阴阳辨证

阴、阳是归类病证类别的两个纲领。阴、阳代表相对立的两面，无特指对象，却可指代一切事物，故病症的性质及表现，基本都可以用阴阳进行概括或归类。

表证与里证、寒证与热证、虚证与实证，这三对证只能说明疾病在某一方面的特征，而不能反映出疾病的全貌。如果要对病情进行一个总的归纳，就可以借助阴阳的特点，凡见兴奋、躁动、亢进、明亮等表现的表证、热证、实证，症状表现于外的、向上的、容易发现的，或病邪性质为阳邪致病、病情变化较快的，均可归于阳证范畴。凡见抑制、沉静、衰退、晦暗等表现的里证、寒证、虚证，症状表现于内的、向下的、不易发现的，或病邪性质为阴邪致病、病情变化较慢的，可归入阴证范畴。

2. 八纲证之间的关系

八纲中，阴阳、表里、寒热、虚实之间是紧密联系的。辨证时，不仅要注意八纲基本证的识别，更应把握八纲证之间的相互关系，只有将八纲综合起来对病情做全面的分析考察，才能对证有比较准确的认识。

（1）证的相兼

证的相兼，即在疾病发展到某阶段时，不相对立的两纲或以上的证并存的情况。在辨证时，无论病变部位在表或里，定要区分其寒热、虚实；辨病性之寒或热之后，也需辨别病变部位在表或里，病性是虚或实；确定病情虚实后，亦要辨明病位之表里及病性之寒热。例如，表实寒证与表实热证，两者皆属表证的范畴，又分别为寒证和热证。症状上，寒证以恶寒重发热轻、无汗、脉浮紧为辨证要点，热证以发热重恶寒轻、口微渴、汗出、脉浮数等为辨证要点。

（2）证的错杂

证的错杂是指疾病的某个阶段同时存在八纲中对立的证。八纲的关系有表里同病、寒热错杂、虚实夹杂等三类。如表实寒里虚热、表实寒里实热等。

表里同病，是指在同一患者身上，同时有表证及里证的存在。寒热错杂，是指在同一患者身上，同时有寒证及热证存在的情况。虚实夹杂，是指在同一患者身上，有虚证与实证同时存在的情况。

（3）证的转化

证的转化是指在一定条件下，相互对立的证可在同一疾病中互相转化。证转化后一般有两种转归，一是病位由浅及深，病情由轻而重，向加重方向转化；二是病位由深而浅，病情由重而轻，向痊愈方向转化。各证之间的转化一般有表里出入、寒热转化、虚实转化三种情况。

1）表里出入。表里出入是指病邪从表入里或由里透表。从表入里多提示病情加重，由里透表则常提示病情好转。

2）寒热转化。寒热转化是指寒证或热证在一定条件下的互相转化。寒证化热提示阳气旺盛，热证转寒提示阳气衰弱。寒与热两证之间的转化情况主要取决于机体阳气的盛衰。

3）虚实转化。虚实转化是指虚证与实证在同一疾病发展过程中的转化。由实转虚为疾病的一般规律，虚证转实则较为少见。

三、中医气血津液辨证基础知识

1. 气血辨证

气血辨证是根据气血的生理功能及病理特点，对通过四诊所收集的各种病情信息进行分析、归纳，以辨别疾病当前病理本质是否存在着气血病症的辨证方法。脏腑功能与气血在生理上、病理上相互影响。故气血辨证与脏腑辨证必须互相结合，互为补充。气血辨证主要内容包括气病辨证、血病辨证、气血同病辨证。

（1）气病辨证

1）气虚证。气虚证是指机体元气不足，气的推动、固摄、防御、气化等功能减退或脏腑组织机能减退，以神疲乏力、少气懒言、脉虚等为主要表现的证。

【症候表现】神疲乏力，少气懒言，气短声低，头晕目眩，自汗，动则诸症加剧，舌质淡嫩，脉虚。

2）气陷证。气陷证是指气虚无力升举，清阳之气下陷，以自觉气坠或内脏下垂为主要表现的证。

【症候表现】头晕眼花，神疲气短，腹部坠胀，或久泻久痢，或见内脏下垂、脱肛等，舌质淡嫩，脉虚。

3）气不固证。气不固证是指气虚失其固摄之职，以自汗不止或二便、经血、精液、胎元等不固为主要表现的证。

【症候表现】气短，疲乏，面白，舌淡嫩，脉虚，或自汗不止，或流涎不止，或遗尿、余溺不尽、小便失禁，或大便滑脱失禁，或各种出血，或妇女月经量多、崩漏，或滑胎、小产，或男子遗精、滑精、早泄等。

4）气脱证。气脱证是指元气亏虚已极而急骤外泄，以气息微弱、汗出不止、脉微等为主要表现的危重症。

【症候表现】呼吸微弱而不规则，汗出不止，口开目合，全身瘫软，神志朦胧，面色苍白，口唇青紫，二便失禁，舌质淡白、苔白润，脉微。

5）气滞证。气滞证是指人体某一部位或某一脏腑、经络的气机阻滞，运行不畅，以胀闷、疼痛、脉弦为主要表现的证。气滞证又称气郁证、气结证。

【症候表现】胸胁脘腹等处胀闷疼痛，症状时轻时重，部位不固定，疼痛症状常随情绪变化而增减，或随嗳气、矢气、太息等减轻，脉象多弦，舌象无明显变化。

6）气逆证。气逆证是指气机升降失常，气上冲逆，以咳喘、呕恶、头痛眩晕等为主要表现的证。

【症候表现】咳嗽、喘促，或呃逆、嗳气、恶心、呕吐，或头痛、眩晕，甚至昏厥、呕血。

7）气闭证。气闭证是指邪气阻闭神机或脏器、管窍，以致气机逆乱，闭塞不通，以突发神昏晕厥、绞痛等为主要表现的证。

【症候表现】突发神昏、晕厥，或内脏绞痛，或二便闭塞，呼吸气粗、声高，脉沉实有力等。

（2）血病辨证

血病的主要病理变化为血液不足或血行障碍，其常见证型有血虚证、血脱证、血瘀证、血热证与血寒证。

1）血虚证。血虚证是指血液亏虚，不能濡养脏腑、经络、组织，以颜面、眼睑、口唇、舌色淡白，脉细为主要表现的虚弱证。

【症候表现】面色淡白或萎黄，眼睑、口唇、爪甲色淡，头晕眼花，心悸，失眠多梦，健忘，手足麻木，女性经血量少色淡、延期甚或闭经，舌淡苔白，脉细无力。

2）血脱证。血脱证是指突然大量出血或长期反复出血，致使血液亡脱，以面色苍白、心悸、脉微或芤为主要表现的危重症，又称脱血证。

【症候表现】面色苍白，头晕，眼花，心悸，气短，舌淡或枯白，脉微或芤，且与血虚症状相近。

3）血瘀证。血瘀证是指瘀血内阻、血行不畅，以疼痛、肿块、出血、瘀血色脉征为主要表现的证。

【症候表现】有疼痛、肿块、出血、瘀血色脉征等表现。其疼痛特点为痛如针刺、固定不移、痛处拒按、常在夜间痛甚。肿块在体表者，色呈青紫，在腹内者触之坚硬，推之不移。出血的特点是出血反复不止，色紫暗或夹有血块。瘀血色脉征主要有面色黧黑，或唇甲青紫，或肌肤甲错，或皮肤出现丝状红缕，或皮下紫斑，或腹露青筋，舌质紫暗、紫斑、紫点，或舌下络脉曲张，脉涩或脉结代等。

4）血热证。血热证是指火热炽盛，侵迫血分，以出血与实热症状为主要表现的证。

【症候表现】身热夜甚，口渴。心烦，咳血、吐血、衄血、尿血、便血、崩漏，女性月经量多或月经先期、血色鲜红、质地黏稠，舌红绛，脉弦数。

5）血寒证。血寒证是指寒邪客于血脉，凝滞气机，血行不畅，以患处拘急冷痛、形寒、唇舌青紫，肤色紫暗为主要表现的实寒证。

【症候表现】手足或局部冷痛，得温痛减，肤色紫暗发凉，或少腹拘急冷痛，或为痛经，或月经愆期、经色紫暗、夹有血块，舌淡紫，苔白润或滑，脉沉迟或弦紧或涩。

（3）气血同病辨证

气血同病辨证是根据气与血关系的特点，分析辨认气血病症的辨证方法。常见的气血同病证型有气血两虚证、气虚血瘀证、气不摄血证、气随血脱证和气滞血瘀证。其病机特点是：二者互为因果，兼并为患，即气滞可导致血瘀，血瘀可导致气滞；气虚可导致血虚、血瘀和失血，而血虚、血瘀和失血也可演变为气虚，失血甚至可致气脱。

2. 津液辨证

津液辨证，是根据津液的生理特点及病理特点，对四诊所收集到的各种病情资料进行分析、归纳，辨别疾病当前病理本质是否存在津液病症的辨证方法。常见证型有痰证、饮证、水停证、津液亏虚证等。

（1）痰证

痰证是指痰浊内阻或流窜于脏腑、组织之间，以咳吐痰多、胸闷、呕恶、眩晕、体胖或局部有包块等为主要表现的证。

【症候表现】咳嗽痰多，痰黏难咳，胸脘痞闷，恶心纳呆，呕吐痰涎，头晕目眩，形体肥胖，或神昏而喉间痰鸣，或神志错乱而为癫、狂、痴、痫，或四肢麻木、半身不遂，或某些部位出现圆滑柔韧的包块等，舌苔腻，脉滑。

（2）饮证

饮证是指饮邪停聚于腔隙或胃肠，以胸闷脘痞、呕吐清水、咳吐清稀痰涎、肋间饱满等为主要表现的证。

【症候表现】脘腹痞胀、水声辘辘、泛吐清水，肋间饱满、支撑胀痛，胸闷、心悸、息促不得卧，身体、肢节疼重，咳嗽痰多、质稀色白、甚则喉间哮鸣，头目眩晕，舌苔白滑、脉弦或滑。

（3）水停证

水停证是指体内水液停聚，以四肢浮肿、小便不利，或腹大胀满、舌质淡胖等为主要表现的证。

【症候表现】头面、四肢甚至全身浮肿，按之凹陷不起，或腹部膨隆、叩之音浊，小便短少不利，周身困重，舌淡胖，苔白滑，脉濡或缓。本证又有阳水、阴水之分。水肿性质属实者，称为阳水，阳水多发病急，来势猛，眼睑、头面先肿，上半身尤甚。水肿性质属虚者，称为阴水，阴水多发病较缓，来势徐，水肿先起于足部，腰以下尤甚。

（4）津液亏虚证

津液亏虚证是指机体津液亏少，形体、脏腑、官窍失却滋润濡养和充盈，以口渴欲饮、尿少便干、官窍及皮肤干燥等为主要表现的证。

【症候表现】口、鼻、唇、舌、咽喉、皮肤干燥，或皮肤枯瘪而缺乏弹性，眼球深陷，口渴欲饮，小便短少而黄，大便干结难解，舌红少津，脉细数无力等。

四、中医脏腑辨证基础知识

脏腑辨证，是根据脏腑的生理、病理特点，对四诊收集到的病情资料进行分析、归纳、总结，辨明疾病所在的部位及其病性的一种辨证方法。脏腑辨证作为病位辨证的方法之一，其核心是辨别病邪所侵袭的脏腑。

1. 肺与大肠病辨证

（1）肺气虚证

肺气虚证指肺气虚弱，宣肃、卫外功能减退，以咳嗽无力、气短气喘、自汗、易于感冒等症状为主要表现的证。

（2）肺阴虚证

肺阴虚证指肺阴亏虚，虚热内扰，肺脏清肃失司，以干咳少痰，或潮热盗汗等阴虚症状为主要表现的证。

（3）风寒犯肺证

风寒犯肺证指由于风寒侵袭，肺卫失宣，以咳嗽及恶风寒等症状为主要表现的证。

（4）风热犯肺证

风热犯肺证指由于风热侵袭，肺卫失宣，以咳嗽及发热恶风等症状为主要表现的证。

（5）燥邪犯肺证

燥邪犯肺证指外感燥邪，肺失清润，肺卫失宣，以干咳少痰及鼻咽口舌干燥等症状为主要表现的证。

（6）肺热炽盛证

肺热炽盛证又称热邪壅肺证，指火热壅肺，肺失清肃，以咳喘气粗及里实热症状为主要表现的证。

（7）痰热壅肺证

痰热壅肺证指痰热交结，壅滞于肺，肺失清肃，以发热、咳喘、痰多黄稠等症状为主要表现的证。

（8）寒痰阻肺证

寒痰阻肺证又名寒饮停肺证、痰浊阻肺证，指寒痰停聚于肺，肺失宣降，以咳喘、痰多色白易咳等症状为主要表现的证。

（9）饮停胸胁证

饮停胸胁证即痰饮病中所言"悬饮"，指水饮停于胸胁，阻碍气机，以胸廓饱满、胸胁胀闷或闷痛等症状为主要表现的证。

（10）风水搏肺证

风水搏肺证指由于风邪外袭，肺卫宣降失常，通调水道失职，水湿泛溢肌肤，以突起头面浮肿及卫表症状为主要表现的证。

（11）大肠湿热证

大肠湿热证又称肠道湿热证，指湿热内蕴，阻滞肠道气机，大肠传导功能失常，以腹痛、泄泻及湿热症状为主要表现的证。

（12）肠热腑实证

肠热腑实证同六经辨证中之阳明腑实证，指邪热入里，与肠中糟粕相搏，腑气不通，出现以腹满硬痛、便秘及里热炽盛症状为主要表现的证。

（13）肠燥津亏证

肠燥津亏证又名大肠津亏证，指津液亏损，肠失濡润，传导失职，以大便燥结难下及津亏症状为主要表现的证。

（14）肠虚滑泻证

肠虚滑泻证又称大肠虚寒证，指大肠阳气衰弱不能固摄，以大便滑脱不禁及阳虚症状为主要表现的证。

（15）虫积肠道证

虫积肠道证指蛔虫等居于肠道，阻滞肠道气机，以腹痛、面黄肌瘦、大便排虫（卵）及气滞症状为主要表现的证。

2. 脾与胃病辨证

（1）脾气虚证

脾气虚证指脾气不足，运化失职，以食少、腹胀、便溏及气虚症状为主要表现的证。

（2）脾虚气陷证

脾虚气陷证又名中气下陷证，指脾气虚弱，升举无力而反下陷，以眩晕、脘腹重坠、便意频数、内脏下垂及气虚症状为主要表现的证。

（3）脾阳虚证

脾阳虚证指脾阳虚衰，失于温运，阴寒内重，以食少、腹胀腹痛、便溏及阳虚症状为主要表现的证。

（4）脾不统血证

脾不统血证又名气不摄血证，指脾气虚弱，不能统摄血液，血溢脉外，以各种慢性出血及脾气虚症状为主要表现的证。

（5）湿热蕴脾证

湿热蕴脾证指湿热内蕴，脾失健运，以腹胀、纳呆、身重、便溏及湿热症状为主要表现的证。

（6）寒湿困脾证

寒湿困脾证指寒湿内盛，困阻脾阳，运化失职，以脘腹胀闷、纳呆、便溏、身重与寒湿症状为主要表现的证。

（7）胃气虚证

胃气虚证指胃气虚弱，胃失和降，以食少、胃脘隐痛或痞满及气虚症状为主要表现的证。

（8）胃阳虚证

胃阳虚证指胃阳不足，胃失温煦，以胃脘冷痛、喜温喜按及阳虚症状为主要表现的证。

（9）胃阴虚证

胃阴虚证指阴液亏虚，胃失濡润、和降，以胃脘痞胀、隐隐灼痛、饥不欲食及阴虚症状为主要表现的证。

（10）寒滞胃脘证

寒滞胃脘证指寒邪犯胃，阻滞气机，以胃脘冷痛、恶心呕吐及实寒症状为主要表现的证。

（11）胃热炽盛证

胃热炽盛证指火热壅滞于胃，胃失和降，以胃脘灼痛、消谷善饥及实热症状为主要表现的证。

（12）食滞胃脘证

食滞胃脘证指饮食停积胃脘，以胃脘胀满疼痛、拒按、嗳腐吞酸、泻下臭秽及气滞症状为主要表现的证。

3. 心与小肠病辨证

（1）心血虚证

心血虚证指血液亏虚，心神失养，以心悸、失眠、多梦及血虚症状为主要表现的证。

（2）心阴虚证

心阴虚证指阴液不足，以致心失濡养，虚热内扰，以心悸、心烦、失眠及阴虚症状为主要表现的证。

（3）心气虚证

心气虚证指心气不足，鼓动无力，以心悸神疲及气虚症状为主要表现的证。

（4）心阳虚证

心阳虚证指心阳虚衰，温运失司，鼓动无力，虚寒内生，以心悸怔忡或心胸闷痛及阳虚症状为主要表现的证。

（5）心阳虚脱证

心阳虚脱证指心阳衰极，阳气欲脱，以心悸胸痛、冷汗肢厥、脉微为主要表现的证。

（6）心火亢盛证

心火亢盛证指心火内炽，扰神迫血，火热上炎，以心烦失眠、舌红生疮、吐衄、尿赤及火热症状为主要表现的证。

（7）心脉痹阻证

心脉痹阻证指瘀血、痰浊、阴寒、气滞等因素阻痹心脉，以心悸怔忡、心胸憋闷疼痛为主要表现的证。

（8）痰蒙心神证

痰蒙心神证又称痰迷心窍证，指痰浊内盛，蒙蔽心神，以神志抑郁、错乱、痴呆、昏迷及痰浊症状为主要表现的证。

（9）痰火扰神证

痰火扰神证又称痰火扰心（闭窍）证，指火热痰浊交结，扰乱心神，以狂躁、神昏及痰热症状为主要表现的证。

（10）瘀阻脑络证

瘀阻脑络证指瘀血阻滞脑络，以头痛、头晕及血瘀症状为主要表现的证。

（11）小肠实热证

小肠实热证指心火下移小肠，热迫膀胱，气化失司，以小便赤涩、尿道热痛、心烦失眠、舌疮及实热症状为主要表现的证。

4. 肾与膀胱病辨证

（1）肾阳虚证

肾阳虚证指肾阳亏虚，机体失其温煦，以腰膝酸冷、性欲减退、夜尿多及阳虚症状为主要表现的证。

（2）肾阴虚证

肾阴虚证指肾阴亏损，失于滋养，虚热内扰，以腰酸痛、遗精、经少、头晕耳鸣及阴虚症状为主要表现的证。

（3）肾精不足证

肾精不足证指肾精亏损，脑与骨、髓失充，以生长发育迟缓、生育机能低下、早衰等为主要表现的证。

（4）肾气不固证

肾气不固证指肾气亏虚，失于封藏、固摄，以腰膝酸软，小便、精液、经带、胎气不固及肾虚症状为主要表现的证。

（5）肾虚水泛证

肾虚水泛证指肾的阳气亏虚，气化无权，水液泛溢，以水肿下肢为甚，尿少及肾阳虚症状为主要表现的证。

（6）肾不纳气证

肾不纳气证又称肺肾气虚证，指肾气亏虚，纳气无权，以久病咳喘、呼多吸少、动则尤甚及肾虚症状为主要表现的证。

（7）膀胱湿热证

膀胱湿热证指湿热侵袭，蕴结膀胱，以小便频急、灼涩疼痛及湿热症状为主要表现的证。

5. 肝与胆病辨证

（1）肝血虚证

肝血虚证指肝血不足，机体失养，以眩晕、视力减退、肢体麻木及血虚症状为主要表现的证。

（2）肝阴虚证

肝阴虚证指肝阴不足，虚热内生，以眩晕、目涩、胁痛及虚热症状为主要表现的证。

（3）肝郁气滞证

肝郁气滞证又名肝气郁结证，指肝失疏泄，气机郁滞，以情志抑郁，胸胁、少腹胀痛及气滞症状为主要表现的证。

（4）肝火炽盛证

肝火炽盛证又名肝火上炎证，指火热炽盛，内扰于肝，气火上逆，以头痛、胁痛、烦躁、耳鸣及实热症状为主要表现的证。

（5）肝阳上亢证

肝阳上亢证指肝肾阴亏，阴不制阳，阳亢于上，以眩晕耳鸣、头目胀痛、头重脚轻、腰膝酸软等上盛下虚症状为主要表现的证。

（6）肝风内动证

肝风内动证指因阳亢、火热、阴虚、血亏等，出现以眩晕、麻木、抽搐、震颤等以"动摇"症状为主要表现的证。肝风内动证属内风证。根据病因病机、表现的不同，常见有肝阳化风、热极生风、阴虚动风、血虚生风四证。

（7）寒凝肝脉证

寒凝肝脉证指寒邪侵袭，凝滞肝经，以少腹、前阴、颠顶冷痛及实寒症状为主要表现的证。

（8）胆郁痰扰证

胆郁痰扰证指痰热内扰，胆气不宁，以胆怯易惊、心烦失眠及痰热症状为主要表现的证。

6. 脏腑兼病辨证

（1）心肾不交证

心肾不交证指心肾水火既济失调，以心烦、失眠、梦遗、耳鸣、腰膝酸软等为主要表现的证。

（2）心肾阳虚证

心肾阳虚证指心与肾的阳气虚衰，温煦失职，以心悸、腰膝酸冷、浮肿及阳虚症状等为主要表现的证。其浮肿明显者，可称为水气凌心证。

（3）心肺气虚证

心肺气虚证指心肺两脏气虚，功能减退，以心悸、咳嗽、气喘及气虚症状为主要表现的证。

（4）心脾两虚证

心脾两虚证指脾气亏虚，心血不足，以心悸怔忡、失眠多梦、纳少、腹胀、泄泻及气血两虚症状为主要表现的证。

（5）心肝血虚证

心肝血虚证指血液亏少，心肝失养，以心悸、多梦、眩晕、爪甲不荣、肢体麻木及血虚症状为主要表现的证。

（6）脾肺气虚证

脾肺气虚证指脾肺两脏气虚，以咳嗽、气喘、纳少、便溏及气虚症状为主要表现的证。

（7）肺肾阴虚证

肺肾阴虚证指肺肾阴液亏虚，虚热内扰，以干咳少痰、腰膝酸软、遗精及阴虚症状为主要表现的证。

（8）肝火犯肺证

肝火犯肺证指肝火炽盛，上逆犯肺，肺失清肃，以胸胁灼痛、急躁易怒、咳嗽或咳血及实热症状为主要表现的证。

（9）肝胃不和证

肝胃不和证指肝气郁结，横逆犯胃，胃失和降，以脘胁胀痛、嗳气吞酸、情绪抑郁及气滞症状为主要表现的证。

（10）肝郁脾虚证

肝郁脾虚证指肝失疏泄，脾失健运，以胸胁胀痛、腹胀、便溏、情志抑郁症状为主要表现的证。

（11）肝胆湿热证

肝胆湿热证指湿热内蕴肝胆，肝胆疏泄失常，以身目发黄、胁胀胁痛及湿热症状为主要表现的证。以阴痒、带下黄臭及湿热症状为主要表现者，称为肝经湿热（下注）证。

（12）肝肾阴虚证

肝肾阴虚证指肝肾两脏阴液亏虚，虚热内扰，以腰酸胁痛、双眼干涩、眩晕耳鸣、遗精早泄及阴虚症状为主要表现的证。

（13）脾肾阳虚证

脾肾阳虚证指脾肾阳气亏虚，温化失职，虚寒内生，以长期泄泻、浮肿、腰腹冷痛及阳虚症状为主要表现的证。

五、中医经络辨证基础知识

经络辨证，是以经络学说为理论依据，对患者的症状体征进行分析综合，以判断该病所属的经、脏、腑，并进一步确定其发病原因、病变性质及病理机转的一种辨证方法，对针灸、推拿、艾灸等治疗和调理具有重要意义。

经络学说是研究经络循行分布、生理功能、病理变化及其与脏腑相互关系的理论。人体经络系统，内联脏腑，外络肢节，是气血运行的通道，是联系脏腑与体表、沟通身体各部的通道。十二经脉是经络系统的核心，络脉、经别、经筋属于经脉系统，而奇经八脉是经脉的补充。经脉病候包括外经病候和脏腑病候。外邪侵犯人体时侵及经络，或内脏发生病变循经络反映于体表，都可出现与经络相关部位的症状与体征，称为外经病候；同时，外邪侵犯经络，经络气血发生变动而影响其络属脏腑的功能，或脏腑及气血本身存在异常，都会出现脏腑阴阳气血病候，称为脏腑病候。人体病变可有规律地反映于经脉病候，从外经病候和脏腑病候即可将病变归为某一个或多个经脉病证。

经络辨证主要运用《灵枢·经脉篇》所载十二经脉病证、十二经筋病证以及《难经》所载奇经八脉病证，同时由于经络与脏腑的络属、经络气血与整体气血的关系，经络辨证成为八纲辨证、脏腑辨证和气血津液辨证的有机组成部分。对于中医健康风险评估，既要从脏腑阴阳气血角度进行辨证，又要从经络角度进行辨证。

经络辨证又称分经辨证，即辨清症状、体征所属的经脉，正如《灵枢·卫气篇》所言"能别阴阳十二经者，知病之所生"。分经辨证主要基于经脉循行部位和经脉病候，即依据经脉循行部位及患者体表疼痛、寒热等不同部位以及伴见的脏腑病候，明确辨别其为某一经、某一脏腑的病变。如手太阴肺经"从肺系，横出腋下，下循臑内……循臂内上骨下廉"，患者主诉前臂桡侧内面酸痛、冷痛不适，"臑臂内前廉痛厥"，再加上咳喘等肺部症状，即可辨为手太阴肺经病证。对于会因于多个经脉脏腑的某一症状，需要进一步推求。如咳喘可见于手太阴肺经，也可见于足少阴肾经。肾经"从肾上贯肝膈，入肺中"，其病候可见"咳唾则有血，喝喝而喘""上气"，故肾气不足或肾受邪也会发生咳喘。如何辨别其属肺属肾，则须从两经的不同经脉病候来推求。一般肺经咳喘可兼肺胀、胸闷、缺盆中痛、肩背痛，而肾经咳喘可兼"心如悬若饥状，气不足则善恐，心惕惕如人将捕之"。在分经辨证的基础上，还可以进一步推求虚实、寒热等病性。如肺经脉病候，"气盛有余则肩背痛，风寒汗出中风……气虚则肩背痛、寒，少气不足以息"。肺络脉病候，"其病实，则手锐掌热，虚则欠"。大肠经脉病候"气有余，则当脉所过者热肿；虚则寒慄不复"。

经筋是经络系统的组成部分，十二经脉之气输布于筋肉，将筋肉分为十二经筋。经筋是筋肉依据经脉系统的再分组，体现了同一经筋神经控制及功能的相关性。对于筋骨损伤性病证通常采用经筋辨证。

1. 十二经脉病证

（1）手太阴肺经病证

手太阴肺经病证是指手太阴肺经循行部位及肺脏功能失调所表现的证候。

【症候表现】咳嗽，气喘，肺胀，胸部满闷，缺盆中痛，咽喉肿痛，咯血，胸痛；肩背痛或肩背寒，自汗出；臑臂内前廉痛厥，掌中热等。

（2）手阳明大肠经病证

手阳明大肠经病证是指手阳明大肠经循行部位的证候。

【症候表现】咽喉肿痛，齿痛，颈肿；鼻衄，口眼歪斜，目黄口干；半身不遂，手臂麻木，肩前臑痛，大指次指痛不用。

（3）足阳明胃经病证

足阳明胃经病证是指足阳明胃经循行部位及胃腑功能失调所表现的证候。

【症候表现】腹胀，肠鸣，水肿，胃痛，胃胀，呕吐或消谷善饥，口渴，咽喉肿痛，鼻衄，热病汗出，发狂，循膺、乳、气街、股、伏兔、骺外廉、足跗上皆痛，中指不用。

（4）足太阴脾经病证

足太阴脾经病证是指足太阴脾经循行部位及脾脏功能失调所表现的证候。

【症候表现】胃脘痛，嗳气，腹胀，泄泻，便秘，黄疸；身重无力，舌根强痛；股膝内肿厥，足大趾不用。

（5）手少阴心经病证

手少阴心经病证，指手少阴心经循行部位及心脏功能失调所表现的证候。

【症候表现】心痛，心悸，口渴，咽干，目黄，胁痛，臑臂内后廉痛厥，掌中热。

（6）手太阳小肠经病证

手太阳小肠经病证，主要指手太阳小肠经循行部位的病证。手太阳小肠经又称"肩脉"，可见"不可以顾，肩似拔，臑似折"。

【症候表现】头痛，咽喉肿痛，面颌部肿胀，耳聋，目黄；颈、颌、肩、臑、肘臂外后廉痛，颈部回顾困难，肩臂牵扯性剧痛。

（7）足太阳膀胱经病证

足太阳膀胱经病证，指足太阳膀胱经循行部位及膀胱功能失调所表现的证候。

【症候表现】寒热往来，癫狂，痔疮，鼻塞多涕，头痛，目痛以及项、背、腰、尻、腘、踹、脚皆痛，小趾不用。

（8）足少阴肾经病证

足少阴肾经病狂，指足少阴肾经循行部位及肾脏功能失调所表现的证候。

【症候表现】饥不欲食，面如漆柴，咳唾则有血，喝喝而喘，心如悬若饥状，气不足则善恐，心惕惕如人将捕之；口热舌干，咽喉肿痛，头痛，烦心，心痛；腹泻；脊、股内后廉痛、痿厥，足下热而痛。

（9）手厥阴心包经病证

手厥阴心包经病证，指手厥阴心包经循行部位及心包络功能失常所表现的证候。

【症候表现】心痛，心悸，心烦，胸闷，癫狂，胃痛，呕吐；肘臂挛急，掌心热。

（10）手少阳三焦经病证

手少阳三焦经病证，指手少阳三焦经循行部位及三焦功能失调所表现的证候。

【症候表现】耳聋，耳鸣，咽喉肿痛，热病汗出；眼颊部肿痛，耳后、肩臑肘臂外皆痛，小指次指不用。

（11）足少阳胆经病证

足少阳胆经病证，指足少阳胆经经脉循行部位及胆腑功能失常所表现的证候。

【症候表现】口苦，目眩，善太息，寒热往来，头痛，目外眦痛，缺盆部肿痛，腋下肿，胸胁肋、髀、膝外至胫、外踝前痛及诸节皆痛，小趾、次趾不用，足外侧发热。

（12）足厥阴肝经病证

足厥阴肝经病证，指足厥阴肝经循行部位及肝脏功能失调所表现的证候。

【症候表现】胸部满闷，呃逆，腹泻，腰痛，遗尿，小便不利，疝气，少腹肿等。

2. 奇经八脉病证

奇经八脉为十二正经以外的八条经脉，其本经循行与体内器官相连属，并通过十二经脉与五脏六腑发生间接联系，尤其是冲、任、督、带四脉与人体的生理、病理都存在着密切的关系。奇经八脉具有联系十二经脉，调节人体阴阳气血的作用。

（1）督脉病证

督脉病证，指督脉循行部位及脑神志的证候。

【症候表现】腰骶、脊背痛，项背强直，头重眩晕。大人癫疾，小儿风痫。

（2）任脉病证

任脉病证，指任脉循行部位及泌尿生殖系统证候。

【症候表现】脐下、少腹阴中疼痛，男子内结七疝，女子带下癥瘕。

（3）冲脉病证

冲脉病证，指冲脉循行部位及其相关脏腑功能失调所表现的证候。

【症候表现】气逆里急，或气从少腹上冲胸咽、呕吐、咳嗽；男子阳痿，女子经闭不孕或胎漏。

（4）带脉病证

带脉病证，指带脉循行部位及其相关脏腑功能失调所表现的证候。

【症候表现】腰酸腿痛，腹部胀满，腹痛引腰脊，阳痿，赤白带下，或带下清稀，阴挺，漏胎。

（5）阳跷、阴跷脉病证

阳跷、阴跷脉病证，指阳跷、阴跷脉循行部位及其相关脏腑功能失调所表现的证候。

【症候表现】目痛，始于内眦，不眠，外踝以上急，内踝以上缓，腰背痛，身体强硬，癫痫等。

（6）阳维、阴维病证

阳维、阴维病证，指阳维、阴维二脉循行部位及其相关脏腑功能失调所表现的证候。

【症候表现】阳维为病苦寒热，阴维为病苦心痛。若阴阳不能自相维系，则见精神恍惚，不能自主，倦怠乏力。

六、病因辨证基础

病因辨证是指根据各种病因的致病特点，对四诊所收集到的病情资料（症状、体征、病史）等进行辨别、分析、判断、综合，以确定具体病因的辨证方法，可为治疗及中医养生调理提供依据。

1. 六淫证候

（1）风淫证候

【症候表现】恶风，微发热，汗出，头痛，鼻塞流涕，喷嚏，咽痒，咳嗽，舌苔薄白，脉浮缓；或肢体麻木、皮肤瘙痒。

（2）寒淫证候

【症候表现】恶寒发热，无汗，头痛，身痛，喘咳，苔薄白，脉浮紧；或手足拘急，四肢厥冷，脉微欲绝；或腹痛肠鸣，泄泻，呕吐。

（3）暑淫证候

【症候表现】伤暑可见恶热，汗出，口渴，疲乏，尿黄，舌红，苔白或黄，脉象虚数。中暑可见发热，猝然昏倒，汗出不止，口渴，气急，舌绛干燥，脉濡数。

（4）湿淫证候

【症候表现】伤湿可见头胀痛，胸闷，口不渴，身重而痛，发热体倦，舌苔白滑，脉濡缓。冒湿可见头重如裹，遍体不舒，四肢懈怠，脉濡弱。湿伤关节则关节酸痛重着，屈伸不利。

（5）燥淫证候

【症候表现】凉燥可见头微痛，恶寒，无汗，咳嗽，咽痒，鼻塞流清涕，舌干，脉浮。温燥可见身热，有汗，口渴，咽干，咳逆胸痛，舌干苔黄，脉浮数。

（6）火淫证候

【症候表现】壮热，口渴，面红目赤，烦躁，谵妄，衄血，吐血，斑疹，疮痈红肿，舌红绛，脉洪数或细数。

2. 七情证候

【症候表现】喜伤，则心神不安，或语无伦次、举止失常；怒伤，则肝气逆，甚者血逆于上，可致神昏暴厥；忧伤，则情志抑郁，闷闷不乐，神疲乏力，食欲不佳；思伤，则健忘，怔忡，睡眠不佳，形体消瘦；悲伤，则面色惨淡，神气不足；恐伤，则怵惕不安，常欲闭户独处，如恐人将捕之；惊伤，则情绪不宁，甚则神志错乱、语言举止失常。

3. 饮食劳伤证候

（1）饮食所伤

【症候表现】饮食伤胃，可见胃痛，恶闻食臭，胸膈痞满，嗳腐吞酸，舌苔厚腻，脉滑有力；饮食伤肠，可见腹痛，腹泻，舌苔厚腻或黄，脉滑而疾或脉沉实。

（2）劳逸所伤

【症候表现】过劳，可见倦怠无力，嗜卧，懒言，饮食减退，脉缓大或浮或细。过逸，可见体胖行动不便，动则喘喝，心悸短气，肢软无力。

（3）房事所伤

【症候表现】阴虚，可见咳嗽咯血，骨蒸潮热，心悸盗汗；阳虚，可见阳痿早泄，手足清冷，腰酸腿软，梦遗滑精。

4. 外伤证候

金刃所伤，可见局部破损出血，疼痛红肿；伤筋折骨则流血不止，疼痛尤剧。出血过多，可见面色苍白，头晕，眼黑等虚脱证候。

虫兽所伤，可见局部红肿、疼痛、麻木，重则四肢发麻或痛甚，头晕，胸闷，或局部瘀斑、出血。

跌扑所伤，伤处多有疼痛、肿胀，或筋肉伤，或关节脱位，或骨折，致活动不利或运动功能丧失。

七、六经辨证

六经辨证是张仲景在《伤寒论》中，根据《素问·热论》论述，结合伤寒病证传变特点所创立的一种论治外感病的辨证方法。其将疾病证候归纳为三阳病（太阳病、阳明病、少阳病）、三阴病（太阴病、少阴病、厥阴病）六类。其中三阳病证以六腑病变为基础，病势亢盛；三阴病证以五脏病变为基础，病势虚弱。六经病症基本上概括了脏腑和十二经的病变，对外感病、内伤杂病都有指导意义。

1. 太阳病证

【症候表现】太阳之为病，脉浮，头项强痛而恶寒。太阳中风证（表虚证），发热汗出，恶风，脉缓。太阳伤寒证（表实证），恶寒，或发热，体痛，无汗，脉浮紧。太阳病分为经证和腑证两类。经证为邪在肌表，腑证为太阳经邪不解而内传于膀胱。太阳蓄水证见小便不利，小腹胀满；太阳蓄血证见少腹急结，硬满疼痛。

2. 阳明病证

【症候表现】阳明经证可见身热、汗出、口渴引饮、脉洪大；阳明腑证可见潮热，舌苔厚黄干燥，便秘，腹满而痛，脉沉实。

3. 少阳病证

【症候表现】口苦，咽干，目眩，往来寒热，胸胁苦满，默默不欲饮食，心烦喜呕，苔薄白、脉弦。

4. 太阴病证

【症候表现】腹满而吐，食不下，自利，口不渴，时腹自痛，舌苔白腻，脉沉缓而弱。

5. 少阴病证

【症候表现】少阴寒化证，可见畏寒，脉微细，但欲寐，四肢厥冷，下利清谷，呕不能食，或食入即吐，脉微欲绝。少阴热化证，可见心烦不寐，口燥咽干，小便短赤，舌红，脉细数。

6. 厥阴病证

【症候表现】消渴、气上冲心，心中疼热，饥不欲食。

八、卫气营血辨证与三焦辨证

1. 卫气营血辨证

卫气营血辨证也是外感病的辨证方法，以卫、气、营、血为纲，根据温病发生、发展及症状变化特点，对实际表现进行综合分析和概括。

（1）卫分证的表现

卫分证的表现为发热、微恶风寒或伴有头痛、身疼、咽干、咳嗽、苔白、脉浮。

（2）气分证的表现

气分证的表现为身体壮热，不恶寒，反恶热，汗出而热不解，舌红、苔黄、脉数。

（3）营分证的表现

营分证的表现为身热夜甚，口干而不甚渴饮，心烦不寐，甚则神昏谵语，或见斑疹隐隐，舌质红绛，脉象细数。

（4）血分证的表现

血分证的表现为身热，躁扰不安，或神昏谵狂，吐血、衄血、便血、尿血，斑疹密布，舌质深绛，脉细数。

2. 三焦辨证

三焦辨证是以上焦、中焦、下焦三焦为纲，对温病过程中的病理变化、证候特点及其传变规律进行分析和概括，侧重于对湿热病证的辨证。

（1）上焦病症的表现

上焦病症的表现为发热、微恶风寒、自汗、口渴或不渴而咳、午后热甚、脉浮数或两寸独大。

（2）中焦病症的表现

中焦病症的表现为阳明燥热，则面红目赤、发热、呼吸俱粗、便秘腹痛、口干咽燥、唇裂舌焦、苔黄或焦黑、脉沉实；太阴湿热，则面色淡黄、头胀身重、胸闷不饥、身热不扬、小便不利、大便不爽或溏泄、舌苔黄腻、脉细而濡数。

（3）下焦病症的表现

下焦病症的表现为身热面赤、手足心热甚于手足背、口干、舌燥、神倦耳聋、脉象虚大；或手足蠕动、心中憺憺大动、神倦脉虚、舌绛苔少。

九、中医辨证过程需要遵守的原则

1. 整体审察

整体审察，是中医学认识人体本身以及人与自然环境之间联系性和统一性的重要思想，贯穿于中医学的生理、病机、辨证、诊断以及养生、防治等多个方面。当人体脏腑、气血、阴阳协调，能适应社会、自然环境的变化，便表现为身心健康的状态；当内外环境不能在一定范围内维持和谐统一，便可能发生疾病。

整体审察是指通过四诊收集患者的资料时，需要从整体上对各方面进行考虑，全面、系统、准确、动态地收集资料，从而帮助诊断者做出正确的诊断。

四诊合参是整体审察的具体体现，是指四诊并重，诸法参用，综合考虑所收集到的病情信息。如在腹诊时，既要望其腹之色泽形状，又要叩之听其声音，还要按而知其冷热、软硬，并问其喜按、拒按等。应根据具体情况判断需进一步检查的内容。

2. 病证结合

病和证都是对疾病本质的认识，二者既有联系又有区别。"病"要求体现疾病全过程的根本矛盾，"证"主要揭示病变当前的主要矛盾。病的本质一般决定了证的表现和证的动态变化规律，在病的全过程中会有不同的证，而同一证又可见于不同的病之中，所以病与证之间存在着同病异证、异病同证的关系。

中医疾病诊断与西医疾病诊断对"病"的认识不同。中医诊断强调抓"主症"，大多数情况下是以主要症状作为病名，如咳嗽这个症状可以作为病名使用。西医根据疾病全过程的主要矛盾，将以咳嗽为主要症状的疾病分为"上呼吸道感染""大叶性肺炎""肺结核""慢性支气管肺炎""支气管扩张""肺癌"等诊断。很多情况下，中医疾病命名也抓根本矛盾，如"肺痨""胸痹""郁证""痫证""消渴"等。

实践中既要辨证，又要辨病，只有两者相结合，才能对疾病本质有全面的认识，才能使诊断更全面、更正确，使治疗更有针对性。

辨病与辨证相结合可表现为中医辨病结合中医辨证，或西医疾病诊断结合中医辨证。根据病与证的不同侧重，辨病与辨证结合又可分为以证为纲和以病为纲两种模式。以证为纲更强调中医学中的"证"，注重证同则治同，证异则治异；以病为纲更强调西医的"病"，注重病同则治同，病异则治异。实践中或以辨病为主，辨证为辅，针对关键病理环节处方用药，辅以针对证候的药物；或以辨证为主，辨病为辅，在对证治疗基础上考虑对病治疗，病机与病理相结合；也有舍病从证或舍证从病的，舍证从病就是选择能针对病理机制的方药，而舍病从证则是选择能针对证候的方药；还有双重治疗，中西药合用。

3. 动静统一

由于疾病是千变万化的，处于动态发展状态。通常情况下，一种疾病具有贯穿始终的、相对稳定的基本病理，这是其"静"的一面；但由于个体差异，在疾病的不同阶段，又会出现不同的证候变化，这是其"动"的一面。如腰椎间盘突出症在不同发病时期表现出来的证候是不同的，急性期多表现为瘀血阻滞，以腰腿疼痛，咳嗽、排便等导致腹压增高的动作引起的疼痛加剧为主；缓解期多表现为经络瘀阻，以腰腿疼痛减轻，活动受限，活动时引起疼痛为主；恢复期，多表现为筋脉挛急，以腰腿痛基本消失，活动欠灵活为主。总之在明确疾病诊断的同时，要注意观察证候，把握病情动态，方案不可一成不变。

学习单元 2　中医健康风险评估的主要方法及内容

中医健康风险评估主要针对普通人群及亚健康状态人群。根据中医辨证论治思想，目前中医健康风险评估的主要方法包括中医体质辨证、脏腑辨证和形气神辨证。中医体质辨证主要是基于阴、阳、气、血、津、液的偏颇失衡，将人的体质分为平和质、气虚质、阳虚质、阴虚质、痰湿质、湿热质、气郁质、血瘀质、特禀质 9 个基本类型。脏腑辨证主要是基于脏腑气血和阴阳的盛衰，对人的健康状况进行分类。形气神辨证主要是从形、气、神三个角度对人体状况进行评估，以从形体、功能及心理精神角度提出调理方案。

一、中医体质辨识

1. 体质的概念

体质是人体的个性化特征，是不同的人体由于先天禀赋不同，受后天环境影响各异，所表现出来的形态结构、生理机能和心理活动方面等相对稳定的一种个性化的特征。体质影响着人与自然、人与社会环境的适应能力以及对疾病的抵抗力，并且对疾病发生过程中的某些致病因素有易感性和倾向性，从而影响着个体对疾病的反应，使人的生命周期带有明显的个体特异性。每个人都有自己的体质特点，禀受于先天并受后天影响，对疾病传变和转归具有某种倾向性。

中医学的体质概念是指在先天禀赋和后天获得的基础上所形成的形态结构、生理功能和心理状态方面相对稳定的个性化特性。

中医体质辨识及调理理念的提出，与体质对人体健康的重要性有关。体质决定了一个人的正气强弱。体质好则正气强，抵抗病邪的能力就强，不容易生病；体质差则正气弱，抵抗病邪的能力就弱，容易生病。应积极进行体质辨识，并在体质辨识的基础上，针对不同体质进行中医养生保健。

随着医学模式的改变，人们对疾病的认识也逐渐发生了变化，从以疾病为中心的模式变为以人为中心的模式。辨别不同的体质类型，对于指导疾病防治，使其符合现代医疗发展趋势，具有重要的价值。

2. 体质辨识

（1）体质辨识的概念

中医体质辨识指根据不同的体质分类，把握不同的体质差异，制定预防原则，进行相应的预防、治疗和养生。

（2）体质辨识的原则

1）整体性原则。人体是一个整体，受到外界社会环境和自然环境的影响。中医的体质辨识一方面要求充分利用中医四诊进行综合分析，不能只看局部的体质情况；另一方面还要求充分考虑社会环境和自然环境的特殊性，对人体进行全面、综合的分析和健康评估。

2）形神结合原则。神是机体生命活动的体现。形体的特性，在一定程度上反映了体质的特点，神色是五脏气血盛衰的表现，有时形体和神色并不能做到完全统一，所以，在进行体质辨识的时候一定要做到形神结合，才能对体质做出全面、准确的辨别。

3）舌脉互参原则。舌诊时要对舌的神、色、形、态、苔色、苔质进行全面审查，诊脉时亦要对脉的脉象、脉势进行细心诊察，同时注意周围环境和所处地域的影响，将舌象、脉象相互结合，共同对体质进行辨别。

（3）体质辨识的内容

人的形态结构、生理功能和心理状态是构成体质的三个基本要素，体质辨识也要从这三个方面进行。

1）辨形态结构特征。人体的形态结构是生理活动和心理活动的基础，分为外部形态结构和内部形态结构。外部形态结构是指人体的形体，内部形态结构是指人体的脏腑。中医学上有"司外揣内"，观察外部形态结构可探知内脏的气血盈亏。

2）辨生理功能特征。人体的生理功能是反映脏腑经络和气血津液盛衰的重要体现。中医通过一个人的生理活动，比如神志、目光、面色、肌肉、动作、体态等来探知他的健康状态。

3）辨心理特征。心理特征的差异主要表现为气质和性格的差异。中医辨心理特征主要是通过观察情绪倾向、意志强弱、性格色彩等方面来了解人的性格倾向。

3. 中医九种体质分类

如今多使用王琦院士根据阴、阳、气、血、津、液的偏颇失衡为主的分类方法，将中医体质分为 9 个基本类型：平和质、气虚质、阳虚质、阴虚质、痰湿质、湿热质、血瘀质、气郁质、特禀质。

（1）平和质

定义：阴阳平和体质，是一种阴阳气血调和的状态。

形体特征：体型匀称健壮。

成因：先天禀赋良好，后天调养护理得当。

性格特征：性格活泼开朗，对自身不纠结，对外界环境适应能力也强。

常见表现：面色、肤色红润有光泽，头发稠密色泽正常，目光炯炯，鼻色明亮润泽，嗅觉灵敏，唇色红润正常。精力较充沛，对外界的寒热等温度变化适应性良好，睡眠质量高，胃口好，二便正常，舌淡红，苔薄白，脉和缓有力。

分析：这种体质的人往往是整体机能协调的体质类型，也是最理想化的体质类型。平和质的人往往不容易受外邪侵袭，亦不容易生病。即使患病，也多是表证、实证，疾病治疗周期短，往往容易治愈。

（2）气虚质

定义：气虚质，多元气不足，气息较弱，脏腑功能较低下。

形体特征：肌肉松软不实。

成因：先天禀赋不足或后天调养不当，比如母亲怀孕时气虚，早产，大病后养护不当，或者年老体弱。

性格特征：喜静，性格较内向，冒险精神不足，情绪波动较大。

常见表现：经常感觉周身疲乏，气短，稍微活动就会汗出，甚至不活动就会出汗，特别容易疲劳，平时说话声音音调较低，精神不振，肌肉大多松软不实，大便往往不成形，便后有不尽感。舌象多淡红边有齿痕，脉象虚弱。

分析：平素体质较弱，不耐受风寒湿等外邪，由于气虚，卫外能力和升举脏器能力不足，所以容易患感冒、脏器下垂等病患，且得病后病愈较慢。

（3）阳虚质

定义：阳气不足，肢体失于温煦，以形寒肢冷为主要表现。

形体特征：面色白，形体胖，肌肉松软不实。

成因：先天不足或后天失养。如孕育时父母阳虚体弱，早产，年龄大、阳气虚衰等。

性格特征：性格内向、安静。

常见表现：畏寒、怕冷，手足常年不温暖，易生冻疮，平时喜欢喝热饮，对季节敏感，喜欢夏天，不耐受冬天的寒冷，精神状态较差，嗜睡，口唇色暗，目胞暗沉无光泽，容易汗出，大便溏泄，小便清长，舌质多淡、胖嫩。易患痰饮、泄泻等病，得病后病愈也较慢。

分析：对寒邪、湿邪等阴邪的易感性较强，表现出来的证多为寒证、虚证。长期阳气偏弱易导致脏腑机能偏衰，形成临床常见的阳虚、痰湿、水饮等病理性体质。阳虚也可致阳痿。

（4）阴虚质

定义：阴液亏少，主要有阴虚内热的表现。

形体特征：偏瘦长型。

成因：先天不足或后天失养。如孕育时父母年事已高，早产；自身纵欲无度，耗精伤津。

性格特征：性格外向，容易急躁，活泼好动。

常见表现：以口干咽干、手足心发热、夜间燥热等虚热表现为主要特征，而且大部分人都是看起来偏瘦，平时喜欢喝冷饮，大便干燥，对季节敏感，喜欢冬季，不耐受夏季的热邪、暑邪以及秋燥，舌质多红少苔，脉象细数。易患眩晕、心悸、头疼以及出血性疾病，此类病证多会出现伤阴的表现。

分析：对风邪、热邪、暑邪等阳邪的易感性较强，多表现为热证、实证，且多化燥伤阴；容易发生眩晕、头痛、心悸、出血等病证。长期阴气不足，若生活方式再不加以调摄，则易发生阴液大伤，最终成为阴虚阳亢、痰火等病理性体质。

（5）痰湿质

定义：痰湿凝聚，水饮内停。

形体特征：最主要形体特征就是肥胖，尤其是腹型肥胖。

成因：遗传或过食肥甘厚腻。

性格特征：性格偏温和敦厚，处事稳重且善于忍耐。

常见表现：面部皮肤油脂分泌多，汗出多且黏腻，喜欢吃肥甘厚腻的食物，经常胸闷，痰多，眼泡浮肿，容易困倦，大便不实，小便量少。在季节敏感性上多不耐受长夏和南方阴雨连绵的梅雨季，舌苔白腻，脉象以滑脉多见。

分析：在发病倾向方面又易患消渴、中风、胸痹等病。长期痰湿积聚容易阻遏阳气的生发，易并发一些阳虚症状。

（6）湿热质

定义：湿热内蕴。

形体特征：最主要形体特征就是中等或者偏胖。

成因：先天遗传，或嗜食肥甘、长期饮酒。

性格特征：容易急躁，脾气冲动。

常见表现：面部油光、前胸后背易生痤疮，口干口苦，头身困倦，大便多黏滞不爽或者燥结难解，小便多色黄短赤，男性多伴发有阴囊潮湿的症状，女性多带下增多且白带色易黄，舌苔黄腻、脉滑数。

分析：在发病倾向方面又易患疖疮、黄疸、肝胆疾病等。在季节敏感性方面多不耐受湿热重的季节，比如夏末秋初。

（7）血瘀质

定义：有一系列瘀血阻滞的表现。

形体特征：体型较瘦。

成因：先天禀赋不足，或后天长期情志不畅、气滞血瘀。

性格特征：容易烦躁，且健忘。

常见表现：瘀堵皮肤经脉，皮肤颜色多晦暗无光泽，且面部易有色素沉着，身体容易出现瘀斑，口唇色泽亦黯淡，肌肤甲错，女性多有痛经、闭经、经血紫黑，舌质暗紫，舌底脉络迂曲增粗，脉象多为涩脉。

分析：由于瘀血可阻滞经络，不通则痛，故易患痛症；瘀血阻滞腹部，阻滞不通，易患症瘕；瘀血瘀堵造成血液不循常道，或溢于口鼻，或溢于皮肤，造成血证。在季节敏感性方面多不耐受寒邪。

（8）气郁质

定义：因为情志不畅造成机体的气机郁滞。

形体特征：大多偏瘦。

成因：先天禀赋不足，或受精神刺激、情志抑郁。

性格特征：性格多抑郁，情感多脆弱，容易生闷气，且敏感多疑虑。

常见表现：经常唉声叹气，胸胁胀满，嗳气连连，胁肋部多窜痛，自觉喉间异物感，乳房胀痛，大便干结，舌淡红、苔薄白，脉弦。

分析：这种体质的人往往容易抑郁，喜哭，易患脏躁、梅核气、百合病及郁证等。对外界精神刺激适应能力较差，且不适应阴雨天气。

（9）特禀质

定义：因先天失常，以生理缺陷、过敏反应等为主要特征。

形体特征：过敏体质者一般无特殊，先天禀赋异常者有的有畸形，有的有生理缺陷。

成因：先天不足，或药物中毒、环境影响等。

性格特征：各有不同。

常见表现：承自父母，与饮食、压力过重导致抵抗力变差、免疫功能不足也有关，多见有过敏性哮喘疾病、过敏性皮炎（湿疹、风团等）、过敏性鼻炎（鼻塞、咳嗽、喷嚏等）等；生理缺陷多是遗传性疾病，有家族性特征。

分析：特禀质中过敏体质的人易患哮喘、荨麻疹、过敏性鼻炎及药物过敏等，先天遗传性疾病有血友病、先天愚型等，胎传性疾病有五迟（立迟、行迟、发迟、齿迟和语迟）、五软（头软、项软、手足软、肌肉软、口软）、解颅、胎惊等。个体对外界的适应能力方面，过敏体质的人对自然环境适应能力差，其余特禀质的人对社会环境适应能力差。

4. 体质预防体系

体质预防体系要从调体拒邪、调体防病、调体防变三方面进行。

（1）调体拒邪

调体拒邪就是指病因预防，是针对疾病发生的原因采取预防措施。增强体质是防病的关键。增强体质首先要固护先天之本，优生优育，提高后代的基本身体素质；要积极进行情志调摄，减少情志刺激；要在日常生活起居方面要遵循自然规律，饮食有节、起居有常等；要积极进行体育锻炼，使筋骨强健；还要运用中药进行疾病预防，如疫疠之毒可采用熏艾祛湿防病等。

（2）调体防病

调体防病是指通过对偏颇体质的调理来降低相关疾病的发病率。九种体质除了平和质外，其余均是偏颇体质。有研究表明，偏颇体质对疾病具有内在倾向性，通过对偏颇体质进行调理，可以有效预防某些相关疾病。如痰湿质与高血压、糖尿病、肥胖病等疾病相关，通过调理痰湿质，能够预防这些疾病的发生。

（3）调体防变

调体防变指的是某些疾病已经发生，通过对体质进行调理，改变疾病症候的倾向，从而防止疾病的进一步恶化。在治疗疾病过程中积极改善患者的偏颇体质，可防止疾病的发展。

5. 中医体质养生保健

体质相关研究成果积极应用于人群易患疾病的防治，通过合理的调护，进行中医养生保健，从而改善体质，是中医学防治疾病的新途径。

（1）进行健康观念的转变

把以"疾病"为中心的健康观转为以"人"为中心的健康观。健康是一种身体和心理的双重健康，是体魄强健、心理素质良好、能积极适应社会。

（2）进行自我体质管理

养生前的关键一步就是要认识、了解自己的体质，这体现了中医"治未病"的核心内涵。人们可以根据九种体质辨识法，全面了解自己的体质，再针对自己的体质，结合周围自然环境和社会环境，进行全方位的养生保健。比如了解到自己是湿热质，便应有意识在饮食方面尽量少吃油炸肥腻之品等。

（3）"天人合一"的自然观

"天人合一"强调的是人与自然的相关性，人与自然是一种和谐的状态，环境对体质的形成具有重要的制约作用，有时甚至起决定性的作用。进行养生保健，先要让自己顺应自然环境。比如阳虚体质的人可以多晒太阳，利用自然界的阳气来充养自身的阳气，提高御寒的能力。

（4）形神相关的生命观

形指的是形体，即人体的形态结构，比如胖瘦、高矮、肌肉骨骼的健硕程度，是一个人外在形式的表现；神指的是生命活动，包括脏腑功能、气血运行状态、心理特征等，是无形的。形神是相互依存的，两者是不可分割的。进行健康保健就要将两者有机结合，重视躯体和心理的相关性。比如气郁质的人经常表现为情志抑郁，喜欢独处。在进行养生保健时可以多进行集体活动，多交朋友，多接触、了解外部世界，找到情绪的宣泄口。

（5）因人制宜的养生观

中医学强调个体化辨证施治，养生保健同样要做到因人制宜，强调个性化方案的实施。通过调整个人的体质偏颇状态，从饮食调摄、起居调摄、心理、中医传统功法、中药养生保健等方面进行调摄，从而达到积极预防疾病的目的。

1）饮食调摄。要做到食饮有节，饮食要寒温适宜，食物要多品种合理搭配。不同体质有不同调养需求，比如气虚体质的人可以适当多吃益气健脾的食物，如小米、山药、大枣等。

2）起居调摄。要做到起居有常，劳逸适度。如在患病期间，妇女在月经期间、哺乳期间，均应禁房事以保其精。

3）心理调摄。心理调摄是针对体质学说中不同体质的心理特征进行调摄。比如气郁质的人，要积极对其进行情绪的疏导，多沟通交流，使其情志条畅。

4）中医传统功法。中医传统功法是养生的重要环节。偏阳体质的人可以日常练习静功，如吐纳、打坐等，偏阴体质的人可以练习动功，如八段锦、易筋经等，血瘀质的人可以多进行促进气血运行的活动，如舞蹈等。功法应该动静结合、锻炼适度，切不可盲目追求锻炼效果。

5）中药养生。中药因其不同的性能和偏嗜，作用于人体可以纠正和改善偏颇体质，对于养生保健有重要的意义。可在医生指导下适当用药。

二、以五脏为中心的中医形气神健康评估

中医健康评估的对象是未下疾病诊断的健康人，但目前并没有统一的绝对健康标准，健康只是一个相对的概念。体质学说是基于人的生理、人格特点，将人按照阴阳、气血、津液的偏颇进行分类，并对其薄弱处进行增强，对易发病变进行预防。梳理中医对人体的认识，以五脏为中心的形神统一观是其基础，而中医健康调理技术与五脏为中心的形神统一观契合度甚高，因此建议在中医理论及技术具备的条件下，采用以五脏为中心的形气神健康评估，主要内容是脏腑阴阳气血津液辨证、脏腑经脉辨证、形体筋骨经筋辨证。进行理论与实践相结合的分析是中医保健调理的理论基础。

1. 以五脏为中心的中医人体观

中医对人体的认识基于对解剖知识的逐步获得、对人体生理病理的详尽观察和古代哲学思想。《黄帝内经》中有大量的人体解剖论述，如"若夫八尺之士，皮肉在此，外可度量切循而得之，其死可解剖而视之"，不论对四肢百骸，还是五脏六腑都有关于解剖的深入认识。"有诸内，必形诸外"，古代先贤利用中医四诊（望、闻、问、切）对人体进行细致的体察，再加上中国古代形神观、气一元论、阴阳学说、五行学说等哲学理论，形成了中医对正常解剖、生理功能的认知体系以及病理、临床诊断、治疗的诊治框架。

现代医学对人体的认识基于系统解剖及生理功能，有内脏（呼吸系统、消化系统、

泌尿系统、生殖系统）、运动系统及脉管系统、神经系统、内分泌系统、免疫系统，其健康的标志包括生理健康和心理健康。

中医基础理论中，人体正常结构功能的相关学说包括藏象、精气血津液、经络，虽然也包括筋、脉、肉、皮、骨，但很明显形成的是以藏象学说为中心的人体统一系统。

基于五行学说对人体结构功能进行分类，五脏（肝、心、脾、肺、肾）配属自然之五行（木、火、土、金、水），体现人与自然的统一性。在体内，脏腑一阴一阳互为表里，内在之六腑（胆、小肠、胃、大肠、膀胱、三焦）归于五脏；在体外，脏腑居于内，其形见于外，五脏各有外候，如五体（筋、脉、肉、皮、骨）、五官（目、舌、口、鼻、耳）、五液（泪、汗、涎、涕、唾）；而经络系统是联系内在之脏腑与外在之五体五官的气血通道，气血是荣养、推动脏腑、躯干及四肢的原动力。形神合一，五脏分别为魂、神、魄、意、志所居，形成五志（怒、喜、思、悲、恐）。五脏的生理活动也化为外在之精神情志表现，体现物质与意识精神的统一性。

总之，中医对人体的认识以脏腑为核心，以筋脉肉皮骨为基础，以气血津液为充养，而经络系统成为内连脏腑、外络肢节的联系环节。中医保健调理技术可刺激、调节人体体表局部（筋、脉、肉、皮、骨），还可以通过经脉气血调节内在之脏腑病症及整体病证。

2. 精气神与形气神

中医养生保健的理想状态是"精充、气足、神全"。由于中国传统文化词汇含义的多样性，精、气、神用于不同语境会有不同的含义。

"精"泛指人体一切营养物质，又称"精气"。此处的精、气都指充养形体的精微物质。"精"有先天与后天之分，先天之精禀受于父母，"人始生，先成精"，精主宰着人体的生长、发育、生殖、衰老过程。后天之精来源于饮食，对先天之精有充养作用。精主要由肾来管理，因此有"肾精"之称。

"气"既可指维护人体生命活动所必需的精微物质，又是推动人体脏腑组织机能活动的动力，故"气"既是物质的代称，也是功能的表现。

"神"既可指人体的功能活动，也可指精神意识活动。

"阳化气，阴成形"，人体的物质层面为阴，功能层面为阳。阴、精、形是人体的结构，阳、气、神是人体的功能。从形神角度而言，形体靠精气充养，而气、神是形体的功能。"精充"体现为形体壮实、匀称，"气足"体现为姿态优美、有气势，"神全"体现为精力充沛、心理健康、社会适应能力强。

中医养生保健所追求的"阴平阳秘"，既包含阴阳平衡、阴阳消长，也包括阴阳转化、阴阳互补。保健养生提倡"外练筋骨皮，内练精气神"，将"精气神"改变为"形气神"可能更符合保健调理的需要，形、气、神在不同层面关系着人体的养生保健。

现代健康包括形体健康、心理健康及社会健康，在以五脏为中心的中医人体统一观中，也包含了内在脏腑、外在五体五官组成的形体，支持脏腑躯干运作的气血以及与心理、社会适应相关的五志、五神，但现代健康和中医健康的概念仍然有明显不同。形体健康、心理健康、社会健康是从"生物－心理－社会医学模式"角度对健康的阐释；而中医健康是从以五脏为中心的形神观角度，对形体结构、脏腑形体功能、神志功能健康的阐释。

由于保健调理更多的是调理形体、调理气机、调理精神，故称其为"形、气、神"，与气功三调"调身、调息、调心"有相似之处。"形气神"理念的提出有利于保健调理师从形体、气机、情绪心理三个角度进行健康评估及调理。

以五脏为中心的形气神观可以用于人体健康的阐释，也可以用于健康评估、调理方案制定及操作指导。

3. 脏腑阴阳气血津液辨证、经络辨证与保健调理

脏腑辨证和经络辨证重在调气。脏腑辨证是以五脏为中心的形气神评估的核心，脏腑辨证与经络辨证交汇于脏腑。脏腑、经络功能基础是气机，而保健调理是通过体表刺激及经络穴位干预而实现的。因此，脏腑阴阳气血津液辨证、经络辨证是以五脏为中心的形气神评估及保健调理的理论基石。

（1）脏腑阴阳气血津液辨证

根据四诊资料判定属于何脏何腑的偏颇，在表在里，是虚是实，是寒是热，是气是血，是阴是阳。

问主要不适，切其脉，望其舌，症脉舌互参，得出脏腑辨证结果。

如肺系之肺气虚证、肺阴虚证、风寒感冒、风热犯肺、痰热壅肺证、寒痰阻肺；脾系之脾气虚证、中气下陷证、脾不统血证、脾阳虚证、寒湿困脾、湿热蕴脾；心系之心血虚证、心阴虚证、心气虚证、心阳虚证、心火亢盛证、痰火扰心、心脉痹阻证；肾系之肾阳虚证、肾阴虚证、肾精不足、肾气不固、肾不纳气、肾虚水泛等；肝系之肝血虚证、肝阴虚证、肝郁气滞证、肝火炽盛证、肝阳上亢证、肝风内动证等。或为大肠、胃、小肠、膀胱、胆等六腑之病症，或为脏腑兼病，如心肾不交、心肾阳虚、心肺气虚、心脾两虚、心肝血虚、脾肺气虚、脾肾阳虚、肺肾阴虚、肝肾阴虚、肝火

犯肺、肝胃不和、肝郁脾虚、肝胆湿热等。

（2）脏腑经络辨证

在脏腑阴阳气血津液辨证基础上，根据经脉循行部位及宾客体表疼痛、寒热等不同部位，判辨其为某一经、某一脏腑的病变，或某几条经脉、几个脏腑的病变。

（3）经络穴位保健技术调理

依据脏腑经络辨证结果进行经脉、穴位选取，施以保健调理技术。

热则寒之，寒则热之，实则泻之，虚者补之，不虚不实以经取之。

艾灸是虚证、寒证的适应调理技术；刮痧、拔罐是表证、热证、实证的适应调理技术。

4. 五体辨证及保健调理

五体即筋、脉、肉、皮、骨，是人体的主要组成部分。五体病变主要表现为颈肩腰腿痛，是保健调理的主要适应证。

痹证是指由于风、寒、湿、热等外邪侵袭人体，闭塞经络，使气血运行不畅所导致的以肌肤、肌肉、筋骨、关节发生酸痛、麻木、重着、屈伸不利甚或关节肿大、灼热为主要表现的病证。《素问·痹论》曰："风寒湿三气杂至，合而为痹也。其风气胜者为行痹，寒气胜者为痛痹，湿气胜者为着痹也。"

风寒湿邪侵袭体表有五体痹：皮痹、肉痹、筋痹、脉痹、骨痹。《素问·痹论》曰："痹在于骨则重，在于脉则血凝而不流，在于筋则屈不伸，在于肉则不仁，在于皮则寒。"《素问·长刺节论》曰："病在筋，筋挛节痛，不可以行，名曰筋痹。……病在肌肤，肌肤尽痛，名曰肌痹。……病在骨，骨重不可举，骨髓酸痛，寒气至，名曰骨痹。"《金匮要略》提出治疗方法："若人能养慎，不令邪风干忤经络，适中经络，未流传脏腑，即医治之。四肢才觉重滞，即导引、吐纳、针灸、膏摩，勿令九窍闭塞。"

痹证发生多与正气虚弱有关，有营卫失调可为风寒湿痹，有皮薄、肉削、筋挛、骨松为五体痹，有脏腑虚损为脏腑痹。五体与五脏有相对应的关系，《灵枢·五色》曰："肝合筋，心合脉，肺合皮，脾合肉，肾合骨也。"内外合邪可导致五脏气血闭阻，即五脏痹：肝痹、心痹、脾痹、肺痹、肾痹。内在五脏与外在形体五体在病理生理上相互参照，例如肝主筋，肝病可在筋脉上有所表现，如筋病硬缩，同样筋脉上的一些异常表现也提示肝脏可能有疾病。

五体辨证及调理可从以下角度思考。

（1）通过问诊、切诊确定五体病之所在，如在皮、在肉、在脉、在筋、在骨。肌肤疼痛，体表痛觉过敏为肌痹（皮痹、肉痹），筋挛节痛、活动不利为筋痹。评估五体所合五脏的虚实、寒热，对应选取拔罐、刮痧、艾灸等保健调理技术。

（2）针对中医骨伤科颈肩腰腿痛的评估与调理，要筋骨并重，应查有无骨错缝、有无筋挛急、有无经脉受阻，调理应理筋、调骨、调脉。

（3）姿势体态评估是颈肩腰腿痛评估、调理的重要方面，要纠正日常生活、工作中的不良姿态，适当抻筋牵拉缩短的筋肉、锻炼激活松弛的筋肉。

（4）以肌肉骨骼系统软组织损伤为主的颈肩腰腿痛的评估与调理，应在筋骨姿势姿态评估的基础上，结合经脉辨证与经筋辨证，深入理解颈肩臂痛和腰臀腿痛。

5. 调形、调气以调神

以中医形神观为指导，临床上以问诊为基础，望形、察气、观神，进行以五脏为中心的中医形气神健康评估，将形、气、神合一进行评估。

形充气足神全，望形、察气、观神，是中医健康评估不可或缺的三个组成部分。魂、神、魄、意、志各有所居，为五脏气机的外化，故神的状态与五脏气机有密切关系，而形态也是气、神的外在反映。

察五脏之气，或心气不足、心阴不足、痰扰心神，或肝气瘀滞、肝火亢盛，或心脾两虚、肝郁脾虚，或心肾不交，都会出现神志变化。脉或弦，或数，或弦细，或弦数，或沉细。

望形，或驼背圆肩，或懒散，或舌体、四肢颤动，筋惕肉瞤。触诊可查到全身广泛的肌肉及筋膜压痛点。

神志状态也可用焦虑、抑郁评价量表进行评估。

在五脏为中心的形气神健康评估基础上，可选用保健调理技术，调形以调神，调气以调神，完成形、气、神三调，以从身心两方面向形充、气足、神全靠近。

站桩、太极拳是很好的调形、调气、调神方法。

培训课程 4　中医健康指导与干预

中医保健调理是以中医药理论和实践经验为基础，运用按摩、拔罐、刮痧、艾灸、砭术等中医特色调理技术，配合饮食、运动、情志等调理方法，以维持机体整体的动态平衡，使机体达到阴平阳秘的理想状态。

在健康信息采集、健康风险评估的基础上，保健调理师的主要工作是中医特色保健调理，同时要给予饮食、运动、情志等方面的健康指导。

一、中医养生保健健康指导及宣教

1. 中医养生保健概念

养生指保养人的生命，古称摄生、道生等，最早见于《庄子·内篇》。中医养生保健是指在中医理论指导下，根据不同的体质，有目的地通过调节饮食起居、练形体、养精神等方法达到颐养身心、增强体质、预防疾病、延年益寿目的的保健活动。

养生保健即治未病，维持身体健康，预防疾病的发生。随着社会生活节奏的加快，越来越多的人处于一种"将病未病"的亚健康状态，是养生保健的适应对象之一。维持人体机能，延年益寿也成为现代社会养生保健的主要目的。

中医养生保健讲究顺应自然、因人而异，饮食起居、传统功法、情志调理是中医养生保健的三大基石。

2. 中医养生保健基本原则

在长期的实践发展过程中，日积月累、不断总结，逐步形成了一些公认的具有普遍意义的中医养生保健基本原则，有效指导着中医养生保健实践活动。

（1）阴阳平衡，顺应自然

1）法于阴阳。阴阳，是宇宙的基本规律。法于阴阳，即遵循天地阴阳变化的规律。人类的生命活动受宇宙规律支配，其形成、生存、发展、变化等一切过程均受阴阳法则的约束。

①人本阴阳。《黄帝内经》有云："夫人生于地，悬命于天，天地合气，命之曰人。"人为天地阴阳之气交通而化生，故曰"人本阴阳"。

②人法阴阳。传统医学认为，人的生长壮老已是阴阳自然发展演化的过程。《黄帝内经》提出"法于阴阳，和于术数"的观点。阴阳交汇，万物始生，生命开始；阴阳离决，精气乃绝，生命消亡。生命通过阴与阳的相互转化，维持个体的聚散形变。所谓"阳化气，阴成形"，有形之物因"阳"气化为无形之物，无形之物由"阴"转化为有形之物，如此循环，构成天地万物。生命发展遵循着阴阳规则，故曰"人法阴阳"。

③和于阴阳。"阴平阳秘，精神乃治"，是正常生理活动的基础。若阴阳失和，则会发生疾病，中医古籍记载"阴盛则寒，阳盛则热。阴盛则阳病，阳盛则阴病"。调和阴阳的最终目标是达到"阴平阳秘，阴阳平和"，使人体的生理、心理与自然达到和谐统一，保持健康。故曰"和于阴阳"。

2）顺应自然。即顺应自然法则，不违背自然规律。自然指自然界，是万物存在的客观环境。中医养生学认为：人与自然同为阴阳之气化生，与自然遵循同一规律，人与自然共存，并受自然的制约。顺应自然，契合了传统文化中"天人合一"的思想。人与自然相辅相成、和谐共生，是维持健康的重要内容。

（2）形神共养，动静合宜

1）形神共养。形指形体，神指精神，两者相辅相成，不可分割，共同维持人体正常生命活动。养形指养护人体脏腑、肢体、五官九窍、气血津液等，养神指蕴养人的精神活动，消除过多的欲望和消极思想，神为形之主导，形为神之载体，形神俱养，使人拥有健康的体魄，乐观豁达、恬淡平静的心境，达到健康长寿的目的。

健康的体魄是长寿的基本要求，适当的锻炼有助于练就健康形体。锻炼需要适度，动静结合。适度包括运动量适度、运动时长适度。运动量需适合个人身体素质，不必盲目提高运动量，达到锻炼目的即可。运动时长根据每次锻炼时身体状态而定，若运动时较疲倦，则应当适当缩短运动时长，不必严苛要求每次时长。

2）动静结合。动静为自然界物质运动的基本形式，动中有静，静中有动。自然界与人体生命活动始终保持着一种动静和谐、动静对立的状态，维持自然及人体的各项功能，确保其可持续发展。中医养生学认为养生需要把"动""静"有机结合起来，静以养神，动以养形，动静适度，形神兼养，使生命活动和谐统一，达到健康长寿的目的。

（3）饮食调养，谨慎起居

1）饮食均衡、规律。食物产生的水谷精微是人体后天的能量来源，食物在人体经由脾胃运化，转化为富含营养的水谷精微，分散到人体各器官组织，为人体生理活动提供能量。饮食不规律最先损伤脾胃功能，导致身体里的食物不能充分转化，容易导致痰湿、食积、便溏、腹泻等疾病。此外，饮食偏好太过也容易导致疾病的发生，比如嗜食肥甘厚腻容易肥胖，酗酒易引发肝脏疾病等。饮食是养生中重要且易做出改变的一环，及时调整饮食习惯，使之科学、规范，是长寿的秘诀之一。

2）起居有常。传统医学认为，人需顺应自然四季气候，春季、夏季晚睡早起，秋季早睡早起，冬季早睡晚起。每日规律起居，不熬夜、不赖床，如此才可保持身体健康，不过分消耗精力，以达长寿。

（4）节欲保精，养气调息

1）保精节欲。精、气、神三者为保障人体生命健康活动的基本要素，此处之"精"特指肾精，传统医学认为保养肾精为中医养生的重要一环，过早消耗或消耗过度，都会减少人的寿命。因此，中医养生学认为人的性生活开始时间不宜过早，应当在人生理器官功能发育完全后开始，成年人性生活不宜太过频繁，以不影响日常生活及工作为宜。随着年龄增长，性生活的频率也应逐渐降低，遵循生命发展规律，从而达到长寿的目的。

2）豁情宽心。情志有异一直是中医理论中致病的因素之一，情绪波动太大或者过度消极的情绪会影响人的"神"，有碍长寿。中医养生学认为，人应静心、少私、寡欲、忍让、乐观，保持良好的心态，以平和之心面对世事无常，修身养性，达到长寿的目的。

（5）畅通经络，调和脏腑

1）疏通经络。经络为气血运行的通道。气血充足，经脉通畅，人体各处脏腑器官才能得到充足的养分，以达延年益寿的目标。疏通经络重点在调理气机。气，指的是人体中运行不断的营养精微。气机即气的运动，中医认为气的运行包括升、降、出、入四种形式。调理气机是指调理气在人体中运行的方式，使其不至于太过，也不至于不足，处于平衡和谐状态，才能保证人体的生命健康，进而达到延年益寿的功效。

2）调养脏腑。中医理论认为人体脏腑之间的关系是通过相生相克来维持平衡的，这种平衡是一种动态的平衡。脏腑的生理包括"藏""泻"两方面，《黄帝内经·五脏别论》曰："五脏者，藏精气而不泻也，故满而不能实。六腑者，传化物而不藏，故实而不能满也。"藏、泻得宜，则五脏六腑保持着代谢活力，不至于太过或不足，达气血平和。脏腑调理一般调养的主要脏腑是脾和肾，脾为后天之本，气血生化之源，肾为先天之本，封藏着先天精华。因此，调养脏腑重在调养脾肾。

（6）三因制宜，持之以恒

1）三因制宜

①因时制宜，即顺四时，所谓顺四时，就是顺应四季气候寒暑变化的规律，合理安排日常起居，达到适时令、奉天和的要求。顺四时包括顺应四季、节气、晨昏等。传统文化认为四季变化规律为春生、夏长、秋收、冬藏。养生需在此原则上对心理、饮食、起居等三方面进行养护。例如，"春"为万物生发之时，《黄帝内经》有云："春三月……夜卧早起，广步于庭。被发缓形，以使志生。生而勿杀，予而勿夺，赏而勿罚"。春季三个月，万物欣欣向荣，此时，人们应夜卧早起，在庭院里散步。披散头发，松缓衣带让身体舒服，使精神愉悦。顺应春生之气，少杀伐，多施与，少掠夺，多奖励，少责罚，以此顺应春季自然变化规律，达到养生的目的。

②因地制宜。居所的地理环境、气候、温度、湿度等因素会影响人的体质、寿命

甚至疾病情况。东部滨海，气候温和多湿；西部遍布黄沙戈壁，气候干燥；北国寒冬凛冽，气候冷峻；南国地卑土湿，气候炎热；一般而言，居所地处严寒，容易发生寒邪侵袭，成阴盛体质；地处炎热，容易上火，成阳盛体质。

③因人制宜。养生保健的方法制定要因人而异，根据不同的健康状况、年龄、性别、职业、体质甚至信仰，选择适宜的调理方法，才能真正达到养生长寿的目标。

2）持之以恒。养生保健并非一日之功，切不可有"三天打鱼，两天晒网"的想法。一旦选择开始，便要坚持，不要轻易更改方法，也不要有方法是否没用的想法。任何一种养生方法都没有捷径可走，调整人体阴阳气血、经络脏腑绝非一日之功，坚持规律养生保健，才能收到预期的效果。

3. 中药养生原则

中药养生又名药物养生，即在中医理论的指导下，使用具有保健养生功效的药物进行保养，达到长寿的目的。中药养生原则有三：一为辨证用药，即用药时要对症，不能乱用；二为切勿滥用，使用中药保健时，不能过度，中药向来有偏性，滥用容易导致阴阳失衡，影响人体健康；三为养正为先，中药于人体有补泻两种功效，但在用于养生保健时，若只是运用泻法，则会损伤正气，因此，需以养正为主，正气存内，邪不可干，正气充足，病邪自然消散。服用中药保健时，需遵守中药养生的原则，方能延年益寿。

二、中医饮食起居调理基础知识

1. 中医起居调理方法

起居调理是指为了达到强身健体、防治疾病、益寿延年的目的，运用科学的方法合理地安排日常生活。《千金方·养性》曰："食饮有节，起居有常，不妄作劳，故能形与神俱，而尽终其天年，度百岁乃去。"由此可见，我国人民自古以来就认为做到起居有常可以达到延年益寿的目的。中医起居调理的原则是：作息有常、起居有道、劳逸适度。

（1）作息有常

起居有常是指人们在日常生活的各个方面都要遵循一定的规律。如果人养成了作息规律，长此以往，只要到了那个时间点，大脑便会提醒机体进入睡眠状态，这样的睡眠会更加深，大脑也可以得到最好的休息。同样，如果一个人长期保持定时定量的进食习惯，只要到了他规定的进食时间，大脑皮层便会产生饥饿感，此时进食，消化功能是最好的，也会达到最好的吸收效果。

起居无常会影响脏腑功能，从而导致疾病的产生。有研究表明，在同龄组里，退休人员的发病率比在职人员更高。这也说明，不规律的生活作息对年老体弱群体的身体健康影响更大。而建立规律的生活作息制度的最好办法是充分发挥主观能动性，主动地安排合理的生活作息，比如规定自己的起床、就寝时间，确保自己的身体可以得到充分的休息；规定进食时间，确保机体的营养支持；同时还要有合理的工作、学习、锻炼计划，保证机体的劳逸结合等。

"日出而作，日落而息"，一日作息要顺应自然，在白天阳气盛的时候外出劳作，到了夜晚则应顺应时辰而休息。但是随着社会结构的改变，现代人的生活方式已经和古人相去甚远，要做到"日落而息"是不现实的。现代人应根据自己的生活、工作需要，合理地制定劳作和休息的时间，这个时间因人而异，其合理性取决于时间的安排会不会带给人明显的疲惫感，身体的能量会不会感到被消耗，而不是拘泥于一个固定的时间点。但是这种时间安排始终不应该脱离"日出而作，日落而息"这个大的规律，也就是说日夜颠倒的时间安排是不合适的。

四时作息也应顺应四季变化。春季应顺应生发之气，晚睡早起，多进行户外活动；夏季应顺应长养之气，晚睡早起，不要厌烦变长的白天；秋季应顺应收敛之气，早睡早起；冬季应顺应潜藏之气，早睡晚起，户外活动最好是在太阳出来后进行。

（2）起居有道

生活起居要有规矩，以防劳损及外邪侵袭。

经常沐浴能使腠理疏通，气血调畅，故宜常沐浴。沐浴时水温应适中，勿过多使用刺激性浴液，以免对皮肤造成伤害。对于老年人有皮肤瘙痒症者不建议多洗澡或洗热水澡。大病初愈、体弱之人，或饱食饭后、月经来潮以及大汗淋漓之时，均不得以冷水洗浴。

衣着不仅是人类仪表美观的外在装饰，还对人的体温具有调节作用。晋代葛洪主张"先寒而衣，先热而解"，即根据季节或一日之中的气温变化，经常添减衣服，这对于老年人尤为重要。"春捂秋冻"是指春天虽暖和，但别急着减衣，可捂暖点；秋天虽凉，别忙着添衣，不妨先冻着点。这是因为季节的转换是逐渐变化的过程，人体需要逐渐适应这个变化。

坐卧站立姿势也应留意。虽不必"坐如钟，站如松"，也不能"葛优躺"。经常从事多种家务劳动、体育文化娱乐活动，在不同姿势之间转换能有效减少不明原因的全身不适。

（3）劳逸适度

劳动，是人类赖以生存并改造自然的必要活动之一。安逸，则是恢复或增强机体生理机能的休息过程。过度疲惫或者太过安逸都会损害身体健康。"劳"不仅是指工作，还包括体育锻炼等。从西医学的角度讲，人体的抵抗力在过度疲劳时会下降，更容易被病原体侵袭。从中医学的角度讲，"劳倦内伤"是非常重要的病因。同样，过度安逸亦可致病。在日常生活中，缺少劳动无益于气血的运行，肌肉筋骨会因为缺少锻炼而变得脆弱，机体的抵抗力也会下降，从而导致各种疾病的发生。

1）劳而勿伤。《抱朴子》提出："是以养生之方，唾不及远，行不疾步，耳不极听，目不久视，坐不至久，卧不及疲……不欲甚劳甚逸，不欲起晚，不欲汗流，不欲多唾，不欲奔车走马，不欲极目远望，……"劳作应有一个"度"，"度"因每个人的生活习惯、体质因素等不同而有差异，"度"的掌握需要每个人在日常生活中慢慢摸索，找到适合自己的劳作方法和劳作时间。

2）逸勿太过。"用进废退"是指机体的器官经常使用会变得发达，不经常使用则会逐渐退化。对于年轻人而言，不思考、不劳动，思维会变得不敏捷，肌肉筋骨会变得脆弱，也会更容易患病，所以要想强身健体、防治疾病，适度的脑力、体力劳动是不可缺少的。而对于老年人来说，他们的机体功能本来就是处于衰退的状态，不劳作只会加速衰退的进程，所以老年人也应该经常用脑和参加一定量的体力劳动，学习应该成为每个人终身的习惯。

3）房事有度。房事就是夫妻性生活，是生活的重要部分。房事有度是指健康的性行为应该遵循一定的法则。古书总结为"欲不可绝、欲不可早、欲不可纵、欲不可强。"不知节制，纵欲过度，势必导致"耗散其真，半百而衰"。

房事有度首先指房事的次数。一般来说，房事的次数应随着年龄的增长而减少，特别是老年人的机体功能逐渐衰退，房事亦应节制。实际上，行房的次数没有一个统一的标准，关于"度"的掌握也因人而异。每个人应根据自己的生活、工作、体质等具体情况掌握行房次数。如果行房过后有腰膝酸软、精神不振、注意力下降等症状出现，说明行房的次数过于频繁，应有所节制。而行房后觉得身心轻松，身体并没有感受到不适，则不必过于担心次数问题，但亦不应纵欲。

房事有度还要注意房事禁忌，酒后、恼怒、疲倦、紧张，或生病、体弱、年老、妊娠等情况下，应注意节制房事。

①勿酒后酒醉行房事。酒是辛温、燥烈之品，饮用后血液运行加快，可使性兴奋有所提高。但是用酒精刺激性欲可使机体的能量消耗更大，长此以往对身体的危害会加大。同时亦有研究表明，酒精会对卵细胞、精细胞有所损害，酒后、酒醉行房事可影响后代的体质。

②勿在情志变化之时行房事。当人处于过悲、过喜或过怒等情志剧烈变化的状态时，机体亦处于气机紊乱的状态，此时脏腑功能失调，房事易伤精耗血，若为求心理安慰而纵欲行房事，此时的机体状态更容易患病。

③勿生病之时行房事。机体处于患病状态时，正是邪正相交之时，房事可耗精气，若此时同房，则更容易耗伤正气，加重病情，所以病情较重、体质虚弱人群应该严格禁欲。对于患慢性病的病人，房事不节制易使病情恶化，所以这类病人一定要重视自己的疾病，房事次数应严格控制。若生病时行房受孕，对母亲和胎儿的身体健康均会有所伤害。同时在病后康复阶段，病人的精气并未完全恢复，此时应该保持充足的睡眠，安静修养，行房事会更进一步损耗精气，容易导致旧疾复发。

④妇女四期禁房事。因为月经期、妊娠期、生产期、哺乳期的特殊生理，对女性还有特殊的房事保健要求。

a）月经期间禁欲。月经期性生活，易引起痛经、月经不调、输卵管炎、盆腔感染甚或宫颈癌等多种疾病，影响女性身体健康。

b）妊娠早晚禁欲。怀孕期间，机体正在蓄养精血孕育胎儿，同房可耗气伤精血，不利于胎儿的生长，所以妊娠前三个月和后三个月内要避免性生活，怀孕早期行房事易导致流产，后期行房事易导致早产。孕期妇女的精血会下蓄胞宫孕育胎儿，此时行房事容易损耗精气，不利于母亲的健康和胎儿的发育。

c）产期百日禁欲。孕妇生产时耗气伤血，产后气血亏虚，抗病力下降，此时应静养加饮食调补。若此时行房事，邪气易侵袭，导致疾病的发生。同时产褥期恶露未净，行房事更容易引起感染。

d）哺乳期内节欲。乳汁由母亲的气血所化生，房事耗气伤血，不利于乳汁的生成，质量不高的乳汁会影响婴儿的发育，还可引起贫血等病。

2. 中医饮食调理方法

饮食调理是在中医理论指导下，根据食物的性味特点，科学地摄取食物。中医饮食调理的原则是：食饮有节、寒温适度、合理搭配、调和气味以及进食保健、食后养生。

（1）食饮有节

食饮有节是指饮食定量、定时。

1）饮食定量。饮食定量是指不宜太饥、太饱。胃主受纳，脾主运化，过饥过饱均可损害脾胃功能，影响水谷精微吸收。长时间饮食过量，特别是在饥饿时暴饮暴食，可加重脾胃负担，耗伤脾胃之气。在极度饥饿时，进食的量也不宜过大。同时当人食欲减退时，说明脾胃气弱，强行进食反而会引起食积，故此时不宜强迫自己进食。

2）饮食定时。饮食定时是指应在比较固定的时间进食。规律进食有利于脾胃功能的协调配合。若进食时间紊乱，脾胃的消化也不规律，长此以往，可损耗脾胃之气，导致消化能力减退。我国传统每日三餐的进食习惯，符合人们工作、休息的要求，所以养成良好的进食习惯有利于脾胃功能的健运。

（2）寒温适度

寒温适度是指选择食物时应考虑食物的寒、温性质，不可过寒或过热。脾喜温燥，若贪食寒凉之品，日久可以损耗脾胃阳气，易引起腹痛、腹泻等症状；寒湿阻滞胞宫为妇女痛经的病机之一，妇女过食寒凉易引起痛经。同样地，过食温燥之品，可导致胃肠积热，易引起便秘等症状。所以，应均衡饮食，勿偏嗜寒热，在日常饮食中应特别纠正自己的饮食偏好。

（3）合理搭配

合理搭配是指选择营养成分不同的食物，以满足人体不同的营养需求。根据我国的饮食习惯，应选择谷物为主食，肉蛋、蔬菜类为辅食，同时以水果为额外的辅助。人们必须根据需要，兼而取之。只有均衡搭配食物，才能供给人体需求的全部营养。

（4）调和气味

调和气味是指根据食物的性质和味道进行各类食物的合理搭配。气，指"四气"，即饮食所具有的寒、热、温、凉四种性质；味，指"五味"，即食物所具有的酸、苦、甘、辛、咸五种味道。

1）食物四气。食物的"四气"或"四性"与药物的"四气"或"四性"一致，根据中医食疗书籍记载的食物性质，大致可分为大热、热、大温、凉等。但这种分类并无明显的界限。

①寒凉食物。如西瓜、雪梨等水果属于寒凉食物，性质为阴性，可清热泻火解毒，凉血生津，适合夏季气候炎热，人大汗、口渴时食用，或适合体质偏热之人。阳虚之人应忌寒凉食物。

②温热食物。如狗肉、葱、姜等属于温热食物，性质为阴性，可温散寒邪，适用于秋冬季节气候寒凉时出现四肢冰冷的人群，或适合平时体质偏寒的人群。阴虚内热之人忌温热食物。

2）食物五味。食物的"五味"与药物的"五味"一致，具体指苦、酸（涩）、辛、甘（淡）、咸五味。

①酸味食物。如柠檬汁、话梅、山楂等酸味食物有收敛、固涩作用，适宜虚汗、

久痢、久咳、遗精、滑精等遗泄者食用。酸味入肝，酸味的食物可以增强肝脏的功能；同时酸味食物还可健脾开胃。但是食酸应适度，过食酸味会使胃酸过多，反而不利于肠胃的健康。

②苦味食物。如橘皮、苦瓜、苦杏仁等苦味食物有燥湿、清泄的作用，适合身体有热像的人群食用。例如，苦瓜苦寒，其清泻之力可以达到清热解毒、明目的效果，适宜在夏天炎热之季食用，同时适宜热病烦渴、目赤、疮疡疔肿者服食。

③甘味食物。如饴糖、蜂蜜、桂圆肉等甘味食物有补益强壮作用，甘味入脾，可以补益脾气，适合气血亏虚以及五脏虚羸者食用。甘味虽能补气血，但若过吃甜食容易碍脾胃，易发胖者、动脉硬化症患者、糖尿病患者，应忌吃甜食。

④辛味食物。如辣椒、胡椒、姜、葱等辛味食物有祛散风寒、疏通经络的功能，如外感风寒者，辛味的生姜、葱白等食品可以宣散外寒；寒邪凝滞的胃痛、痛经之人，砂仁、桂皮等辛味食品可以散寒止痛；风寒湿痹者，辛味的白酒或药酒可宣散风寒湿邪、温通血脉。

（5）进食保健

进食宜缓：指吃饭不应过快，应该充分咀嚼食物后下咽。

食宜专致：指在吃饭时应该专心致志，不应耗费心神在别的事情上。

进食宜乐：指进食时应该保持愉悦的心情，肝气条达可使脾胃功能健运，肝失条达可影响脾胃的运化，加重气滞。

（6）食后养生

食后摩腹：将手掌置于腹部，绕着脐周顺时针画圈，可以加强胃肠的消化功能。

食后运动：饭后应该进行一定量的运动，不应立即躺着或者久坐。适度的运动可以促进食物的消化。

食后漱口：注意口腔卫生，每次进食后漱口，避免龋齿等疾病。

3. 不同体质饮食起居调理的特点和要求

体质是一种客观存在的生命现象，是个体生命过程中，在先天遗传和后天获得的基础上，表现出的形态结构、生理机能以及心理状态等方面综合的、相对稳定的特质。在完善原有分类法的基础上，结合临床观察以及古代和现代体质分类的有关认识，现将中医体质分为平和质、气虚质、阳虚质、阴虚质、痰湿质、湿热质、血瘀质、气郁质、特禀质 9 种基本类型，以求全面地反映人群体质类型。其中比较健康的平和质在人群中仅占 32.75%，其他 8 种偏颇体质占到 67.25%。对于保健调理师来说，掌握中医体质学说以及懂得如何应用简单的中成药调理机体，减少疾病发作至关重要，也是治未病的重要内容。

（1）平和质

1）调理特点。不挑食，饮食平衡，维持健康状态。

2）调理要求。保持情绪稳定，不受外来伤害影响。生活上养成积极乐观的态度，遇到情绪波动时及时调整。饮食节制，避免吃过冷过热食物，饮食搭配均衡，少食过于油腻及辛辣之物。养成优良的作息习惯，不宜劳累过度，饭后不要马上睡，保证足够的睡眠，根据自身进行适当调整。

（2）气虚质

1）调理特点。根据脾、胃、肺、肾气虚的相应症状进行适当温补。

2）调理要求。多吃健脾益气的食物，如糯米、小米、大麦、粳米、山药、籼米、黄米、马铃薯、胡萝卜、桂圆、蜂蜜、豆腐、鸡肉、鹅肉、兔肉、狗肉、牛肉、青鱼。少吃耗气的食物，如生萝卜、空心菜等。

（3）阳虚质

1）调理特点。根据自身的状况适当补充阳气。

2）调理要求。可多吃温补阳气（有壮阳作用）的食物，如虾、韭菜、生姜、花椒、胡椒、辣椒、牛肉、羊肉、猪肉、狗肉、鸡肉、带鱼、核桃、栗子等。少吃寒凉的食物，如黄瓜、藕、梨、西瓜、荸荠等。秋冬季节加强保暖，尤其是后背、上腹、下腹和足底部位。夏季不要长时间待在空调房。适当进行户外运动，轻微出汗，促进新陈代谢。

（4）阴虚质

1）调理特点。饮食清淡、少吃肥甘厚腻、燥热食物。

2）调理要求。可多吃甘凉滋阴的食物，如麦冬、百合、瘦猪肉、鸭肉、马蹄、银耳等甘凉滋润之品。少吃辛辣食物，如葱、姜、蒜等。少吃燥热食物，如羊肉等。

（5）痰湿质

1）调理特点。饮食以清淡为主，严格控制过甜、黏、油腻食物的摄入。痰湿生成与肺、脾、肾三脏关系最紧密，所以要重点调理肺、脾、肾三脏的状态。

2）调理要求。少吃肥甘厚腻，少喝酒，饮食要节制。多吃健脾利湿、化痰祛痰的蔬菜、水果，如白萝卜、荸荠、包菜、紫菜、洋葱、枇杷、芥末、薏苡仁、红小豆、蚕豆等。避免居住环境湿气太重，保持相对干燥；注意阴雨天气会带来不适。

（6）湿热质

1）调理特点。以清淡为主，戒烟限酒。

2）调理要求。可选择甘寒、甘平的食物，食物有鸭肉、鲫鱼、芹菜、黄瓜、薏苡仁、茯苓、莲子、红小豆、蚕豆、绿豆、莲藕、空心菜、苋菜等。少吃辛辣食物，少吃羊肉和牛肉、韭菜、生姜、辣椒、胡椒、花椒等辛温助热的食物。保证居住环境相对干燥。

（7）血瘀质

1）调理特点。少食肥甘厚腻食物，注重化瘀。

2）调理要求。可常食用黑大豆、黄豆、海带、紫菜、萝卜、胡萝卜、山楂、桃仁、油菜、玫瑰花、金橘等具有活血、化瘀、散结、行气、疏肝解郁作用的食物。黄酒、葡萄酒和白酒可少量饮用，醋可多吃。及时调整苦闷、忧郁等不良情绪。

（8）气郁质

1）调理特点。多吃疏肝行气的食物，保持心情愉悦。

2）调理要求。多吃一些能够行气的食物，如高粱、蘑菇、柑橘、荞麦、萝卜、洋葱、大蒜、苦瓜、丝瓜、刀豆以及黄花菜、海带、山楂、玫瑰花等具有行气、解郁、消食、醒神作用的食物。多进行户外活动，可以喝咖啡、茶等提神。

（9）特禀质

1）调理特点。饮食清淡、营养均衡。

2）调理要求。多吃益气固表的食物，不吃辛辣油腻生冷食物。少吃荞麦、蚕豆、白扁豆、虾、蟹、牛肉、鹅肉、鲤鱼、茄子、酒、辣椒、浓茶、咖啡等辛辣食物以及腥膻发物或含致敏物质的食物。

三、中医传统功法保健基础知识

1. 中医传统功法保健概述

中医将与人体生命息息相关的精、气、神称为"三宝"。中医传统功法保健强调"调身、调气、调神"以充养"精气神"，使机体达到"阴平阳秘"的状态，以维持旺盛的生命力。

（1）中医传统功法保健的特点

1）以中医理论指导健身运动。阴阳、五行、脏腑、气血、经络等理论是各种传统功法的基础理论，养精、练气、调神是传统功法健身运动的基本要点，以特殊的躯体运动为基本锻炼形式，用整体论的观点来说明健身中精气神的和谐统一。

2）注重意守、调息和动形的协调统一。传统功法强调精神、呼吸和躯体运动的配合，即所谓意守、调息、动形的统一。意守指精神凝一，调息指调节呼吸，动形指躯体运动，统一是指三者之间协调配合，从而达到养生保健的作用。

3）融导引、气功、武术、医理为一体。五禽戏、八段锦来源于导引气功，太极拳、易筋经来源于武术。随着中医传统功法的不断发展，逐渐形成融导引、气功、武术、医理为一体的具有中华民族特色的养生保健方式。无论是哪一种养生保健功法，都会涉及调息、意守、动形。融诸家之长为一体，是中医传统功法保健养生的一大特点。

（2）中医传统功法保健的原则

中医传统功法种类繁多，从动、静角度分为静功和动功。静功是采取坐、卧、站等外表上静的姿势，运用松、静、守、息等方法，着重于身体内部的锻炼；动功是采取和意、气相结合的各种肢体运动及自我按摩、拍击等方法，着重于身体筋骨以及脏腑的锻炼。但不论是动功还是静功，中医传统功法都强调松静自然、动静相兼、练养结合、循序渐进、持之以恒，这就是中国传统功法保健的原则。

1）松静自然。"松"，是指"身"而言；"静"，是指"心"而言；"自然"，是针对练功的各个环节提出来的，即姿态、呼吸、意守、情绪状态都要自然。"松静自然"不但是练功的关键点，也是避免练功发生差错的关键点。

①关于松静。松静就是身心放松。习练中医传统功法取得效果的必要条件之一是身心放松，同时其也是近代心理医学中用于防治因心态焦虑不安而造成身心疾病的合理方式。

所谓身心放松，便是在保持稳定姿势时或在慢速运动过程中，习练者用自我调整的方式，使浑身上下、左右、表里的肌肉、骨骼，五脏六腑及大脑都处于松弛状态。一方面，身心放松能够抑制躯体肌肉骨骼的兴奋性，同时能影响大脑皮层和下丘脑对内脏活动的调节，降低交感神经兴奋性，提升副交感神经兴奋性，减少基础代谢，有利于吸收代谢及机体修复；另一方面，身心放松对心理状态也有良好的调节作用，可减少焦虑，提升专注力，引导身体向自然健康的方向转变。

练功前要先调整心理状态，专注于练功，进入"练功状态"。

松静训练需要由身到心，逐步达到身心放松。依据身心互相影响的理论，借助形体训练使意念得到放松，即先由身体放松再逐渐转到"心"的放松。骨骼肌属于随意肌，可通过先绷紧再放松骨骼肌体会肌肉、身体的放松，为身心的放松奠定基础。假如一时难以达到"心"的放松，可以依靠身体在紧张和放松的反复中感受"松"的状态，学会如何进入"放松"状态。放松的状态需经历一定的训练才可以达到。假如找到让人感到悠闲的"松感"，就可以用潜意识使全身上下放松。可以用自我内心暗示的方法使身体由上而下放松下来，也可以不断念叨一些有利于放松的词句，如"静""松"等。一旦熟练应用这个办法，就能合理并有效地帮助练功者迅速入静。

训练时的杂念、思绪来自日常生活与工作，紧凑的生活节奏会造成焦虑不安、心浮气躁、身心疲惫。所以，要尽量解决可以解决的生活、工作问题，不能解决的问题，练功时要视之为"行云流水"，心中不因问题而起波澜。在日常生活中，要引导自身维持愉快、祥和、满足的心理状态，并培养豁达、大度、乐观的人生境界。日常生活中也要注意调整自我姿势，"行如风，站如松，坐如钟，卧如弓"合乎人体运动力学基本原理，可使身体在焦虑不安的状态中获得放松。"形正则气顺"，为调息、调心做好准备。

②关于自然。"自然"体现在传统功法习练时的一招一式、一呼一吸、一念一意。在习练功法时，不管静功还是动功，不论躺卧、站立还是运动，都需要在自然的前提下进行。体会自然呼吸，换气要平稳，姿势、动作不强求，意守似有似无。功法习练是一个自然的过程，招式的流畅、松沉，呼吸的深长、细匀都会逐渐成为"自然"状态。

做到"自然"更要去体会自然规律，顺应自然规律，达到人与自然的和谐。中医传统功法注重人和大自然的和睦统一，《黄帝内经》提倡"春夏养阳，秋冬养阴"，切合四时阴阳，顺应自然以健康养生。《黄帝内经·上古天真论》曰："……上古有真人者，提挈天地，把握阴阳，呼吸精气，独立守神，肌肉若一。故能寿敝天地，无有终时，此其道生。"习练中医传统功法，身心要切合四季自然法则和转变，积极适应大自然。如冬季不仅要根据自身防寒机能适当增加衣物，还可以通过运动增加产热去御寒。

2）动静相兼。动静相兼就是指"动"与"静"的有效结合，既指意识层面的活动、清静的配搭，也指形体训练方式上的动、静相互配合。

"静中有动，动中有静"，是习练传统功法的原则，不能傻坐、傻站、傻练。同时要讲究"文火"与"武火"的结合运用。在习练静功时要"静中求动"，身体处在相对清静的情况，同时要着重感受身体内气机的变化，即体会"静中有动"。在习练动功时要"动中求静"，外表动而内在静。正所谓"静未尝不动，动未尝不静"。

在形体训练方式上，也就是动功与静功的选用方面，需要动功与静功兼顾。

静功如吐纳、行气、打坐、禅定、静坐等，更注重意识训练，从外表看是静的，但内在要"静中求动"。一般来讲，"静功"对调节阴阳及五脏六腑和稳定心态等更有效，但若单练静功，则体力增强比较慢。

动功如五禽戏、八段锦等，更注重肢体运动，从外观看是动的，但内在要"动中求静"。一般来讲，"动功"对筋骨的强壮、润滑和经络、气血的畅通更有利，但若单练动功，则对神和意识层面的调整就比较少。

只有"静功""动功"配合习练，练形、练气、练神，形神兼备，方可收到事半功倍的效果，正所谓"内练精气神，外练筋骨皮"。动静相兼，要依据习练者的身体素质、精神状态和练功程度的不同，实时灵活地调节动与静的比例。有些人要以动功为主导，有些人应以静功为主导。要注重动静有机结合，以提升和优化人体生活活动功能为目的。

3）练养结合。在中医传统功法养生中，练养结合也有两种含义，一种指练功过程中"练""养"两种状态的交替，另一种指练功与调养的结合。

在习练功法时，"练"指习练者有意识地调整身体，摆好姿势，放松身体，调整呼吸，集中意守等一系列过程，而"养"指经过上述一系列有意识活动后，使自己保持在一种轻松舒适的"入静"状态。一次习练过程可能是数次"练""养"的交替进行。"练"通常使用"武火"，意念较强；"养"通常使用"文火"，意念似有似无。"练""养"也可以是相互促进的。"练"中有"养"可使练得恰到好处，不致用意过重；"养"中有"练"可使养的时间延长，使养的质量提高。

练养结合也指练功和自身调养的结合。练功增强抵抗力，促进身体健康的效果是比较突出的，但如果只注重练功，不注重平时调养，损耗太多，同样达不到保健养生的目的。

从"动功""静功"的角度来看，可以理解动功是"练"，静功是"养"。练养结合也要合理选择动功、静功进行搭配，并注意练功的强度。

4）循序渐进，持之以恒。中医传统功法练习，动作尽管简易，但要把握娴熟，需历经一段时间才可以实现。

①动作、呼吸、意念的训练要循序渐进。首先是学练动作时要循序渐进，即要在搞清每一个动作的前提条件下，一招一式地训练，姿势要保证标准。

在掌握全套动作后，接着需要把呼吸再加上去。规定呼吸和动作相互配合得当，务求保证在平静自然的情况下，再加上呼吸。呼吸要保证匀、细、绵、长，顺畅轻松。要想做到这一点，不历经长期训练是做不到的。

当较为自然地掌握了动作，呼吸也基本达到要求后，就要逐渐加上意念。要留意，意念配合是在动作与呼吸运行全过程中运用意念的活动。刚入门学习时，意念可重一些，等到了一定水平，意念应放轻，到习练娴熟时，意念要轻到感觉不到的水平（即"无意念"）。

②练功时间安排和练功强度也应逐步增加。要依据自身身体情况慢慢提升练功强

度和习练时间，但不可以超越自身身体素质的限度，过急地提高练功时间和强度。

2. 常用中医传统功法简介

（1）放松功

放松功是初学气功者应首先学习掌握的入门静功，是深入学习高级功法前应该掌握的基本功。其采用或卧或坐或站等姿势，通过有步骤、有节奏地放松身体各部位，结合默念"松"字诀，把全身调整到轻松、舒适、自然的状态。

常见的三线放松法，可取坐位或仰卧位，全身放松。

1）按三条线从上到下依次想象放松。

颈肩臂线：头部两侧→颈部两侧→两肩→两上臂→两肘→两前臂→两腕→两手→十个手指。

体前线：面部→颈前→胸部→腹部→两大腿前→两膝→两小腿→两脚→十个脚趾。

体后线：后脑部→后颈→背部→腰部→大腿后→两腘窝→小腿后→两足跟→两脚底。

2）自然呼吸，呼吸与线性放松相配合。吸气时想象身体不同部位，呼气时默念放松。

3）放松至每条线的最后部位，即手指、足趾、足底时，可反复自然呼吸十余次。

放松功做完后，可进行内养功练养结合。取卧、坐不同姿势，通过意守和呼吸锻炼，达到大脑静、脏腑动的目的。练养相兼，意守腰与肚脐之间的下丹田，似有似无，充养丹田之气。对神经、循环、内脏保健，尤其是消化系统和呼吸系统功能活动都有很好的调整作用。

（2）站桩功

站桩功是中国武术特有的一项训练，是一种极具代表性的内家拳训练模式。站桩功可细分为技击桩和健身桩，并在站桩培养混元力的基础上再进行试力、走步、发力，是一种形体精神同时锻炼的功法。

健身桩中的撑抱桩站法：两脚平行分开与肩同宽，两膝微曲，胯部微收，臀部似坐非坐，背微后靠，臀下及两股之间似各有一气球。两手环抱胸前，手心向内，如抱一气球，手与肩平，手高肘低，手指分开如抓一头部大小的气球，两手手指指肚相对，腕部要直，手距胸部尺许，肘部夹角大于直角，腋下可容球，肩撑肘横，头顶与脚跟相连，全身上下如一弹簧。全身放松，目视前方。想象自己头顶天，脚踩地，抱着一棵参天巨树，体会前后、左右、上下的争力，同时要松静自然。

（3）六字诀

六字诀属吐纳养生法，通过呼吸导引，充分诱发和调动脏腑的潜在能力，以防病治病抗衰老。

吐纳养生为传统养生法。《庄子·刻意》曰："吹呴呼吸，吐故纳新，熊经鸟申，为寿而已矣。"《养性延命录》曰："凡行气，以鼻纳气，以口吐气，微而行之名曰长息。纳气有一，吐气有六。纳气一者谓吸也，吐气六者谓吹、呼、嘻、呵、嘘、呬，皆为长息吐气之法。"《修习止观坐禅法要》曰："但观心想，用六种气治病者，即是观能治病。何谓六种气，一吹、二呼、三嘻、四呵、五嘘、六呬。此六种息皆于唇口中，想心方便，转侧而坐，绵微而用。"《卫生歌》曰："春嘘明目夏呵心，秋呬冬吹肺肾宁。四季常呼脾化食，三焦嘻却热难停。发宜常梳气宜敛，齿宜数叩津宜咽。子欲不死修昆仑，双手摩擦常在面。"

六字诀操作比较简单，鼻吸口呼，呼气时配合默念字声，不要发出声音。按照嘘、呵、呼、呬、吹、嘻的顺序，每字各念6遍，呼吸长短相等，此为五脏通治法。用与病症相应脏腑的字，如肝的病症念嘘字，吸短呼长，为辨证治脏法。

（4）五禽戏

五禽戏是中国最早成套的仿生导引法，通过效仿野兽动作以达到健身的目的。《后汉书·华佗》中有记载："吾有一术，名五禽之戏，一曰虎，二曰鹿，三曰熊，四曰猿，五曰鸟。亦以除疾，兼利蹄足，以当导引。"

禽，在古代特指野兽一类的动物。五禽，指虎、鹿、熊、猿、鸟五种野兽。戏，即游戏之意。五禽戏，是指效仿虎、鹿、熊、猿、鸟五种野兽的姿势和动作，组编而成的一套健身功法，具有强身健体、防病治病、愉悦身心、延年益寿的功效。

五禽戏动作各有不同，如虎之刚、鹿之温、熊之缓、猿之灵、鸟之动。虎戏包括"虎举"和"虎扑"，仿虎之威猛；鹿戏包括"鹿抵"和"鹿奔"，仿鹿之安舒；熊戏包括"熊运"和"熊晃"，仿熊之沉稳；猿戏包括"猿提"和"猿摘"，仿猿之灵巧；鸟戏包括"鸟伸"和"鸟飞"，仿鸟之轻盈。习练时，应依据每个动作的不同特点而进行，动作宜自然伸展。

五禽戏属古代导引术，要求意守、调息和动形互相协调配合。意守可以使神志安静，神静则可以培育真气，调息可以促进气机的运行，动形可以强筋健骨。因为是模仿五种禽兽的动作和姿态，所以，意守的部位不同，动作不同，所达到的效果也有所区别。五禽戏的五种功法各有所侧重，但又是一个有机的整体。如果习练者经常练习而不间断，则具有养神志、调气血、益脏腑、通经络、强筋骨、利关节的作用。神静而气足，气足而生精，精足而化气动形，精、气、神合一，则有利于健康，免受外邪侵袭。

（5）太极拳

太极拳是以儒、道哲学中的太极、阴阳理念为核心思想，集技击对抗、强身健体、颐养性情等多种功能为一体的，内外兼修、刚柔相济的中国传统拳术。太极拳源远流长，流派众多。

太极拳具有特殊的技击性、突出的哲理性和明显的健身性。作为我国传统健身功法，太极拳已从重视实战技巧演化为兼具健身养生功能的拳术。因其动作舒展流畅，动中有静，形气相随，外可活筋骨，内可行气血、调脏腑，深受广大人民群众的喜爱。

"太极"之名来自《易传·系辞传》："易有太极，是生两仪。""太极"指天地万物初始的"浑元之气"，其动而生阳，静而生阴，阴阳二气互根互用。太极图呈浑圆一体、阴阳合抱之象，太极拳以此为基础，形体姿势以圆为本，一招一式均由各种各样的弧形姿势构成，故观其形，连绵不断，圆活连贯，变幻无穷；观其内，则以意领气，运于全身，如环无端，循环往复。意领气，以气动形，内外合一，形、神兼具，浑然一体。

太极拳以技击动作为主体，其核心是劲，由此产生了逐项技术要求。太极拳讲求整劲，阴阳相合。在含胸拔背、虚灵顶劲、松腰坐胯、气沉丹田的基础上，通过身体各个部位的上下、前后、左右不同方位的对向用力，从而产生出太极拳的混元劲。动作时，"其根在脚，发于腿，主宰于腰，形于手指"，以腰为主宰，节节贯穿，一动而无不动，上下左右相随，浑圆一体，外动于形，内动于气，产生太极拳的掤、捋、挤、按、采、挒、肘、靠。而太极拳劲的产生需要松沉，与日常用力方式有所差别，称为"换劲"。正如杨澄甫提出的《太极拳说十要》："虚灵顶劲，含胸拔背，松腰，分虚实，沉肩坠肘，用意不用力，上下相随，内外相合，相连不断，动中求静。"

太极拳是一种重视意念、呼吸、动作协调配合的运动，"以意领气，以气运身"，用意念引导身体动作，用呼吸协调动作，"内外合一"融武术、气功、导引于一体。太极拳将意、气、形合一，使人体的精、气、血、皮肉、筋骨、脏腑均得到滋养或锻炼，达到"阴平阳秘"的调和状态。恰如《黄帝内经·素问·上古天真论》所言："提挈天地，把握阴阳，呼吸精气，独立守神，肌肉若一。故能寿敝天地，无有终时，此其道生。"

（6）八段锦

八段锦是由八节动作组成的健身功法，故名"八段"。"锦"，本义是有彩色花纹的丝织品，此处引申为美好的事物。由于八段锦可以强身健体，人们像珍视绚丽多彩的锦缎一样对待它，故称为"八段锦"。

历史上八段锦分类颇多，如坐八段锦、立八段锦，文八段锦与武八段锦等。

八段锦之名最早出现在南宋《夷坚乙志》，其所说为坐势八段锦，具体内容首见于《活人心法》："闭目冥心坐，握固静思神；叩齿三十六；两手抱昆仑，左右鸣天鼓，二十四度闻；微摆撼天柱；赤龙搅水津，漱津三十六，神水满口匀，一口分三咽，龙行虎自奔；闭气搓手热，背摩后精门；尽此一口气，想火烧脐轮；左右辘轳转，两脚放舒伸；叉手双虚托，低头攀足频；以候逆水上，再漱再吞津；如此三度毕，神水九次吞，咽下汩汩响，百脉自调匀；河车搬运讫，发火遍烧身。邪魔不敢近，梦寐不能昏，寒暑不能入，灾病不能迍。子前午后作，造化合乾坤；循环次第转，八卦是良因。"后世有称"十二段锦"者。

关于立八段锦的记载首见于南宋《道枢·众妙篇》："仰掌上举以治三焦者也；左肝右肺如射雕焉；东西独托，所以安其脾胃矣；返复而顾，所以理其伤劳矣；大小朝天，所以通其五脏矣；咽津补气，左右挑其手；摆鳝之尾，所以祛心之疾矣；左右手攀其足，所以治其腰矣。"后几经演变，清末《新出保身图说》首次以八段锦命名，除歌诀外，还绘有图像，形成较完整的动作套路。

健身气功八段锦即立式八段锦，分为八节：双手托天理三焦，左右开弓似射雕，调理脾胃需单举，五劳七伤往后瞧，摇头摆尾去心火，两手攀足固肾腰，攒拳怒目增气力，背后七颠百病消。

八段锦是形体运动与呼吸相互配合的健身功法。肢体活动可以伸展筋骨，疏通经络；与呼吸相合，则可益气活血、周流营卫、调节气机。八段锦的每一段都有其习练的重点，汇总起来，则是对五官、颈部、躯体、四肢、腰、腹等全身上下各位置进行锻炼，对相对的内脏器官及其气血、经脉起到了健康保健、调养功效，是人体全方位调理的运动健身功法。

（7）易筋经

"易"指改换、脱换、改变，"筋"指肌肉、筋骨，"经"指方法、经典。从字面上理解，"易筋经"是指舒展肌肉、骨骼，使全身上下经脉、气血顺畅，进而达到身心健康、祛病延年功效的一种传统养生保健功法。

《易筋经》相传为菩提达摩所创，但历史上版本甚多，内容大多不同。"易筋经十二势"首见于明末《易筋经》辑本，后附有《洗髓经》，在清代辑入《卫生要术》《内功图说》。

健身气功易筋经共计十二势：韦驮献杵，横担降魔杵，掌托天门，摘星换斗，倒拽九牛尾，出爪亮翅，九鬼拔马刀，三盘落地，青龙探爪，卧虎扑食，打躬，工尾。

肢体活动主要以形体屈伸、俯仰、扭转为特点，用力时应使肌肉缓缓收缩至紧张状态，然后缓缓放松。在动作过程中，可使肌肉、筋骨得到有意识的收缩和伸展；长期坚持练功，能滋养肌肉、韧带，提升肌肉收缩和舒张能力，达到"伸筋拔骨"的效果。易筋经同样是一种意念、呼吸、动作协调配合的功法，能通畅调和全身经络、气血及五脏六腑。

对于青少年儿童而言，易筋经锻炼能够改正人体的欠佳姿势，促进肌肉、人体骨骼的成长发育；对于年老体弱者来讲，可以防止老年性肌肉萎缩，促进血液循环，调整和加强全身的营养和吸收，对慢性疾病的恢复以及延缓衰老都有很大好处。

3. 不同体质运动保健特点及要求

在中医体质学的知识体系中，现代中医通常将人的体质分为九种。每种体质所对应的运动养生方法也不尽相同。

（1）平和质

"不损不忧，随遇而安"是平和体质的人最重要的养生方法。制订运动锻炼计划时，应依据年龄、性别、喜好，应遵照由浅入深、适可而止的原则。锻炼应注重全方位、多种多样、平衡，合乎"天人相应，顺其自然"的核心理念，合理挑选四季运动的方法。

（2）气虚质

气虚体质的人适合柔缓的运动，适合在空气新鲜之处散步、打太极拳、做运动等，并坚持不懈。平常可以自己按摩足三里穴。不适合做高负载运动和易出汗运动。也可以训练"吹"字功，两腿闭拢站立，双手交叉平举过头，弯腰，双手碰地、继而蹲下，双手抱膝，心中默念"吹"字音，可一次性做十余次，这属于"六字诀"中的"吹"字功，常练有固肾精的作用。

（3）阳虚质

由于"动则生阳"，所以阳虚者更要锻炼身体、一年四季锲而不舍。可做一些舒缓温和的运动，具体项目因个人精力而定，如散步、跑步、太极拳、五禽戏、八段锦、舞蹈及站桩功等。也可自主按摩气海、足三里、涌泉等穴位，或常常灸足三里、关元。可适度蒸桑拿、温泉疗养。必须留意的是夏季不适合做太过强烈的运动，冬天要避免在风、寒、雾、雪及空气污染的环境下锻炼。

（4）阴虚质

阴虚体质的人不适合活动度较大的运动，重点是调理肝脏功能，适合做中小强度、间歇性的身体锻炼，可挑选太极、八段锦等动静相兼的传统健身运动。锻炼时要控制出汗量，缺少水分时应立即补充水分。皮肤过于干燥的人，可多游泳，不适合桑拿浴。

（5）血瘀质

血瘀体质的人经络气血经常运行不畅，可通过运动促进全身上下经络气血顺畅，五脏六腑调和。平常可多做有利于促进气血运行的运动，如太极拳、舞蹈等。此外，血瘀体质的人常常患有心脑血管病，故应尽量避免高强度、大刺激运动。如果在运动时出现胸闷气短、呼吸不畅、脉率明显加速等不适感，应终止运动，立即去医院检查。

（6）痰湿质

痰湿体质的人多身材肥胖，常出现困乏等症状，故应长期坚持不懈地锻炼身体，可挑选散步、跑步、游泳、球类运动、传统武术、八段锦、五禽戏等运动方式。可依据个人身体情况适度做一些长时间的有氧运动。下午 2:00—4:00 是最好的运动时间，慢慢提升运动量，以增加肌肉力量。

（7）湿热质

湿热体质的人适合做高强度、运动量较大的运动。首选的运动方式是游泳，可以让多余的阳气得以疏散。因为夏天温度相对较高、环境湿度大，最好挑选在早晨或黄昏较清凉时锻炼。

（8）气郁质

气郁质的人应尽可能多参加户外活动。可适当进行较大强度、大负荷的体育运动，如慢跑、爬山、游泳、传统武术等。宜多报名参加集体性的户外活动，如球类运动等，便于拓展社交，避免孤独症趋向。选择项目需注重自身兴趣爱好。此外，宜多报名参加休闲活动，既欣赏自然风光，也能调节精神状态，对提高身体素质也有很大的好处。

（9）特禀质

特禀质的人应积极参加各种各样体育项目，增强身体素质。特禀体质以进行游泳等水上运动项目为宜，锻炼时注重因人而异，量力而为，由浅入深。耐低温锻炼可增强体质，是缓解过敏反应的有效方式，应选择从天气炎热时开始，逐渐适应，切忌突然进行，要给身体一个适应的过程。

四、中医情志调理基础知识

情志指情感、心志，属于人的精神活动，是机体对外界环境刺激的情绪反应。正常的情感有益于身心健康，反之，异常的情绪可能对健康不利，甚至会导致疾病的发生。中医将人的情志活动归纳为"七情"，即喜、怒、忧、思、悲、恐、惊，并认为喜为心志，怒为肝志，悲（忧）为肺志，思为脾志，恐（惊）为肾志。七情是内伤病症的首要致病因素，"怒伤肝，喜伤心，思伤脾，忧伤肺，恐伤肾"，情绪变动过于剧烈或持续时间过久，都可能影响脏腑功能状态，导致疾病发生。

《黄帝内经·上古天真论》曰："虚邪贼风，避之有时，恬淡虚无，真气从之，精神内守，病安从来。"精神情志调节有益于身体健康、防病保健，有助于延长寿命。

1. 中医情志调理方法

情志调理是指为了防治疾病、延年益寿而对自我情志进行调控干预，以免对身心健康造成影响。

要保持良好的情绪，平时应修身养性，培养乐观心态，心胸宽广、兴趣广泛，适当采取功法调神，减少消极情绪干扰。如果遇到苦恼忧伤之事，可通过参加娱乐活动或与志趣相投的朋友促膝谈心、疏导宣泄、转移思维，从而解脱不良情绪的影响。

中医情志调理的原则为清净调神，修身养性，避免情志变化过激过久，要学习调理异常情绪以及心理调理的方法。

（1）清净调神

中医传统功法重三调，即"调身、调息、调心"，调心即调神。中医情志调理的实质是调神，清静养神被认为是情志调理养生的基本方法、首要方法。

静养是指人的精神情志活动保持在淡泊宁静的状态，闭目养神，闭目定志。少思寡欲，有利于心静神凝，尤其在精神紧张、情绪激动、身心疲劳的情况下，闭目养神片刻，往往能使人心平气和、思绪冷静、精神内守、坦然舒畅。

清净调神与修身养性相结合，神宁则气机平和，则人精神充足，生机勃勃，可至长寿。常用的功法有放松功、内养功或观想。

清净养神首先要对"神"有一定认识，所养之神为"元神"。道家认为，神分为先天之神与后天之神。先天之神又称为"元神"，后天之神又称为"世神"或"欲神"。元，有本无、根本、原始之义。元神指与生俱来的，禀受于先天的神气，与出生后由外景事物为心所任而逐渐产生的后天识神有着本质的区别。正如宋代张伯端所说："夫神者，有元神焉，有欲神焉。元神者，乃先天以来一点灵光也；欲神者，乃后人所染气禀之性也。"一般人先天元神为后天识神所蔽，昼思夜梦如云遮月，因而元神隐退，识神常日主事。若能静定归一、无思无念，识神自然隐退，元神真性显现。初静坐时，思绪万千，情绪波动，应静观其变，视之为"行云流水"，后渐心平气和，处于恬淡虚无的境界。此时呼吸绵绵，若存若亡，无思无虑，飘飘欲仙，恍恍惚惚。此即清净养神之状态。

（2）修身养性

修身养性即注重道德培养，心境安稳，心态平和，顺应自然规律，不生妄念，专注于自己的生活，使人的生理和心理平和，达到养生保健的目的。更接近于儒家之养"浩然正气"。

良好的道德修养是情绪稳定的基础，我国历代养生家都非常重视道德修养，并提出了"仁者寿"的理论，即大多数长寿者都有较好的道德修养。首先要心态乐观，树立光明磊落、无愧无疚、宠辱不惊的人生观，对生活、对未来充满希望，即使遭遇灾厄也能调整心态，昂扬向上。如范仲淹《岳阳楼记》所言："不以物喜，不以己悲。"修养自身境界，阅尽沧海桑田，终究不为其所动，闲看花开花落，坐览云卷云舒。其次要胸阔宽广，对异己、陌生者有包容心态。孔子云："君子坦荡荡，小人长戚戚。"胸怀坦荡、光明磊落，自然心神安宁，有利于身体健康、延年益寿。修身养性还要减少欲念，降低对名利的欲望，正确对待个人得失；要善以待人，长存仁爱之心；要知足常乐，珍惜自己拥有的，并发自内心地去热爱、守护它；要忍耐礼让，"忍一时风平浪静，退一步海阔天空"，在情绪激动、矛盾激化时，切不可再火上浇油，在合理的范围内尽量忍让。修身养性，淡薄处世，风轻云淡，清净养神方可达到精充气足神全。

淡泊名利应注意掌握度，人生长于社会中，在生理条件许可的限度内要积极、正确地追求正常的生活。适度用神会使神思敏捷、精神健旺，荒废神思会致使精神懈怠、迟钝健忘而衰老早至。掌握好用神的度，恰当、合理地处理养神与用神的关系，才是正确把握"恬淡养神"的实质，对保健防衰才具有实际意义。

（3）避免情志变化过激过久

人总会有情绪，但只要及时调整就会重回平和状态。

1）避免过度喜悦或愤怒。喜怒之情，人皆有之。喜是乐观的外在表现之一，对人体的正常生理功能具有促进作用。像范进中举那样过度喜悦，就会影响身体健康，甚至致病。在工作、生活中难免会遇到不合心意之事，即将发怒时应当想想发怒的不良后果，使情绪发之于情、止之于理。同时，遇事要冷静，力求忍耐、镇定，要时刻提醒自己制怒，特别是平素脾气急躁之人，可以在醒目之处写下"少怒""戒怒""怒伤身"等警句，避免过怒。

2）减少思虑。人不可无思，但过则有害，思虑发于心，主于脾，过度思虑，则心神过耗而不复，脾气留滞而不行，常常出现头晕、心慌、失眠、多梦、胃口差、消化不良等症状。久则神疲乏力，形体消瘦，精神萎靡，脘腹痞胀或疼痛。思虑太过容易伤神，故而日常需要减少思虑来保养精神。

3）减少悲伤或忧愁。深陷悲伤或忧愁之中难以自拔，日久耗气伤神，变生他症。减少悲伤与忧愁，需要树立正确的人生观，看透世事变化，明白生老病死是自然规律，以积极进取的心态处置悲哀厄运；还要善于换位思考，站在不同的角度看待事物，避免沉浸于悲愁中。《黄帝内经·灵枢·天年》云："六十岁，心气始衰，苦忧悲。"老年人由于精气亏虚，心气不足，容易产生忧悲之苦。悲忧不已则又会进一步损伤神气，加速衰老，所以老年人特别应该注意怡悦情志，防止悲忧。

4）避免惊恐。过度受惊会使人恐惧不安、魂飞魄荡。中医认为，恐惧过度会损耗肾气，令精气下陷不能上升。轻者事过可恢复常态，重者则身心受挫，无法恢复，久而不愈。所以，要远离能引起惊恐的人或事，另外还要逐步提升心胆之气，遇事不惊，泰然处之。

（4）异常情志调理

调理异常情志的方法，除了进一步加强修身养性，使用清净调神法，还可采用宣泄法、移情法、升华超脱法等。

1）宣泄法。将自身调节不了的情绪通过适当的方式发泄出去，如大哭一场或大喊一声。适当的宣泄有助于疏导情志，使人气清神明；但要注意发泄不良情绪时必须保持清醒，不失理智，并应学会通过正当的途径和方法来宣泄，不可采用冲动不理智的行为方式，否则非但无法发泄不良情绪，反而会带来新的烦恼，引起更严重的负面情绪。

2）移情法。即通过一定的方法和措施转移人的情绪以解脱不良情绪刺激。有些人患病后，整天胡思乱想，陷入苦闷、忧愁，甚至紧张、恐惧之中。在这种情况下，要分散对疾病的注意力，使其思想焦点从疾病转移于他处，或改变周围环境，避免与不良刺激接触。转移注意力即改变内心情绪的指向性，根据人所处环境、个人经历、经济条件等因素，有各种不同的具体方法，比如听音乐、看电影、旅游、运动等，但转移注意力并不是压抑情感，愤怒者要疏散怒气，悲伤者要冲淡悲伤情绪，远离引发消极情绪的环境与氛围。

3）升华超脱法。即把身心创伤等不良刺激转变为奋发向上的动力，化消极情绪为动力，全身心投入工作、生活中，通过工作、生活排解心中郁气，以此达到心境平和。不但能化解不良情绪的干扰，还可能在事业、生活中取得成就。

（5）心理方法及技术应用

对于情志异常的宾客，除了清净养神功法、修身养性指导外，保健调理师可对宾客进行心理疏导和调理。

现代医学模式已从单纯生物学模式向生物－心理－社会医学模式转化，健康的定义也从单纯身体健康向身体－心理－社会健康合一转变。健康养生保健需要保健调理师与宾客聊三观（自然观、世界观、人生观），并对宾客的健康进行身心两方面的评估，从形、气、神多方面对其进行调理。关于神层面可以帮助宾客去回忆产生纠结的原始事件，分析其错误信念，并在实践过程中予以脱敏，解除异常情绪在脑海中的萦绕。

言语开导法作为中医情志疗法的重要手段，不同于思想教育工作，它对指导与被指导双方都有一定的要求，尤其要求指导者具有较强的语言表达能力，善于分析，善于发现被指导者的症结。要站在客观的角度，针对不同情绪的形成原因，动之以情，晓之以理，说理透彻，言语中肯，使被指导者心悦诚服，得到宽慰同情，不用药物也可取得良好的治疗效果。

言语开导法是用解释、鼓励、安慰、保证的方法解除宾客的思想顾虑，促进康复。心理开导最常用的方法是解释、鼓励、安慰。解释是开导法的基础，它是向宾客讲明身心病症的前因后果，解除其思想顾虑，使其对病症有一定的认知。而鼓励和安慰则是在宾客心理受到创伤、情绪低落之时实行的康复方法。

中医情志调理还可运用以情制情法。中医根据情志及五脏间五行生克的理论，用互相制约的情志来干扰和转移对机体有害的情志，达到调理情志的目的。如喜伤心者，以恐（惊）胜之；思伤脾者，以怒胜之；悲（忧）伤肺者，以喜胜之；恐（惊）伤肾者，以思胜之；怒伤肝者，以悲（忧）胜之。注意以情胜情疗法属于用一种过激情志去调节另一种失调情志的方法，因此对于施术者要求较高，要求施术者有丰富的临床经验，且要掌握好时机、地点和幅度，不能一味为了疗效而滥施此术，以免引起医源性的情志失调。

对于患某些身心病症或情志障碍者，非医疗手段不奏效，便需要建议其去医院精神科就医，进行医疗干预。

2. 不同体质情志调理的特点及要求

九种体质的创立人王琦在他的心身构成论中提出："体质是特定身体素质和一定心理素质的综合体，是'形神合一'思想在体质学说中的具体表现。"

（1）平和质

1）情志特点。保持心境平和，恬淡虚无，宠辱不惊。

2）调理要求。平和体质的人调理情志的方法可以参照前述情志调理方法，需及时调理，尽早重视，认真执行，才能快速有效地解决情志异常引发的一系列身体健康问题。

（2）气虚质

1）情志特点。气虚之人性格内向，情绪不稳定，胆小，不喜欢冒险。

2）调理要求。结合气虚之人的情志特点，即思则气结，过思伤脾，悲则气消，悲伤肺，因此气虚者不可过于思虑和悲伤。若情志异常，可参照上述情志养生之法。气虚者对外界环境适应能力较弱，不耐受风、寒、暑邪。平素体质较弱，卫表不固容易受风而致感冒或生病后机体抵抗能力降低，易迁延不愈。易患内脏下垂、虚劳等病。

（3）阳虚质

1）情志特点。阳虚者性格多沉静、内向。

2）调理要求。阳虚质的体型没有胖瘦的偏向，单纯体型偏胖或偏瘦均不能诊断为阳虚质。一般来说，阳虚质多形体白胖，肌肉松软不实。阳虚者常情绪不佳，心阳虚者易悲，肝阳虚者易恐，因此阳虚者需少悲忧，避惊恐。阳虚者发病时一般表现为寒证，或易从寒化，易病痰饮、肿胀、泄泻、阳痿，且不耐受寒邪，耐夏不耐冬，易感湿邪。

（4）阴虚质

1）情志特点。阴虚者性情急躁，外向好动，活泼。

2）调理要求。阴虚者多体形瘦长，性情急躁，容易发火，平时需克制情绪，学会以平常心对待七情五志改变时引发的情绪波动。平时容易产生阴亏燥热的病变，或者生病后表现为阴亏症状，平素不耐热邪，耐冬不耐夏，不耐受燥邪。

（5）痰湿质

1）情志特点。性格偏温和，稳重恭谦，和达，多善于忍耐。

2）调理要求。痰湿体质的人一般体形肥胖，腹部肥满松软。根据情志特点，痰湿之人遇事当保持心境平和，及时消除不良情绪，忌大喜大悲。此类人容易出现中风、消渴、胸痹等病证，对梅雨季节及潮湿环境适应能力差，易患湿证。

（6）湿热质

1）情志特点。湿热质者性格多急躁易怒。

2）调理要求。湿热质者形体偏胖。根据情志特点，这类人需时刻保持理智，排解消极的情绪，达到身心顺畅。湿热质者容易生疮疖、黄疸等病证，对潮湿或气温偏高的环境适应能力差，尤其是夏末秋初湿热交蒸的时候。

（7）血瘀质

1）情志特点。性格内郁，易烦，急躁健忘。

2）调理要求。血瘀质者瘦人居多。常心烦、急躁、健忘，或忧郁、苦闷、多疑。苦闷忧郁会加重血瘀，血瘀质者应保持心情愉快、乐观，及时消除不良情绪，防止郁闷不乐而致气机不畅、血行受阻。血瘀质者易患出血、痛经、闭经、中风、胸痹、症瘕等病，不耐受风邪、寒邪。

（8）气郁质

1）情志特点。性格内向不稳定，忧郁脆弱，敏感多疑。

2）调理要求。气郁者形体大多偏瘦，比较敏感，对环境适应能力较差，易受刺激，从中医角度讲，可以用"喜"的情感来治疗"悲忧"，故而这类人需主动寻找欢乐，可以看喜剧、听音乐等来纾解情绪。气郁者容易生癫证、抑郁、脏躁、百合病、不寐、梅核气、惊恐等病证，对精神刺激的适应能力较差，不喜欢阴雨天气。

（9）特禀质

1）情志特点。因禀质特异情况而不同。

2）调养特点。特禀质者大部分外形无特殊，少部分有畸形或有先天生理缺陷。特禀体质者可以根据不同的体质倾向，参考前文各种体质疗法。特禀质者需要合理安排作息时间，劳逸结合，正确处理工作、学习和生活的关系，尽量避免情绪波动过大。过敏体质的人容易发生药物、食物过敏，也容易患花粉症。患遗传疾病如血友病、地中海贫血、中医"五迟""五软""解颅"等者；患胎传疾病如胎热、胎寒、胎惊、胎弱等者，环境适应能力差，就如过敏体质者对过敏季节适应能力差，易引发宿疾。过敏性体质是特禀体质中比较重要的一种，并且可以人为地进行干预，减少发病次数。由于先天禀赋不足、遗传等内在因素以及环境、药物、社会等的外在因素影响，特禀质者的形体、心理、行为、发病倾向等方面存在诸多差异，病机各异。

五、饮食起居、功法锻炼、情志调理的个性化方案

根据每人体质不同，所用饮食起居、功法锻炼、情志调理的方法亦不同。

1. 平和质的调理方案

饮食起居：不暴饮暴食，不偏食，保持膳食平衡，保持健康体魄。

功法锻炼：不伤不忧，顺其自然。根据年龄、性别、爱好选择适合的锻炼方式，循序渐进、适可而止，不可专注做一项运动，需全面、多样、均衡。

情志调理：平和质的情志调理具体可见前述相关内容。

2. 气虚质的调理方案

饮食起居：需补气养气，因肺主一身之气，肾藏元气，脾胃为"气生化之源"，故

饮食需温补肺、脾、肾三脏，起居需规避风邪、寒邪。

功法锻炼：气虚质适宜柔缓的运动，应循序渐进，宜在空气清新之处散步、打太极拳、做操等，并持之以恒。

情志调理：除了避免过悲过思外，当悲思的不良情绪出现时，可根据中医五行相克原理，用"怒胜思"的方法，通过激怒对方来达到治疗效果。

3. 阳虚质的调理方案

饮食起居：饮食上以温补气血为调养重点，起居避寒邪、湿邪。

功法锻炼：可做一些舒缓柔和的运动，具体项目因体力强弱而定，如散步、慢跑、太极拳、五禽戏、八段锦、内养操、各种舞蹈以及强壮功、站桩功，长寿功等。

情志调理：可选用"思胜恐""喜胜悲"两种方案。

4. 阴虚质的调理方案

饮食起居：饮食宜清淡，远肥腻厚味、燥烈之品；起居上规避热邪、燥邪。

功法锻炼：不宜选择过激活动，着重调养肝功能，适合做中小强度、间断性的身体锻炼，可选择太极拳、八段锦、保健功、长寿功等动静结合的传统健身项目，可着重练习咽津功法，锻炼时要控制出汗量，及时补充水分，皮肤干燥的人，可多游泳，不宜蒸桑拿。

情志调理：可选用"喜胜怒""悲则气消"等方案。

5. 血瘀质的调理方案

饮食起居：饮食需少食肥肉等滋腻之品，食用活血化瘀的食物，起居避风邪、寒邪。

功法锻炼：可多做有助于促进气血运行的项目，如太极拳、太极剑、健身操、各种舞蹈、步行健身法等。

情志调理：血瘀质者易惊易恐，在这种情况下，消除疑惑便是最好的方法。

6. 痰湿质的调理方案

饮食起居：饮食需注意以清淡为主，控制肥肉及甜、黏、油腻食物的摄入，起居避湿邪。

功法锻炼：需长期坚持体育锻炼，散步、慢跑、游泳等各种运动均可选择。

情志调理：避免大喜大悲。

7. 湿热质的调理方案

饮食起居：饮食需以清淡为主，减少饮酒，起居避湿热邪，夏秋之交尤甚。

功法锻炼：适合做大强度、大运动量的锻炼，让多余阳气散发出来，游泳为首选，也可进行其他如长跑、爬山等有氧运动。

情志调理：以戒躁戒怒为主，发生疾病时可用"怒则气上，恐则气下"的原则，用恐制怒。

8. 气郁质的调理方案

饮食起居：饮食上应多食疏肝行气的食物，避免情绪低落，起居应选取舒适的环境，减少刺激，规避容易让人情绪低落的阴雨天。

功法锻炼：尽量进行户外运动，可坚持进行一些较大强度的运动锻炼，如跑步、登山、游泳、武术等；宜多参加群体性的体育活动，如打球、跳舞、下棋等，以便融入社会，防止自闭倾向，项目选择一定要强调与个人爱好和兴趣培养的有机结合。

情志调理：可用"喜胜悲"的方案。

9. 特禀质的调理方案

特禀质者可根据不同气质偏差，循前述方案进行调理。

职业模块 ⑤

保健调理技术

基本知识

本职业模块包括刮痧、拔罐、艾灸、砭术基本知识，分别对各种保健调理技术的概念、作用原理、基本操作、适应范围、禁忌证、注意事项进行了简单介绍。通过本职业模块学习，保健调理师可对保健调理技术形成初步了解，搭建起保健调理服务流程的整体框架：健康信息采集、健康风险评估、保健调理及健康指导。

中医保健调理技术包含多种中医特色方法，按摩推拿、艾灸、拔罐、刮痧、砭术等体表的机械、温热刺激，可以对运动系统等体表组织及功能产生调整作用，同时体表刺激可对内在脏腑产生调节作用。保健调理技术操作并不复杂，重要的是利用中医、西医理论指导技术操作，发挥其有效性，取得实实在在的调理效果。

培训课程 1 刮痧基本知识

一、基本概念

刮痧是以中医脏腑经络学说为理论指导、遵循"急则治其标"的原则，借助刮痧工具，对体表皮肤的特定部位进行刮摩，使局部皮肤发红充血，呈现紫红色斑点，从而起到醒神救厥、解毒祛邪、清热解表、行气止痛、健脾和胃效用的一种疗法。

二、作用原理

1. 调整阴阳

刮痧具有明显的调整内脏功能的作用，如肠蠕动亢进者，在其腹部和背部等处施以刮痧，可有助于肠道蠕动恢复正常。反之，对于肠蠕动功能减退者，则可促进其蠕动恢复正常。这说明刮痧可以改善和调整脏腑功能，使脏腑阴阳得到平衡。

2. 活血祛瘀

刮痧作用于皮肤，可使经络通畅，气血通达，瘀血化散，凝滞消除，全身气血通达无碍，局部疼痛得以减轻或消失。另外，刮痧可调节肌肉的收缩和舒张，使组织间压力得到调节，以促进刮拭组织周围的血液循环，增加组织流量，从而起到"活血化瘀""祛瘀生新"的作用。

3. 舒筋通络

肌肉附着点和筋膜、韧带、关节囊等受损伤的软组织，可发出疼痛信号，通过神经的反射作用使相关组织处于警觉状态。

4. 排除毒素

刮痧可使局部组织形成高度充血，血管神经受到刺激使血管扩张，血流及淋巴回流增快，吞噬作用加强，使体内废物、毒素加速排除，组织细胞得到营养，从而使血液得到净化，提高全身抵抗力，减轻病情，促进康复。

三、基本操作

1. 刮痧器具与介质

（1）刮痧器具

刮痧器具多种多样，如铜钱、硬币、瓷匙、瓷杯、麻线等。而最常用的是刮痧板，材料可选用水牛角、玉石、檀香等。其中水牛角具有清热解毒、凉血止血的作用，因此操作时选用天然水牛角制成的刮痧板为最好，可对热性病证具有一定的辅助治疗作用，还有光滑凉润、便于清洗的特点。

（2）刮痧介质

刮痧时为了减少器具与皮肤间的摩擦力，避免皮肤损伤，可在施术部位涂抹一层具有润滑作用的物质或药剂，如凡士林、红花油、药酒、紫草油、植物油（如麻油、橄榄油等）、润肤霜、扶他林乳膏或水等，目前多用由医用植物油与中药加工而成的刮痧油和美容刮痧乳。

2. 刮痧法的种类

临床上，刮痧法分为两种，即直接刮痧疗法和间接刮痧疗法。

（1）直接刮痧疗法

直接刮痧疗法是指操作者用刮痧器具直接刮拭受术者皮肤，使皮肤发红、充血，呈现紫红色或暗红色斑点。此法刺激性较大，适用于体质强壮或有实热证者。

（2）间接刮痧疗法

间接刮痧疗法指操作者在受术者的施术皮肤上先衬以一层薄布，然后再用刮痧器具进行刮拭，使皮肤发红、充血，呈现红色斑点。此法刺激性较弱，故多适于幼儿、年老体弱者和恐惧刮痧者。

3. 操作手法

操作手法包括平刮、竖刮、斜刮、角刮等，是运用刮痧板的平、弯、角采取的不同操作手法。

（1）平刮

用刮痧板的平边着力于施术皮肤上，沿一定的方向进行较大面积的平行刮拭。

（2）竖刮

用刮痧板的平边着力于施术皮肤上，沿竖直方向进行较大面积的刮拭。

（3）斜刮

用刮痧板的平边着力于施术皮肤上，进行斜向刮拭，用于某些不能完成平刮、竖刮的部位。

（4）角刮

使用角形刮痧板或刮痧板的角部，将刮板面与皮肤呈45°角，自上而下进行刮拭。该法适用于身体关节、骨突周围、脊柱双侧经筋部位及肩部部分穴位。操作时要避免用力过猛而损伤皮肤。

4. 操作步骤

（1）根据病情选择适当体位，暴露刮治部位。

（2）常规消毒后，涂抹润滑剂，将刮痧板的平面朝下或朝外，以45°角沿一定方向刮摩，用力均匀、适中，以宾客能耐受为度。

（3）刮拭顺序，先刮头颈部、背部，再刮胸腹部，最后刮四肢和关节。刮摩时多自上而下、由内及外，至皮肤呈紫红色瘀点、瘀斑。

（4）刮完后，擦净水渍、油渍。让宾客饮一杯温开水（最好为姜糖水或淡盐水），休息15～20 min，刮痧即可结束。

5. 补泻方法

刮痧补泻分为补法、泻法和平补平泻法。

（1）补法

刮拭时力量轻柔、和缓，刺激时间短，操作方向顺着经脉运行方向，出痧较少，适用于年老体弱、久病重病和体形瘦弱者。

（2）泻法

刮拭时手法强烈、有力，刮拭速度快，刺激时间长，操作时逆经脉运行的方向，出痧痕较多，适用于青年、患新病急病者和体形强壮者。

（3）平补平泻法

压力中等，速度适中，介于补、泻之间，多用于保健刮痧。

四、适用范围

刮痧具有醒神救厥、解毒祛邪、清热解表、行气止痛、健脾和胃的功效，适用于内、外、妇、儿、五官等各科疾病。

1. 内科疾病：感冒、发热、头痛、咳嗽、呕吐、腹泻、中暑等。

2. 外科疾病：痔疮、湿疮、风疹、湿疹、肩周炎、关节炎、腰痛等。

3. 妇科疾病：月经不调、痛经、崩漏、不孕、绝经前后诸证、乳痈等。

4. 儿科疾病：泄泻、疳积、惊风、遗尿、痄腮等。

5. 五官科疾病：目赤肿痛、麦粒肿、咽痛、耳鸣耳聋、鼻渊、牙痛等。

五、禁忌证

1. 凡危重病症，如急性传染病、重症心脏病、急性骨髓炎、结核性关节炎以及急性高热等疾病禁用。

2. 有出血倾向的疾病，如血小板减少性紫癜、血友病、白血病等禁用。

3. 传染性皮肤病、皮肤高度过敏、伤口、骨折处禁用。

4. 孕妇的腹部、腰骶部以及三阴交、合谷、昆仑等有活血化瘀作用的腧穴部位禁用。

5. 小儿囟门未完全闭合时，头顶部禁用。

6. 醉酒、过饥、过饱、过度疲劳以及对本法恐惧者禁用。

7. 年老体弱者、女性的面部，禁忌大面积强力刮拭。

六、注意事项

1. 对初次接受刮痧治疗者，应做好说明解释工作。刮痧应选择空气相对流通的场所，室温较低时应尽量减少暴露部位，注意保暖，特别是在冬季。

2. 应选择令宾客感到舒适的体位和器具。刮拭手法应均匀用力，以宾客能忍受为度。器具应边缘光滑、没有破损。出痧后饮一杯热水（淡糖水、盐水最佳），休息15 ~ 20 min，刮痧后 3 ~ 4 h 以内忌洗浴。

3. 刮痧不宜刻意追求出痧。血瘀、实证、热证出痧较多；虚证、寒证不易出痧。刮痧部位的痧未退之前，不宜在原处再次刮拭。再次刮痧时间需间隔 3 ~ 6 天，以皮肤上痧退为标准。

4. 刮痧器具务必做好清洁消毒工作，防止交叉感染。另外，施术者操作前应清洁双手。

5. 刮拭过程中注意询问和观察宾客，如出现头晕、面色苍白、心慌、出冷汗、四肢发冷、恶心欲吐或神昏仆倒等晕刮现象，应立即停止刮痧，让其平卧、保暖，饮温水或掐按人中、内关、涌泉等穴。

培训课程 2　拔罐基本知识

一、基本概念

拔罐法古称角法，又称吸筒法，是一种以罐为工具，借助热力排除其中空气，造成负压，使之吸附于腧穴或应拔部位的体表而产生刺激，令局部皮肤充血，以达到防治疾病的目的的方法。

二、基本操作

常用的罐具有玻璃罐、竹罐、抽气罐等。

1. 吸拔方法

罐具吸拔的方法有多种，但总体操作要求是，操作者要轻、快、稳、准，这样才能让罐具吸附力强。

（1）火罐法

利用燃烧时火焰的热力，排去罐内空气，使之形成负压而吸着于皮肤上的方法，称火罐法。常用的火罐法有闪火法和投火法。

1）闪火法。用镊子或止血钳等夹住酒精棉球，一手持罐，罐口朝下，点燃棉球后在罐内旋转数圈后随即取出，迅速将罐扣在施术部位上，该法最为常用。

2）投火法。将酒精棉球或薄纸卷点燃后，投入罐内，然后迅速将罐扣在施术部位。为避免罐内的燃烧物烫伤皮肤，该法一般用于身体侧面横向拔罐。

3）架火法。用直径 2～3 cm 不易燃烧、不易传热的块状物作为支架，上置酒精棉球，放在吸拔部位上点火，再将罐扣在上面。扣罐要准确，避免撞掉燃烧中的棉球或火架，造成烧伤。

4）贴棉法。用大小适宜的酒精棉片贴在罐内壁的中段，以火点燃，迅速扣在吸拔部位上。此法多用于侧面或横向拔罐，需防棉片浸酒精过多滴下烫伤皮肤。

（2）水罐法

选用完好无损的竹罐置于锅内，加水煮沸 2 ~ 3 min，不宜超过 5 min，然后用镊子将罐夹出，罐口朝下倒出罐内水液，用毛巾捂好罐口，迅速将罐扣在应拔部位。也可在清水中放入配制好的中药，煮至适当浓度，再把竹罐放入药液同煮，此为药罐。

（3）抽气法

先将抽气罐紧扣在需拔罐的部位上，用抽气筒将罐内的空气抽出，使之产生负压吸在所拔部位。该法适用于任何部位。

2. 起罐方法

操作者应动作协调、轻柔，双手配合，一手拿罐，另一手用拇指或食指轻轻按下罐口边缘的皮肤或将罐上的进气阀拉起，空气进入罐内后罐即落下。若罐吸附过强时，不可蛮力硬拔，以免损伤皮肤；亦不可起罐过快，使空气迅速进入罐内，引起疼痛。

三、拔罐法的应用

1. 留罐

留罐又称坐罐，拔罐后将罐留置于施术部位 10 ~ 15 min，然后将罐起下。此法较常用，多用于各种急慢性软组织损伤、风湿痹痛等疾病，单罐、多罐皆可。留置时间不宜过长，以免起疱伤及皮肤组织。

2. 闪罐

用闪火法将罐吸拔后，立即取下，再迅速拔住，如此反复多次，直至皮肤潮红为止。此法适用于局部皮肤麻木等虚损性疾病。

3. 走罐

选用口径较大的罐，最好用玻璃罐，罐口要平滑。操作时先在罐口或欲拔罐部位涂一些凡士林、液态石蜡等润滑油，再将罐拔住，用右手握住罐子，上下左右往返推移，至所拔皮肤潮红、充血后，再起罐。一般用于面积较大、肌肉较厚的部位，如腰背部、大腿部等。

4. 针罐

针罐是将针刺和拔罐相结合应用的一种方法，即先针刺得气后留针，再以针为中心点将火罐拔上，留置 10 ~ 15 min，然后起罐起针。

5. 药罐

先在抽气罐内盛储一定的药液，常为罐体积的1/2左右，常用的如生姜汁、辣椒液、两面针酊、风湿酒等，或根据需要配制，然后按抽气罐操作法，抽去空气，使罐吸附在皮肤上。

6. 刺血拔罐

刺血拔罐又称刺络拔罐。在应拔罐部位的皮肤消毒后，用三棱针或皮肤针点刺出血或用皮肤针叩刺，然后将罐吸拔于点刺的部位上，使之出血，以加强刺血治疗的作用。一般针后拔罐留置 10 ~ 15 min。

四、适用范围

拔罐法具有通经活络、行气活血、消肿止痛、祛风散寒等作用。

拔罐的适用范围较为广泛，如风湿痹痛、各种神经麻痹以及一些急慢性疼痛，如腹痛、背腰痛、痛经、头痛等均可应用，还可用于感冒、咳嗽、哮喘、消化不良、胃脘痛、眩晕等脏腑功能紊乱方面的病证。此外，如丹毒、疔疖、毒蛇咬伤、疮疡初起未溃等外科疾病亦可用拔罐法。

五、禁忌证

1. 患急性危重性疾病、慢性全身虚损性疾病及接触性传染病者。

2. 患严重心脏病、心功能不全者。

3. 心尖区体表人动脉搏动部及静脉曲张者。

4. 血小板减少性紫癜、血友病和白血病等出血性疾病患者。

5. 急性外伤性骨折、严重水肿者。

6. 瘰疬、疝气处及活动性肺结核患者。

7. 皮肤高度过敏以及皮肤溃烂处、肿块处。

8. 眼、耳、口、鼻等五官孔窍部。

9. 妊娠妇女的腹部、腰骶部、乳房部、前后阴部。

10. 宾客精神紧张、疲劳、饮酒后以及过饥、过饱、烦渴时。

11. 精神分裂症、抽搐、高度神经质患者及不合作者。

六、注意事项

1. 拔罐时要选择适当体位和肌肉较厚的部位，骨骼凹凸不平，毛发较多的部位不适宜拔罐。拔罐时受术者要避免移动，并注意体位。

2. 拔罐时要根据所拔部位的面积大小选择大小适宜的罐，操作时必须迅速，才能使罐较紧，吸附有力。

3. 拔罐时注意勿灼伤或烫伤皮肤，若烫伤或留罐时间太长而皮肤起水疱时，无须处理，仅敷以消毒纱布，防止擦破即可。水疱较大时用消毒针将水放出，涂以龙胆紫药水或用消毒纱布包敷，以防感染。

4. 皮肤有过敏、水肿和大血管分布部位不宜拔罐。高热抽搐者和孕妇的腹部亦不宜拔罐。

5. 拔罐时应注意防火。

培训课程 3　艾灸基本知识

一、基本概念

艾灸，简称灸疗或灸法，是以艾绒为原材料（也可用其他药物）制成艾条、艾炷，点燃置于人体穴位或特定部位进行温熨，激发经气、调和气血，从而防病治病的一种治疗方法。

二、作用原理

艾灸作用广泛，利于解表通里、温中散寒、消积化瘀、扶阳救逆，且能促进消化、提高食欲。

现代实验研究表明，艾灸产生的温热刺激既能增强局部血液循环、淋巴循环和皮肤代谢能力，加快炎症、粘连、渗出物、血肿等消散，又能降低神经系统的兴奋性，从而达到镇静、止痛的作用。此外，温热还能促进艾绒等药物药力的吸收扩散，通过刺激穴位、调节经络，激发人体自身免疫力，使人体恢复正常的生理机能。

三、基本操作

艾灸技术的常用操作方法有艾条灸、艾炷灸、温针灸和温灸器灸四种。

1. 艾条灸

艾条灸是将制好的艾条在腧穴或局部进行熏灸的施灸方法，常用的形式有温和灸、雀啄灸和回旋灸。

（1）温和灸

将点燃的艾条一端置于穴位或施灸部位上方 2 ~ 3 cm 处进行熏灸，使其产生温热感，一般每穴 5 min，以皮肤潮红为度。也可根据宾客实际情况调整施灸时间。该法应用广泛，适用于一切灸法适用的病证。

（2）雀啄灸

将点燃的艾条一端对准穴位或施灸部位，像鸟雀啄食一样一起一落时远时近地进行熏灸。该法适用于面积较小的疾患。

（3）回旋灸

将点燃的艾条一端置于穴位或施灸部位上方一定距离，反复移动或回旋熏灸。该法适用于面积较大的疾患。

2. 艾炷灸

艾炷灸是将艾绒制成形态大小不一的艾炷，置于施灸部位，点燃进行施灸的方法，分为直接灸和间接灸。

（1）直接灸

直接灸是将艾炷直接放置在皮肤上施灸的方法。根据施灸程度的不同分为瘢痕灸和无瘢痕灸。瘢痕灸又称"化脓灸"，是使皮肤组织烫伤、化脓，结痂愈合后留下永久性瘢痕的灸法。无瘢痕灸，是施灸时以温熨为主，不起疱，不留瘢痕的灸法。

（2）间接灸

间接灸也称"隔物灸"，是在艾炷和皮肤间隔一层物品的艾灸方法。常用的间接灸有隔姜灸、隔蒜灸、隔盐灸、隔附子饼灸等。

隔姜灸多用于阳虚证和寒痹证。隔蒜灸可用于未溃痈肿和蛇蝎毒虫伤。隔盐灸适用于急性吐泻和阳气虚脱证。隔附子饼灸有温肾壮阳的功效，可用于肾阳虚衰等各类阳虚病证。

3. 温针灸

温针灸是将艾灸与针刺相结合施灸的方法，即在留针过程中，将少量艾绒紧捏于针柄，点燃施灸，待艾绒燃尽，再行出针。该法适用于关节痹痛、皮肤不仁等病证。操作过程中可在施灸部位皮肤上垫一硬纸片，避免艾绒灰烬掉落而烫伤皮肤。

4. 温灸器灸

温灸器灸是一种用温灸器施灸的方法。常用的温灸器有温灸盒和温灸筒。施灸时，将艾绒装入温灸器，点燃后将温灸器的盖扣好，即可将温灸器置于腧穴或施灸部位进行熨灸，直到皮肤潮红为止。该法具有调和气血、温中散寒的作用，适用范围广，对小儿、妇女及畏惧灸治者最为适宜。

四、适用范围

艾灸的适用范围广泛，可用于治疗寒热虚实各种病患。根据灸法的原理和种类，其适应证主要是寒证、阴证、虚证和久病。例如，可以治疗恶寒发热、头身疼痛的外感风寒，寒凝血瘀、经络不通所致的风湿痹痛，阳气不足所致的咳喘短气、腰膝酸软、遗尿遗精、阳痿早泄、宫寒不孕，中气下陷所致的久泻久痢、内脏脱垂、阴挺脱肛。

艾灸在临床各科疾病中都有运用，如在内科中的失眠、心悸；妇科中的痛经、经闭；儿科中的寒疝、腹痛；外科中的疮疡初起、久溃不敛。

此外，艾灸亦能用于热证、实证。例如，小儿热毒壅盛之痄腮可用灯心草灸治，灸少商可治疗鼻衄，灸行间可治疗眩晕，灸角孙和内关可治疗喉痹。

灸法还可以防病保健，增智益寿。无病自灸，可增强抗病能力，使精力充沛，长寿不衰。现代临床发现，常灸气海、关元、膏肓、足三里、涌泉等穴，能激发人体正气，增强抗病能力，起到防病保健的作用。

五、禁忌证

1. 实热证，阴虚发热者，不宜施灸，但乳痈早期和高热者也可用灸法。

2. 对面部、五官和有大血管的部位，不宜采用瘢痕灸。

3. 孕妇的腹部和腰骶部不宜施灸。

六、注意事项

1. 施术应严肃认真，精心操作。施灸前应对宾客说明施灸要求，消除恐惧心理。若需瘢痕灸，须事先征得同意。应处理好灸疮，防止感染。

2. 应根据宾客的体质和病证施灸，取穴宜少而精，热力应充足，火力宜均匀，切勿乱灸、暴灸。

3. 应防止意外情况发生。

4. 注意安全防火，防止烧烫伤。

培训课程 4 砭术基本知识

一、基本概念

砭术指用砭石调理病症的治疗技术。在古代，用石制工具消除身体疾病的方法称为砭，所用石制品称为砭石。

二、作用原理

砭术是在中医经络腧穴理论指导下，用砭石在皮肤上直接操作（也可隔着棉织物操作），使用砭术，即"刮、推、抹、摩、擦、缠、凉、划、拔、点、按、振、拿、拍、扣、刹、温、清、感、电热温烫"进行治疗的方法。该法可充分发挥砭石的场效应和"无形针"的作用，以疏经通络、调理气血，解除闭塞经络中气血的病理产物（尤其是在皮肤深层），内病外治，标本兼治，在短时间内缓解临床症状，促进疾病痊愈。砭术对心脑血管疾病、颈肩腰腿疼痛及亚健康状态都有较好的调理效果。

1. 活血行气

当砭石摩擦人体皮肤时，使之发红发热，通过皮部向经络、血脉、脏腑渗透，气滞血瘀在超声波的传导中可逐渐化散。

2. 疏通经络

砭术治疗当以疏通经络、调整气血为首。砭术使用有能量的砭具在人体经脉、络脉、经筋、皮部、腧穴施以各种手法，通过经气的作用疏通脉络，强健经筋，恢复失调的脏腑功能。邪气侵入者，通过砭术治疗，疏通经络，能够祛邪以扶正；气血虚衰者，通过砭术治疗，能够以经络为通路，调动自身脏腑功能，恢复体质，强健身心。

3. 扶正祛邪

砭术通过活血行气、疏通经络起到扶正作用，同时对经筋、皮部、四海等的保养也是扶正的重要内容之一。祛邪与扶正相辅相成，二者同时进行。使用砭石刮拍时，可出现类似于"痧"的皮下红点或条状片状的紫黑斑，此即为邪气排出时的病理物质。

三、基本操作

1. 施术前准备

准确了解宾客的情况，明确其不适状况。准备好操作用砭具，用 75% 酒精擦拭消毒，电热类砭具要提前预热。指导宾客摆放合理的体位，充分暴露施术部位，保证受术部位皮肤清洁干燥、无破损。

2. 操作方法

根据操作形态可分为摩擦类方法（包括刮法、推法、抹法、摩法、擦法），摆动类方法（包括揉法、缠法、滚法、划法、拨法），挤压类方法（包括点法、按法、振法、拿法），叩击类方法（包括拍法、叩法、剁法），熨敷类方法（包括温法、清法、感法、电热砭石温熨法）。

3. 操作时间

砭术一般每次施术 20 ～ 30 min，电热砭石温熨法在达到设定温度后，可连续施术 30 ～ 60 min。

四、适用范围

砭术是在中医理论指导下，使用砭具进行的医疗保健技术，能够活血行气、疏通经络，故可用于治疗众多不适，如颈肩背痛、腰腿痛、四肢关节风湿痛等骨关节类疾病；头痛、头晕、感冒、近视、皮肤病、糖尿病、腹泻、腹胀、便秘、失眠、中风后遗症等内科病症；痛经、月经不调、更年期综合征等妇科病症。此外，砭术也可用于美容和减肥等方面。

五、禁忌证

1. 急性危重性疾病、慢性全身虚损性疾病及接触性传染病患者。

2. 血小板减少性紫癜、血友病和白血病等出血性疾病患者。

3. 急性外伤性骨折、不明原因脊柱损伤者。

4. 皮肤高度过敏以及操作皮肤处有烫伤、溃烂者。

5. 妊娠妇女的腹部、腰骶部、乳房部、前后阴部。

6. 宾客精神紧张、疲劳、饮酒后以及过饥、过饱、烦渴时。

7. 患精神分裂症、抽搐、高度神经质者及不合作者。

六、注意事项

使用温熨类砭石进行操作后，宾客常有出汗发热现象，可让宾客饮用温开水。电热砭石的电子加热部件在使用后，应关闭开关并拔掉电源，收好备用。

培训课程 5　保健按摩基本知识

一、基本概念

保健按摩，是以中医经脉腧穴理论为指导，以手或肢体其他部位按特定技巧动作作用于人体体表，发挥调节筋骨、调和气血、调理脏腑等作用，从而达到保健强身、防病治病目的的外治法。

二、作用原理

保健按摩可调理筋骨，舒筋活络，滑利关节，祛风散寒，行气活血，疏通经络，调整脏腑功能，调节阴阳平衡，增强人体抗病能力。

按摩可直接作用于躯体体表及四肢的肌肉、关节，起到调理筋骨、舒筋活络、滑利关节的作用。按摩可疏解肌表，祛风散寒，去除外邪。按摩可作用于经络穴位，行气活血，调整脏腑功能。

现代研究表明，各种按摩手法作用于人体体表，可产生局部和全身的一系列效应。按摩可使局部组织微循环加快，改善血液循环，加速局部组织新陈代谢，加速代谢物排除，缓解肌肉疲劳。按摩还可刺激外周神经，通过神经－体液调节，改善内脏功能，激发人体自身免疫力，使人体恢复正常的生理机能。

三、基本操作

保健按摩的常用手法，可从操作上分为摆动类手法（如滚法、一指禅推法）、摩擦类手法（如摩法、擦法、推法）、挤压类手法（如揉法、拿法、按法、点法、拨法、搓法、捻法）、振动类手法（如振法、抖法）、叩击类手法（如击法、拍法）和关节运动类手法（如摇法、拔伸法）。可从功效上分为放松类手法、温通类手法、关节运动类手法等。

四、适用范围

保健按摩的适用范围广泛，除了用于肌肉骨骼系统及软组织损伤引发的颈肩腰腿痛，还可用于调节内科、妇科、儿科等各科功能性病症，具有广泛的养生保健作用。

五、禁忌证

1. 各种传染病，精神病发作期，严重脏腑病症患者。

2. 皮肤损伤或皮肤病局部禁忌按摩。

3. 局部软组织损伤严重、肿胀严重者。

4. 骨折或可能骨折的局部，骨结核、骨肿瘤患者。

5. 出血性疾病，孕妇及经期出血量大者。

6. 极度体虚或饥饿状态者。

六、注意事项

1. 保健按摩前应排除禁忌证。

2. 按摩前应与宾客沟通，说明按摩体位、手法部位。按摩时手法力度应适当，应与宾客沟通手法力度，并适度调整，避免造成软组织、关节损伤。

3. 不做颈椎扳法等关节整复类手法，可以用拔伸法、摇法代替，以避免意外发生。

职业模块 ⑥

预防交叉感染知识

保健调理应避免交叉感染。本模块介绍了预防交叉感染的基本知识及清洁、消毒方法。预防交叉感染需要控制传染源、切断传播途径、保护易感人群。要对保健调理场所及保健器具进行规范清洁、消毒，保证保健调理师的健康，避免在保健调理过程中发生交叉感染。

培训课程 1　预防交叉感染概述

一、交叉感染的定义

交叉感染原指医疗机构内患者、医务工作者及陪护人员之间通过各种不同途径引起的细菌、病毒或真菌等病原体相互感染。作为公共场所，保健调理场所不可避免地存在传染源，经过空气、飞沫、接触等途径传播，就可能造成交叉感染。保健调理场所人员集中，如果保健调理师消毒、隔离和无菌观念不强，就可能将病原体通过双手、器具物品和空气环境传播给宾客而发生交叉感染。肺结核、艾滋病、甲型乙型肝炎、流感、感染性腹泻、脚气等疾病较易发生交叉感染。控制传染源，切断传播途径，保护易感人群，可有效预防交叉感染。

二、控制传染源

病人和病原携带者是重要的传染源。

保健调理机构要定期对保健调理师进行体检，若患有急性传染病，如活动性肺结核、甲型肝炎、细菌性痢疾等，待疾病痊愈后方可上岗；患有乙型病毒性肝炎或者乙肝携带者，不得从事本职业。

保健调理师接触宾客进行保健调理时，一定要戴口罩，防止被宾客所携带呼吸道病原体感染。如果了解到宾客患有乙型病毒性肝炎、艾滋病等血液体液传播的传染病，应避免侵入性操作，防止血液体液传播。接触患真菌性皮肤感染的宾客要戴手套。

三、切断传播途径

不同的感染性疾病有不同的传播途径，与保健调理场所相关的常见感染性疾病的传播途径包括空气传播、饮食传播、接触传播。

1. 空气传播

空气传播指病原体从传染源排出后，通过空气侵入新的易感宿主的过程。肺结核、流行性脑脊髓膜炎、流行性感冒、百日咳、普通感冒等的病原体可经飞沫、空气中的尘埃传播。经空气传播的传染病大多有明显季节性，一般多见于冬春季。被感染者多为病人或携带者的密切接触者。

保健调理场所人员集中，容易通过环境发生呼吸道感染性疾病的交叉感染。保健调理场所应做好通风，定期做好空气的消毒（见卫生消毒部分）。

2. 饮食传播

饮食传播指病原体通过水、食物传至食用者并感染的过程。细菌性痢疾、甲型肝炎等肠道传染病及某些寄生虫病都可经水和食物传播，如痢疾杆菌、伤寒杆菌、沙门菌及葡萄球菌等可直接污染水或食物，或洗涤水果、食具的水被污染。饮食传播多发生于夏秋季。

生吃不洁瓜果、饮用不洁饮品是饮食传播的重要原因，保健调理场所要加强食品卫生管理，饮水、食品要清洁。

保健调理师若患有伤寒、痢疾、病毒性肝炎等疾病，要进行隔离治疗，痊愈后方可工作。保健调理后，保健调理师要按照规范洗手，并对保健调理场所进行消毒，防止交叉感染。

3. 接触传播

接触传播指病原体通过直接接触或间接接触传播至易感人群的过程。直接接触传播指传染源与易感者接触而未经任何外界因素，如皮肤细菌感染、皮肤真菌感染（俗称皮肤癣症）、乙型病毒性肝炎、丙型肝炎均可通过接触从宾客传播给保健调理师；间接接触传播指通过接触被污染物品而造成传播，如刮痧板、拔罐器被患病宾客接触污染后未经严格消毒，用于其他宾客可造成间接接触传播，保健调理师的手也是造成间接接触传播的途径之一。接触传播所引起的传染病，病例多呈散发，无明显季节性。

切断传播途径是重要的预防措施，拔罐器、刮痧板等应该做到一人一器具，不交叉使用。要做好调理保健场所的器具清洁与消毒，玻璃器皿可以用"84"消毒液或2%的戊二醛溶液浸泡，其他材质的器具可以用臭氧和紫外线消毒。

保健调理师也要加强自身的防护，在工作场所要穿工作服，操作时要戴口罩，防止交叉感染。如有皮肤感染的宾客或保健调理师手上有破损伤口，保健调理师需要戴手套进行操作。

四、保护易感人群

教育宾客加强体育锻炼，提高机体免疫力，按照要求进行预防接种。乙型肝炎是我国常见的通过血液、体液传播的传染病，建议从事保健调理师工作前，按照要求到医院进行乙肝疫苗接种。

培训课程 2　清洁与消毒知识

清洁卫生是保健调理行业的基本要求。保健调理师必须有较强的卫生观念和习惯，遵守卫生制度。保健场所是一个人口相对密集的公共场所，不同宾客进进出出，保健器具与宾客的身体直接接触，再加上保健调理师双手直接作用于宾客身体的各个部位等，这一切都对保健场所的卫生提出了严格的要求。如果卫生管理不严格，就会给宾客的健康带来危害，甚至可能发生交叉感染，引发多种传染病。所以作为保健调理师，必须重视场所的卫生与消毒工作。

一、概念

清洁，是指用物理方法清除物体表面的污垢、尘埃和有机物。其目的主要是减少或去除微生物，但此种方式不能杀灭微生物。常用的清洁方法有水洗、机械去污和去污剂去污，适用于墙壁、地面、家具、医疗护理用具等物体表面和一些物品消毒灭菌前的处理。

消毒，是指用物理或化学方法消除或杀灭芽孢以外的所有病原微生物。可将有害微生物的数量降低至致病水平以下，但不能完全消灭微生物，只起到抑菌的作用。所用的消毒药物称消毒液。

二、消毒的方法

常用的消毒方法可分为物理消毒法和化学消毒法两大类。

1. 物理消毒法

物理消毒法是主要利用阳光和紫外线照射等进行消毒的方法，这种消毒方法简单方便，不用药剂，是一种绿色环保的消毒方法。

2. 化学消毒法

化学消毒法是指使用化学药剂清除、杀灭和灭活致病微生物的方法。常用的化学药剂根据化学结构和消毒效果可分为以下几类。

（1）碱类

碱类消毒剂主要包括氢氧化钠、牛石灰等，一般具有较强的消毒效果，适用于潮湿和阳光照不到的环境消毒，也用于排水沟和粪尿的消毒，但有一定的刺激性及腐蚀性，价格较低。

（2）氧化剂类

氧化剂类消毒剂主要有过氧化氢、高锰酸钾等。

（3）卤素类

卤素类消毒剂中的氟化钠对真菌及芽孢有强大的杀菌力，1% ~ 2%的碘酊溶液常用作皮肤消毒，碘甘油常用于黏膜的消毒，还有漂白粉、碘酊、氯胺等。

（4）醇类

醇类消毒剂如75%乙醇（酒精）常用于皮肤、工具、设备、容器的消毒。

（5）酚类

酚类消毒剂有苯酚、鱼石脂、甲酚等，消毒效力较强，但具有一定的毒性、腐蚀性，会污染环境，价格也较高。

（6）醛类

醛类消毒剂包括甲醛、戊二醛、环氧乙烷等，可消毒排泄物、金属器械，也可用于栏舍的熏蒸，可杀菌并使毒素毒性降低，具有刺激性、毒性，长期接触会致癌。

（7）表面活性剂类

表面活性剂类常用的有新洁尔灭、消毒净，一般适于皮肤、黏膜、手术器械、污染的工作服的消毒。

（8）季铵盐类

季铵盐类消毒剂包括新洁尔灭、消毒宁、氯己定等，这些消毒剂同时为表面活性剂及卤素类消毒剂，主要用于皮肤、黏膜、手术器械、污染的工作服的消毒，不宜用作排泄物及分泌物的消毒。

三、保健调理师自身的清洁

保健调理师应衣着整洁，勤洗勤换衣物，清洁双手，修剪指甲。

清洁双手时，应注意在流动水下，取适量皂液或洗手液，均匀涂抹在整个手掌、手背、手指和指缝间，并揉搓双手不少于 15 s，再用流动清水彻底冲净双手，擦干，涂抹适量护手液。必要时也可擦拭 75% 酒精消毒。

四、对保健调理部位的清洁

大多数情况下，在操作前，应充分暴露施术部位皮肤，保持其清洁，必要时可用 75% 酒精或碘伏擦拭进行清洁消毒。

五、保健调理场所环境和物品的清洁与消毒

室内应通风换气，保持空气清新。地面和墙面应定期清扫，以达到清洁消毒的目的，必要时可用含氯消毒剂或过氧乙酸喷洒或擦拭。

场所内各类物品消毒，如桌椅、柜子、架子、门把手、水龙头、洗手池等，可用清洁布每日擦拭 2 次，如受到病原微生物污染，可用一定浓度的含氯消毒剂或过氧乙酸喷洒或擦拭，也可用紫外线灯照射消毒。

保健调理所用器械应及时清洁消毒，避免交叉感染，如金属器械可用浸泡消毒等。

职业模块 **7**

紧急救护知识

本职业模块介绍了低血糖、心绞痛和心肌梗死、高血压、心搏骤停的应对及紧急救护知识。这些知识及相应操作是在医护人员到达之前的初步救护，对挽救生命至关重要。

紧急救护是指当有任何意外或急病发生时，施救者在医护人员到达前，按医学护理的原则，利用现场适用物资临时及适当地为伤病者进行的初步救援及护理。在保健调理过程中，宾客可能会发生一些意外，如低血糖、高血压、心脏疾病等，保健调理师应该掌握一些常见的紧急救护知识，给予必要、及时的救护。

一、低血糖紧急救护

1. 概述及临床特点

宾客在饥饿状态下，或者糖尿病患者在服用降糖药物又没有及时进食情况下做保健调理，可能会出现低血糖症状，表现为心慌、手抖、出汗、眩晕甚至昏迷。一般在保健调理前，可询问宾客是否用过早餐或晚餐，是否有糖尿病病史。调理前可让宾客食用少许糖果；在调理过程中，要随时与宾客沟通，出现低血糖时快速应对。

2. 急救措施

（1）了解宾客是否有糖尿病病史、是否及时进食。

（2）嘱宾客平卧休息，给予糖水 200 mL 或糖果，或者其他淀粉类食物如面包、饼干等，一般进食后 3 ~ 5 min，症状即可缓解。

（3）若发生严重低血糖，出现大汗，甚至昏迷，应该及时给予糖水口服，并立即拨打"120"转送医院救治。

二、心绞痛和心肌梗死紧急救护

1. 概述及临床特点

心绞痛是由于冠状动脉粥样硬化，心肌暂时急剧缺血、缺氧而引起的以发作性胸痛或胸部不适为主要表现的临床综合征。其主要表现为胸痛，通常位于胸骨后或左胸部，可向左肩背、左上肢放射。

心肌梗死是因冠状动脉闭塞，血流中断，导致部分心肌因严重的持久性缺血而发生局部坏死的病症。主要表现为胸骨后或心前区疼痛，疼痛向左肩、左臂放射，疼痛有时在上腹部，同时胸骨后有憋闷不适，疼痛剧烈、时间久，伴大汗、恶心呕吐、血压下降等。心肌梗死是比心绞痛更严重的心脏疾病，不及时抢救可以导致死亡。

2. 急救措施

（1）了解宾客是否有冠心病、高血压等病史。

（2）心绞痛发作时，宾客应立即卧床休息，切勿情绪激动。条件允许可以给予硝酸甘油片置于宾客舌下含化。测量血压、脉搏，不要反复搬动宾客。

（3）保健调理师可以指压或针刺宾客厥阴俞、心俞、膻中、巨阙、内关、间使等穴位，以疏通经络、理气活血、止痛、缓解病情。

（4）疑心肌梗死发作者，应立即拨打"120"转送医院救治。

三、高血压紧急救护

1. 概述及临床特点

高血压是指以体循环动脉血压增高为主要特征，可伴有心、脑、肾等器官的功能或器质性损害的临床综合征。

2. 急救措施

（1）在保健调理过程中，宾客如出现头晕、头痛等症状，保健调理师应停止调理，嘱宾客平卧休息，同时询问宾客是否有高血压史，并测量血压、脉搏。

（2）如果条件允许，可以协助宾客口服硝苯地平片 10 mg 或者卡托普利片 25 mg 舌下含服，休息 30 min 后再测量血压。

（3）保健调理师可以用大鱼际或拇指从耳后乳突向锁骨上窝缺盆做推法，每侧 20 次，左右侧交替进行。可根据血压、脉搏情况重复操作。

（4）血压过高者及时拨打"120"送医院救治。

四、心搏骤停紧急救护

1. 概述及临床特点

心搏骤停为突发的急危重情况，表现为突然意识丧失，呼吸不均匀或者呼吸停止，瞳孔散大，心跳停止，触摸不到脉搏。如宾客发生心搏骤停，在专业救护人员到来前，应积极进行心肺复苏。

2. 急救措施

（1）按压前评估

1）判断现场环境是否安全（看上下左右四个方向）。

2）判断意识：轻拍、重呼、看反应。

3）呼救：与急救中心联系，告知宾客情况和地点。如果有 AED（automated external

defibrillator，自动体外除颤器），应同时开始使用 AED 除颤。

4）翻转体位：让宾客仰卧在平坦、坚实的平面上，判断有无呼吸。

5）评估脉搏：摸同侧颈动脉，检查脉搏时间不超过 10 s。

（2）CPR（cardiopulmonary resuscitation，心肺复苏）

CPR 操作步骤可以简单缩写为 C → A → B

1）心脏按压（C）

按压部位：胸骨中下段 1/3 处；两乳头连线的中点处；沿右肋骨下缘向上划至剑突下向上两横指处。

按压姿势和手法：一手掌根部放在胸部两乳头之间的胸骨上，另一手平行重叠压在其手背上，肘部伸直，掌根用力，手指抬离胸壁，实施规律的按压。

技术指标：按压频率 100 ~ 120 次 / 分，按压深度 5 ~ 6 cm，按压放松比例 1∶1，尽量不中断按压 30 次。

2）口对口人工呼吸（A → B）：用仰头抬颌法开放气道，清除异物，心脏按压和通气的比例为 30∶2。

技术指标：吹气次数 2 次，每次吹气时间持续 1 s 以上，吹气量见胸部起伏，不再强调 2 次吹气时间停 3 s；如果是双人操作则按压不停，建立高级气道后人工呼吸的频率保持在 10 次 / 分。

3）人工呼吸要领：吹气完继续胸外心脏按压，二者操作数分别为 30 次和 2 次为一个循环，一般进行 5 个循环，再判断生命体征，看复苏是否成功。不成功则要使用 AED 除颤。复苏成功应将宾客翻转为复原体位。

4）复苏有效指标：按压 5 个循环后应评估脉搏、呼吸，判断心肺复苏是否有效。按压有效时，每按压一次可摸到一次颈动脉搏动。若按压停止，搏动消失，应继续按压；若按压停止，脉搏仍跳动，说明心跳已恢复。面色、口唇由发绀变红润，说明复苏有效；若变为灰白则说明无效。自主呼吸出现并不意味着可以停止人工呼吸，如自主呼吸微弱，仍应坚持口对口呼吸，并应注意与宾客保持同步。

职业模块 ⑧
相关法律法规知识

本职业模块摘录了保健调理行业相关法律法规知识，这些法律法规与保健调理师个人和机构关系颇大，希望保健调理师、保健调理行业管理人员学习、运用。

一、《中华人民共和国劳动法》

《中华人民共和国劳动法》（以下简称《劳动法》）是为了保护劳动者的合法权益，调整劳动关系，建立和维护适应社会主义市场经济的劳动制度，促进经济发展和社会进步，根据宪法制定的法律。主要内容摘录如下。

1. 劳动者权利和义务

劳动者享有平等就业和选择职业的权利、取得劳动报酬的权利、休息休假的权利、获得劳动安全卫生保护的权利、接受职业技能培训的权利、享受社会保险和福利的权利、提请劳动争议处理的权利以及法律规定的其他劳动权利。

劳动者应当完成劳动任务，提高职业技能，执行劳动安全卫生规程，遵守劳动纪律和职业道德。

劳动者就业，不因民族、种族、性别、宗教信仰不同而受歧视。

2. 职业培训

用人单位应当建立职业培训制度，按照国家规定提取和使用职业培训经费，根据本单位实际，有计划地对劳动者进行职业培训。从事技术工种的劳动者，上岗前必须经过培训。

3. 工作、休息休假时间和安全卫生

（1）工作时间

工作时间是指劳动者根据国家的法律规定，在一个昼夜或一周内从事本职工作的时间。劳动者每日工作时间不超过八小时，平均每周工作时间不超过四十四小时。

（2）休息休假时间

休息时间指劳动者工作日内的休息时间、工作日间的休息时间和工作周之间的休息时间；法定节假日休息时间、探亲假休息时间和年休假休息时间则称为休假。《劳动法》规定用人单位在元旦、春节、国际劳动节、国庆节以及法律法规规定的其他休假节日中应当依法安排劳动者休假。用人单位应当保证劳动者每周至少休息一日。

（3）延长工作时间

延长工作时间是指根据法律的规定，在标准工作时间之外延长劳动者的工作时间。《劳动法》对于延长工作时间的劳动者范围、延长工作时间的长度、延长工作时间的条件都有具体的限制，延长工作时间的劳动者有权获得相应的报酬。

（4）劳动安全卫生

用人单位必须严格执行国家劳动安全卫生规程和标准，对劳动者进行劳动安全卫生教育，防止劳动过程中的事故，减少职业危害。必须为劳动者提供符合国家规定的劳动安全卫生条件和必要的劳动防护用品，对从事有职业危害作业的劳动者应当定期进行健康检查。

4. 女职工特殊保护

女职工在特定期间应给予保护。《劳动法》规定女职工生育享受不少于九十天的产假（遵照《女职工劳动保护特别规定》，女职工生育享受九十八天产假），要求经期女职工不应从事高处、低温、冷水作业等，不得安排怀孕七个月以上、或哺乳期（婴儿未满一周岁）女职工从事禁忌劳动，不得安排其延长工作时间和夜班劳动。

5. 社会保险和福利

国家发展社会保险事业，建立社会保险制度，设立社会保险基金，使劳动者在年老、患病、工伤、失业、生育等情况下获得帮助和补偿。用人单位和劳动者必须依法参加社会保险，缴纳社会保险费。

劳动者在下列情形下，依法享受社会保险待遇：退休；患病、负伤；因工伤残或者患职业病；失业；生育。劳动者死亡后，其遗属依法享受遗属津贴。劳动者享受的社会保险金必须按时足额支付。

国家鼓励用人单位根据本单位实际情况为劳动者建立补充保险。国家提倡劳动者个人进行储蓄性保险。

国家发展社会福利事业，兴建公共福利设施，为劳动者休息、休养和疗养提供条件。用人单位应当创造条件，改善集体福利，提高劳动者的福利待遇。

二、《中华人民共和国劳动合同法》

《中华人民共和国劳动合同法》（以下简称《劳动合同法》），宗旨是完善劳动合同制度，明确劳动合同双方当事人的权利和义务，保护劳动者合法权益，构建和发展和谐稳定的劳动关系。适用范围包括中华人民共和国境内的企业、个体经济组织、民办非企业单位等组织（以下称用人单位）与劳动者建立劳动关系，订立、履行、变更、解除或者终止劳动合同。国家机关、事业单位、社会团体和与其建立劳动关系的劳动者，订立、履行、变更、解除或者终止劳动合同，适用本法。

1. 合同订立

（1）订立劳动合同，应当遵循合法、公平、平等自愿、协商一致、诚实信用的原则。

（2）用人单位自用工之日起即与劳动者建立劳动关系。用人单位应当建立职工名册备查。

（3）用人单位招用劳动者时，应当如实告知劳动者工作内容、工作条件、工作地点、职业危害、安全生产状况、劳动报酬，以及劳动者要求了解的其他情况；用人单位有权了解劳动者与劳动合同直接相关的基本情况，劳动者应当如实说明。

（4）建立劳动关系，应当订立书面劳动合同。已建立劳动关系，未同时订立书面劳动合同的，应当自用工之日起一个月内订立书面劳动合同。用人单位与劳动者在用工前订立劳动合同的，劳动关系自用工之日起建立。

2. 解除和终止

（1）用人单位与劳动者协商一致，可以解除劳动合同。

（2）劳动者提前三十日以书面形式通知用人单位，可以解除劳动合同。劳动者在试用期内提前三日通知用人单位，可以解除劳动合同。

（3）对于劳动合同期满的；劳动者开始依法享受基本养老保险待遇的；劳动者死亡，或者被人民法院宣告死亡和失踪的；用人单位被依法宣告破产的；用人单位被吊销营业执照、责令关闭、撤销或者用人单位提前解散的；法律、行政法规规定的其他情形，其劳动合同终止。

三、《中华人民共和国中医药法》

1. 中医药服务

国家支持中医药科学研究和技术开发，鼓励中医药科学技术创新，推广应用中医药科学技术成果，保护中医药知识产权，提高中医药科学技术水平。

2. 中医药人才培养

国家发展中医药师承教育，支持有丰富临床经验和技术专长的中医医师、中药专业技术人员在执业、业务活动中带徒授业，传授中医药理论和技术方法，培养中医药专业技术人员。

从事中医医疗活动的人员应当依照《中华人民共和国执业医师法》的规定，通过中医医师资格考试取得中医医师资格，并进行执业注册。中医医师资格考试的内容应当体现中医药特点。以师承方式学习中医或者经多年实践，医术确有专长的人员，由至少两名中医医师推荐，经省、自治区、直辖市人民政府中医药主管部门组织实践技能和效果考核合格后，即可取得中医医师资格；按照考核内容进行执业注册后，即可在注册的执业范围内，以个人开业的方式或者在医疗机构内从事中医医疗活动。

3. 法律责任

违反本法规定，中医诊所超出备案范围开展医疗活动的，由所在地县级人民政府中医药主管部门责令改正，没收违法所得，并处一万元以上三万元以下罚款；情节严重的，责令停止执业活动。

违反本法规定，经考核取得医师资格的中医医师超出注册的执业范围从事医疗活动的，由县级以上人民政府中医药主管部门责令暂停六个月以上一年以下执业活动，并处一万元以上三万元以下罚款；情节严重的，吊销执业证书。

违反本法规定，举办中医诊所、炮制中药饮片、委托配制中药制剂应当备案而未备案，或者备案时提供虚假材料的，由中医药主管部门和药品监督管理部门按照各自职责分工责令改正，没收违法所得，并处三万元以下罚款，向社会公告相关信息；拒不改正的，责令停止执业活动或者责令停止炮制中药饮片、委托配制中药制剂活动，其直接责任人员五年内不得从事中医药相关活动。

违反本法规定，发布的中医医疗广告内容与经审查批准的内容不相符的，由原审查部门撤销该广告的审查批准文件，一年内不受理该医疗机构的广告审查申请。

四、《中华人民共和国消费者权益保护法》

1. 经营者义务

（1）经营者向消费者提供商品或者服务，应当依照本法和其他有关法律、法规的规定履行义务。

（2）经营者应当听取消费者对其提供的商品或者服务的意见，接受消费者的监督。

（3）经营者应当保证其提供的商品或者服务符合保障人身、财产安全的要求。

（4）经营者发现其提供的商品或者服务存在缺陷，有危及人身、财产安全危险的，应当立即向有关行政部门报告和告知消费者，并采取停止销售、警示、召回、无害化处理、销毁、停止生产或者服务等措施。采取召回措施的，经营者应当承担消费者因商品被召回支出的必要费用。

（5）经营者向消费者提供有关商品或者服务的质量、性能、用途、有效期限等信息，应当真实、全面，不得作虚假或者引人误解的宣传。

（6）经营者不得对消费者进行侮辱、诽谤，不得搜查消费者的身体及其携带的物品，不得侵犯消费者的人身自由。

2. 消费者权利

（1）消费者在购买、使用商品和接受服务时享有人身、财产安全不受损害的权利。

消费者有权要求经营者提供的商品和服务，符合保障人身、财产安全的要求。

（2）消费者享有知悉其购买、使用的商品或者接受的服务的真实情况的权利。

（3）消费者享有自主选择商品或者服务的权利。

（4）消费者享有公平交易的权利。

（5）消费者因购买、使用商品或者接受服务受到人身、财产损害的，享有依法获得赔偿的权利。

（6）消费者享有依法成立维护自身合法权益的社会组织的权利。

（7）消费者享有获得有关消费和消费者权益保护方面的知识的权利。

（8）消费者在购买、使用商品和接受服务时，享有人格尊严、民族风俗习惯得到尊重的权利，享有个人信息依法得到保护的权利。

五、《公共场所卫生管理条例》

我国目前法定管理的公共场所有四类，即生活服务类、文化体育设施类、公共福利设施类和公共交通设施类。在公共场所内，卫生状况直接影响到人群的健康，也能反映出国家和地区的道德建设、文明程度、卫生标准和管理水平。为了营造良好的公共场所环境，预防疾病、保障人民群众的身心健康，就必须依法管理公共场所的卫生。

1. 卫生要求

公共场所的下列项目应符合国家卫生标准和要求。

（1）空气、微小气候（湿度、温度、风速）。

（2）水质。

（3）采光、照明。

（4）噪音。

（5）顾客用具和卫生设施。

公共场所的卫生标准和要求，由国务院卫生行政部门负责制定，对公共场所实行卫生许可证制度，"卫生许可证"由县以上卫生行政部门签发。

2. 卫生监督

（1）各级卫生防疫机构，负责管辖范围内的公共场所卫生监督工作。

（2）卫生防疫机构根据需要设立公共场所卫生监督员，执行卫生防疫机构交给的任务。公共场所卫生监督员由同级人民政府发给证书。

（3）卫生防疫机构对公共场所的卫生监督职责：对公共场所进行卫生监测和卫生技术指导；监督从业人员健康检查，指导有关部门对从业人员进行卫生知识的教育和培训。

（4）卫生监督员有权对公共场所进行现场检查，索取有关资料，经营单位不得拒绝或隐瞒。卫生监督员对所提供的技术资料有保密的责任。公共场所卫生监督员在执行任务时，应佩戴证章、出示证件。

六、《中华人民共和国传染病防治法》

制定《中华人民共和国传染病防治法》，是为了预防、控制和消除传染病的发生与流行，保障人体健康和公共卫生。国家对传染病防治实行预防为主的方针，防治结合、分类管理、依靠科学、依靠群众。

1. 传染病预防和医疗救治

（1）各级疾病预防控制机构在传染病预防控制中履行下列职责：

1）实施传染病预防控制规划、计划和方案；

2）收集、分析和报告传染病监测信息，预测传染病的发生、流行趋势；

3）开展对传染病疫情和突发公共卫生事件的流行病学调查、现场处理及其效果评价；

4）开展传染病实验室检测、诊断、病原学鉴定；

5）实施免疫规划，负责预防性生物制品的使用管理；

6）开展健康教育、咨询，普及传染病防治知识；

7）指导、培训下级疾病预防控制机构及其工作人员开展传染病监测工作；

8）开展传染病防治应用性研究和卫生评价，提供技术咨询。

（2）医疗机构应当对传染病病人或者疑似传染病病人提供医疗救护、现场救援和接诊治疗，书写病历记录以及其他有关资料，并妥善保管。

（3）传染病暴发、流行时，县级以上地方人民政府应当立即组织力量，按照预防、控制预案进行防治，切断传染病的传播途径，必要时，报经上一级人民政府决定，可以采取下列紧急措施并予以公告：

1）限制或者停止集市、影剧院演出或者其他人群聚集的活动；

2）停工、停业、停课；

3）封闭或者封存被传染病病原体污染的公共饮用水源、食品以及相关物品；

4）控制或者扑杀染疫野生动物、家畜家禽；

5）封闭可能造成传染病扩散的场所。

2. 疫情报告、通报和公布

（1）任何单位和个人发现传染病病人或者疑似传染病病人时，应当及时向附近的疾病预防控制机构或者医疗机构报告。

（2）港口、机场、铁路疾病预防控制机构以及国境卫生检疫机关发现甲类传染病病人、病原携带者、疑似传染病病人时，应当按照国家有关规定立即向国境口岸所在地的疾病预防控制机构或者所在地县级以上地方人民政府卫生行政部门报告并互相通报。

（3）疾病预防控制机构应当主动收集、分析、调查、核实传染病疫情信息。接到甲类、乙类传染病疫情报告或者发现传染病暴发、流行时，应当立即报告当地卫生行政部门，由当地卫生行政部门立即报告当地人民政府，同时报告上级卫生行政部门和国务院卫生行政部门。疾病预防控制机构应当设立或者指定专门的部门、人员负责传染病疫情信息管理工作，及时对疫情报告进行核实、分析。

（4）县级以上地方人民政府卫生行政部门应当及时向本行政区域内的疾病预防控制机构和医疗机构通报传染病疫情以及监测、预警的相关信息。接到通报的疾病预防控制机构和医疗机构应当及时告知本单位的有关人员。

（5）动物防疫机构和疾病预防控制机构，应当及时互相通报动物间和人间发生的人畜共患传染病疫情以及相关信息。

依照本法的规定负有传染病疫情报告职责的人民政府有关部门、疾病预防控制机构、医疗机构、采供血机构及其工作人员，不得隐瞒、谎报、缓报传染病疫情。

（6）国家建立传染病疫情信息公布制度。国务院卫生行政部门定期公布全国传染病疫情信息。省、自治区、直辖市人民政府卫生行政部门定期公布本行政区域的传染病疫情信息。传染病暴发、流行时，国务院卫生行政部门负责向社会公布传染病疫情信息，并可以授权省、自治区、直辖市人民政府卫生行政部门向社会公布本行政区域的传染病疫情信息。公布传染病疫情信息应当及时、准确。

3. 疫情控制

医疗机构发现甲类传染病时，应当及时采取下列措施：

（1）对病人、病原携带者，予以隔离治疗，隔离期限根据医学检查结果确定；

（2）对疑似病人，确诊前在指定场所单独隔离治疗；

（3）对医疗机构内的病人、病原携带者、疑似病人的密切接触者，在指定场所进行医学观察和采取其他必要的预防措施。

拒绝隔离治疗或者隔离期未满擅自脱离隔离治疗的，可以由公安机关协助医疗机构采取强制隔离治疗措施。

医疗机构发现乙类或者丙类传染病病人，应当根据病情采取必要的治疗和控制传播措施。

医疗机构对本单位内被传染病病原体污染的场所、物品以及医疗废物，必须依照法律、法规的规定实施消毒和无害化处置。

七、《中华人民共和国消防法》

制定《中华人民共和国消防法》（以下简称《消防法》），是为了预防火灾和减少火灾危害，加强应急救援工作，保护人身、财产安全，维护公共安全。消防工作要贯彻预防为主、防消结合的方针。

1. 消防安全责任

单位主要负责人是本单位的消防安全责任人。《消防法》要求机关、团体、企业、事业等单位应当履行下列消防安全职责：

（1）落实消防安全责任制，制定本单位的消防安全制度、消防安全操作规程，制定灭火和应急疏散预案；

（2）按照国家标准、行业标准配置消防设施、器材，设置消防安全标志，并定期组织检验、维修，确保完好有效；

（3）对建筑消防设施每年至少进行一次全面检测，确保完好有效，检测记录应当完整准确，存档备查；

（4）保障疏散通道、安全出口、消防车通道畅通，保证防火防烟分区、防火间距符合消防技术标准；

（5）组织防火检查，及时消除火灾隐患；

（6）组织进行有针对性的消防演练；

（7）法律、法规规定的其他消防安全职责。

2. 违规处罚

单位违反本法规定，有下列行为之一的，责令改正，处五千元以上五万元以下罚款：

（1）消防设施、器材或者消防安全标志的配置、设置不符合国家标准、行业标准，或者未保持完好有效的；

（2）损坏、挪用或者擅自拆除、停用消防设施、器材的；

（3）占用、堵塞、封闭疏散通道、安全出口或者有其他妨碍安全疏散行为的；

（4）埋压、圈占、遮挡消火栓或者占用防火间距的；

（5）占用、堵塞、封闭消防车通道，妨碍消防车通行的；

（6）人员密集场所在门窗上设置影响逃生和灭火救援的障碍物的；

（7）对火灾隐患经消防救援机构通知后不及时采取措施消除的。

个人有前款第二项、第三项、第四项、第五项行为之一的，处警告或者五百元以下罚款。

有本条第一款第三项、第四项、第五项、第六项行为，经责令改正拒不改正的，强制执行，所需费用由违法行为人承担。

参 考 文 献

［1］孙广仁,郑洪新.中医基础理论[M].北京:中国中医药出版社,2012.

［2］孙广仁.中医基础理论[M].北京:中国中医药出版社,2007.

［3］张家锡.中医学基础[M].上海:上海科学技术文献出版社,2001.

［4］李灿东.中医诊断学[M].北京:中国中医药出版社,2016.

［5］沈雪勇.经络腧穴学[M].北京:中国中医药出版社,2016.

［6］胡玲.经络腧穴学[M].上海:上海科学技术出版社,2009.

［7］梁繁荣,王华.针灸学[M].北京:中国中医药出版社,2016.

［8］梁繁荣.针灸推拿学[M].北京:中国中医药出版社,2016.

［9］邵水金.腧穴解剖学[M].北京:中国中医药出版社,2016.

［10］国家中医药管理局职业技能鉴定指导中心.保健调理师:基础知识[M].北京:中国医药科技出版社,2020.

［11］王琦.中国人九种体质的发现[M].北京:科学出版社,2011.

［12］陈涤平,周时高.中医养生学导论[M].北京:人民卫生出版社,2019.

［13］高文彦.九种体质养生[M].北京:中医古籍出版社,2015.

［14］邱丕相.中国传统体育养生学[M].北京:人民体育出版社,2007.

［15］李灿东.中医教你学养生:中医药基本养生知识[M].北京:中国中医药出版社,2018.

［16］邓沂,徐传庚.中医养生学[M].西安:西安交通大学出版社,2014.

［17］杨金生,吕爱平,朱溥霖.中医养生保健指南[M].北京:中国中医药出版社,2019.

［18］何清湖.《中国公民中医养生保健素养》解读[M].北京:中国中医药出版社,2016.

［19］姜巍.健康和亚健康的概念[J].社区医学杂志,2006(12):62-63.

［20］苏静静,张大庆.世界卫生组织健康定义的历史源流探究[J].中国科技史杂志,2016,37(4):485-496.

［21］李灿东,李思汉,詹杰.中医健康认知与健康管理[J].中华中医药杂志,2019,34(1):202-205.